特殊作业环境下肾损伤的防治

刘楠梅　杨 博　主编

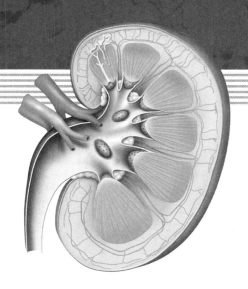

U0345305

郑州大学出版社

图书在版编目(CIP)数据

特殊作业环境下肾损伤的防治／刘楠梅，杨博主编.
郑州：郑州大学出版社，2024.8. -- ISBN 978-7-5773-
0525-7

Ⅰ．R692.5

中国国家版本馆 CIP 数据核字第 2024Y4J077 号

特殊作业环境下肾损伤的防治

TESHU ZUOYE HUANJING XIA SHENSUNSHANG DE FANGZHI

策划编辑	李振川 薛 晗	封面设计	王 微
责任编辑	薛 晗	版式设计	王 微
责任校对	董 珊	责任监制	李瑞卿

出版发行	郑州大学出版社	地 址	郑州市大学路 40 号(450052)
出版人	卢纪富	网 址	http://www.zzup.cn
经 销	全国新华书店	发行电话	0371-66966070
印 刷	河南龙华印务有限公司		
开 本	710 mm×1 010 mm 1/16		
印 张	16.75	字 数	267 千字
版 次	2024 年 8 月第 1 版	印 次	2024 年 8 月第 1 次印刷
书 号	ISBN 978-7-5773-0525-7	定 价	69.00 元

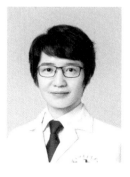

刘楠梅,副主任医师、硕士研究生导师、医学博士、德国洪堡大学访问学者。现任中国人民解放军海军特色医学中心特勤内三科(肾脏内分泌科)主任。

学术任职:担任上海市医师协会肾脏内科医师分会委员、上海市中西医结合学会血液净化专委会委员、上海市医学会肾脏病专科分会青年委员、全军肾脏病专业委员会青年委员、上海市肾脏病临床质量控制专家组成员。担任《海军医学杂志》通讯编委。

专业特长:擅长各类肾小球疾病、代谢性疾病肾损害诊治,危重肾脏病救治,血液净化技术在多学科的应用。

学术成就:作为项目负责人主持国家、军队、上海市各类基金 20 余项。以第一/通讯作者发表论文 40 余篇(其中 SCI 收录 16 篇)。参编《肾脏经典病例精解》等学术专著 2 部。获得国家专利 4 项。

个人荣誉:以第一完成人申报获得上海市医学科技二等奖一项、上海市科技进步三等奖一项、军队科技进步三等奖一项。入选上海市青年科技启明星、上海市优秀青年医学人才培养对象、上海市长宁区首届十佳杰出青年医务工作者。获军队优秀专业技术人才二类岗位津贴,荣立军队个人三等功 2 次。

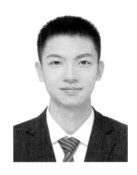

杨博,中国人民解放军海军特色医学中心主治医师、医学博士、美国杜克大学医学院访问学者。

专业特长:在慢性肾脏病的一体化治疗(药物治疗、血液透析、腹膜透析)、透析并发症的防治方面积累了一定的临床经验。

学术成就:主持和参与国家、军队、上海市各类基金 4 项。以第一作者发表论文 19 篇(其中 SCI 收录 16 篇)。获得国家专利 2 项,参编专著 1 部。

个人荣誉:荣立军队个人三等功 2 次。

作者名单

主　编　刘楠梅　杨　博

副主编　王　浩　程　劲　李茂婷　李　喆

参　编（按姓氏拼音排序）

陈泽伟　中国人民解放军南部战区海军第一医院

程　劲　中国人民解放军海军特色医学中心

丁玲玲　中国人民解放军海军特色医学中心

付雪姿　中国人民解放军海军军医大学第一附属医院

傅　点　中国人民解放军东部战区总医院

苟　微　中国人民解放军海军特色医学中心

胡伟锋　中国人民解放军海军特色医学中心

兰乃英　中国人民解放军海军特色医学中心

李　喆　中国人民解放军海军特色医学中心

李茂婷　中国人民解放军海军特色医学中心

刘　军　中国人民解放军海军特色医学中心

刘楠梅　中国人民解放军海军特色医学中心

刘宇婷　中国人民解放军海军特色医学中心

莫琳芳　中国人民解放军海军特色医学中心

邵　青　中国人民解放军海军特色医学中心

王　浩　中国人民解放军海军特色医学中心

王　葳　中国人民解放军海军特色医学中心

薛　澄　中国人民解放军海军军医大学第二附属医院

杨　博　中国人民解放军海军特色医学中心

叶　丹　中国人民解放军海军特色医学中心

曾凡洲　中国人民解放军海军特色医学中心

朱长浩　中国人民解放军海军特色医学中心

前　言

　　作业环境是指人们进行工作或任务时所处的物理、社会和心理环境。适宜的作业环境是确保作业人员健康的基本条件，但军人的职业特点决定了日常可能面临高强度的军事训练和较为特殊的作业环境。军事训练是提高军人素质，生成和提高部队战斗力与凝聚力的基本途径。而高温、严寒、高原、海洋等特殊的作业环境是维护祖国安全所不能避免的。肾脏是人体重要的代谢器官，在维持人体内环境稳态中具有重要作用，但对缺血、缺氧和极端的外在环境刺激相对敏感。极端的外在环境和军事训练导致的肾毒性物质暴露、低血容量灌注、氧气输送量减少和肾微血管内的高需氧量状态等因素均可能导致肾损伤，这些因素引起了军事医学的重视，成为军事训练伤防治的研究热点和重点。

　　目前肾脏内科临床医师多以各类原发性和继发性肾小球疾病、肾小管间质疾病及肾血管疾病诊疗为主，对军人职业暴露和高强度训练导致的肾损伤缺乏必要的知识和临床经验，也缺乏专著对该类特殊肾损伤进行系统介绍。基于此，我们组织了众多军事医学与肾脏病学专科医师，共同撰写了《特殊作业环境下肾损伤的防治》。

　　本书主要对高强度军事训练及特殊环境暴露相关的肾损伤的病因、发病机制、诊断与鉴别诊断、治疗方法进行梳理、总结。理论联系临床实践，对特殊作业环境下如何进行肾损伤的预防、救治、护理和康复等理论与技术进行了系统介绍和展望，对各类特殊作业环境下军事行动、平战训练和军民融合活动对肾脏病理生理的影响、肾损伤的预防与救治提供了专业指导，对培养军队基层卫生干部临床诊治思路及陌生临床情景的应对能力具有指导作用。

　　本书汇集了长期从事军事医学与肾脏病学一线临床工作医生的经验，可供军队基层卫生干部、肾脏内科、急诊医学科、重症医学年轻医生参考。

　　编写过程中我们参考了国内外肾脏病学和军事医学领域的权威指南及

文献综述,同时结合了编者的临床实践经验。本书的主要特点体现在以下几个方面:①它是在日常肾脏病防治理论基础之上,针对需长期在特殊环境中作业及肾脏对环境损伤易感性特点深入剖析总结,是自然环境伤害预防与救治的参考用书。②内容涵盖军队常见特殊作业环境与军事训练导致的肾损伤,也是军队科学作业训练、科学护肾治肾,降低军事训练伤非常好的指导用书。③由经验丰富的一线肾脏病学医生撰写,内容严谨,反映本领域最新的学术观点。④理论联系实际,在梳理基础理论知识的同时,着重培养读者的临床诊疗思路。

限于编者水平,书中难免有疏漏与错误之处,恳请读者批评指正。期望本书能对读者有所帮助。

刘楠梅　杨　博
2024 年 5 月

第八章　严寒作业环境与肾损伤

第九章　陆地丛林作业环境与肾损伤

第十章　自然疫源地作业环境与肾损伤

第十一章　核生化暴露作业环境与肾损伤

第一章 肾脏的结构与功能

第一节 肾脏解剖

一、肾脏的大体解剖

肾脏是人体重要的实质器官,呈红褐色,形似蚕豆,位于脊柱两侧,紧贴腹后壁,居腹膜后方。以肾门为准,左肾门约平第 1 腰椎,右肾门约平第 2 腰椎下缘。右肾比左肾低半个椎体。左侧第 12 肋斜过左肾后面的中部,右侧第 12 肋斜过右肾后面的上部。正常成年男性一侧肾脏重 120 ~ 150 g,肾长11 ~ 12 cm、宽 5 ~ 6 cm、厚 3 ~ 4 cm,一般左肾细长,右肾宽短,左肾稍重于右肾,男性稍大于女性。

肾脏的外缘向外凸出,内缘向内凹陷,内缘为肾动脉、肾静脉、肾盂、神经和淋巴管出入的部位。肾动脉由腹主动脉分出,肾静脉汇入下腔静脉。输尿管由肾门处开始,在脊柱两侧下行,与膀胱相连,膀胱再与尿道相连。肾脏、输尿管、膀胱和尿道共同组成泌尿系统。

肾脏可分为肾实质和肾盂两部分(见彩图 1)。在肾的冠状切面上可以看到,肾实质分内外两层:外层为皮质,内层为髓质。肾皮质主要居于浅层,富有血管,肉眼可见粉红色的肾小体,由肾小球和肾小管所构成。肾髓质位于肾皮质深层,由 15 ~ 20 个肾锥体组成。肾皮质深入髓质之间的部分称为肾柱。肾锥体的底部与皮质相连,尖端向肾门,锥体称肾乳头,每一个肾乳头有 10 ~ 20 个乳头孔,尿液由肾乳头孔流入肾小盏,相邻 2 ~ 3 个肾小盏合成一个肾大盏,每个肾脏有 7 ~ 8 个肾小盏,2 ~ 3 个肾大盏,肾大盏汇合成扁漏斗状的肾盂,出肾门后逐渐缩窄变细,移行为输尿管。

二、肾脏的组织结构

肾实质由肾单位、集合管、血管和少量结缔组织构成(图1-1)。肾单位是肾脏的基本结构和功能单位,由肾小体和肾小管组成,每个肾脏约有100万个肾单位。肾小体由肾小球和肾小囊组成,肾小管包括近曲小管、髓袢和远曲小管。远曲小管通过连接小管与集合管相连,集合管汇集在肾乳头。肾小体只存在于肾皮质,肾髓质有肾小管、集合管、肾间质和肾血管。

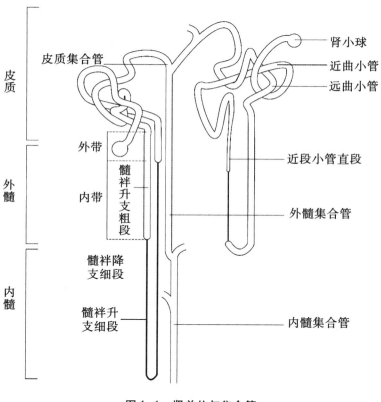

图1-1　肾单位与集合管

(一)肾小体

肾单位包括肾小体和肾小管,肾小体包括肾小球和肾小囊。肾小体有两个极,微动脉出入肾小体的区域称为血管极,另一端是肾小囊与近曲小管相连的尿极。肾小球是位于肾小囊内的一团袢状毛细血管网,入球小动脉从血管极处进入肾小球后,分出 4～5 个主支,每条主支又分出若干个分支,相互形成毛细血管袢,再汇合成出球小动脉,从血管极离开肾小体。入球小动脉比出球小动脉短而粗,从而构成了入球小动脉和出球小动脉之间的压力差。

1. 肾小球　肾小球毛细血管网由内皮细胞、基底膜和上皮细胞组成,构成肾小球特有的滤过屏障,是产生原尿的重要结构(图1-2)。

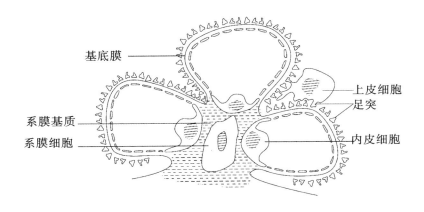

图1-2　肾小球毛细血管网的基本构成

(1)内皮细胞:为衬贴于肾小球毛细血管腔的单层扁平上皮细胞,表面光滑,细胞核居中。电镜观察可见细胞表面覆有厚 30～60 nm 的细胞衣,为一层带负电荷的富含唾液酸的糖蛋白,组成了肾小球滤过膜的静电屏障,对血液中的物质有选择性通透作用。相邻内皮细胞间有紧密连接和缝隙连接。肾小球毛细血管为有孔型毛细血管,内皮细胞有许多贯穿细胞的窗孔,孔径一般为 50～100 nm。肾小球内皮细胞表面大都有基膜,但在面向系膜一侧的内皮细胞表面则无基膜,此处的内皮细胞与系膜直接接触。

(2)上皮细胞:肾小球脏层上皮细胞是肾小球中体积最大的终末分化细胞,形态特殊,有许多大小不等的足样突起,故称为足细胞。由结构和功能不同的 3 个部分组成:细胞体、主突和足突。细胞体和主突均悬浮于肾小囊中。电镜下可见足细胞首先从细胞体伸出几个大的突起,再依次分出次级突起,有的还分出三级突起;进一步扫描,电镜观察不同细胞间的足突可以相嵌交叉形成裂隙,裂隙之间形成的一层薄膜样结构称为裂孔膜,是由多种分子组成的复合体样结构,直径 40 nm 左右,是肾小球滤过膜的重要组成部分。

足细胞的细胞膜表面和裂孔膜表面附有一层较厚的富含唾液酸糖的蛋白,为足突表层覆盖一层阴离子电荷屏障,对大分子物质的滤过有选择性透过作用。同时足细胞的胞质内具有大量散在的微丝、微管及中间丝,并可见肌球蛋白丝,后者收缩时,可改变裂孔的大小,影响毛细血管管径和血流量,从而影响滤过膜的通透性。

(3)基底膜:是肾小球毛细血管壁内皮细胞与足细胞之间的一层细胞外结构,成人肾小球基底膜厚 310～370 nm,儿童较薄,约 110 nm,随年龄增长而增厚。电镜下肾小球基底膜可分为 3 层,内层较透亮,称为内疏松层,电子密度低,厚 20～40 nm;中层较致密,称为致密层,电子密度高,厚 200～240 nm;外层较透亮,称为外疏松层,电子密度低,厚 40～50 nm。

肾小球基底膜主要由 3 类物质组成:①Ⅳ、Ⅴ、Ⅵ型胶原,相互形成网状结构;②层粘连蛋白、纤维粘连蛋白等糖蛋白;③硫酸肝素等蛋白多糖。基底膜可以作为细胞附着的支架,维持细胞群正常形态,同时与邻近细胞相互作用,影响细胞的增殖、分化、粘连、迁移及分子滤过。

(4)系膜细胞:位于肾小球毛细血管袢的中央部位,与周围的系膜基质共同组成了系膜区。正常情况下肾小球系膜细胞数量较少,在常规 2～3 μm厚的组织切片中,光镜下可见每个系膜区不超过 3 个系膜细胞。系膜细胞具有调节肾小球毛细血管袢收缩或舒张的作用,还可改变肾小球毛细血管的滤过面积及压力通透性,从而调节肾小球的血流动力学改变。除此以外,系膜细胞还具有吞噬或清洁功能,参与免疫反应或对肾小球局部损伤的反应。

系膜基质充填于系膜细胞的间隙,与毛细血管内皮细胞直接接触,并使系膜细胞附于基底膜上。目前已知系膜基质含有Ⅳ型胶原、纤维粘连蛋白和层粘连蛋白,联络和支持细胞及周围基质成分;还富含硫酸肝素、硫酸皮肤素和硫酸软骨素等蛋白多糖,这些蛋白多糖能与小分子结合,使基质呈亲水性带阴离子的凝胶,对具有不同离子的大分子物质起选择性透过作用。

2. **肾小囊** 又称包曼囊,是肾小管起始膨大凹陷而成的杯状双层上皮囊,囊的外层为壁层,由包曼氏囊壁和壁层上皮细胞构成,包曼氏囊壁厚1 200~1 500 nm,在肾小球的血管极和尿极明显变薄,并与近曲小管上皮细胞基底膜相连,内层为脏层,由足细胞构成。

(二)肾小管

肾小管是肾单位的另一个重要组成部分,与肾小体一起构成完整的功能单位。通常分为近曲小管、髓袢和远曲小管3段,近曲小管与肾小囊相连,远曲小管经过连接小管与集合管相连,髓袢进一步分成髓袢降支粗段、髓袢降支细段、髓袢升支细段、髓袢升支粗段。肾小管的主要功能是重吸收、分泌和排泄。原尿经过肾小管与集合管的选择性重吸收,大约99%的水分及一些对机体有用的物质(如钠离子、钾离子、葡萄糖、蛋白质等)重吸收到上皮细胞内,继而回到血液中。只有约1%的水分和多余的无机盐、代谢废物、可滴定酸等成为终尿排出体外。

(三)肾小球旁器

肾小球旁器是远端肾小管与肾小体血管极相接触部位的一个具有内分泌功能的特殊结构,位于入球小动脉、出球小动脉及远端肾小管之间的区域,包括球旁细胞、致密斑、球外系膜细胞和极周细胞。球旁细胞和球外系膜细胞均有分泌肾素功能,致密斑能感受小管腔内钠离子浓度的变化,并将信息传递给球旁器的其他细胞,从而调节肾素分泌。极周细胞的功能目前尚不清楚,推测是一种具有分泌功能的细胞,可以分泌促进肾小管对钠离子重吸收的物质。

(四)连接小管和集合管

连接小管为远曲小管和集合管之间的过渡小管,呈弓形,在皮质区开始上升,然后下行进入髓放线,最后汇入集合管的起始段。连接小管的主要作用是参与分泌钾离子和排泄氢离子。

几个肾单位的连接小管共同汇入一个集合管,根据其所在的位置,分为皮质集合管、髓质外带集合管、髓质内带集合管。髓质内带集合管行至椎体乳头,称为乳头管,并开口于肾乳头形成筛状区。

（五）肾间质

肾间质是位于肾单位与集合管之间的间叶组织，由间质细胞、少量纤维和基质组成。皮质间质细胞产生促红细胞生成素，髓质间质细胞产生糖胺聚糖、前列腺素及降压物质。纤维主要包括Ⅰ、Ⅲ和Ⅳ型胶原蛋白；基质主要由糖胺聚糖和组织液组成。肾间质由皮质向髓质逐渐增加，尤其以肾乳头间质含量较多。

（六）肾脏血管

肾脏的血液供应非常丰富，静息状态下，肾血流量约占心输出量的20%。肾脏具有两级毛细血管网，与肾脏的超滤和重吸收作用有关。肾脏的血液依次经过肾动脉（分前后2支）、肾段动脉（前支分4段）、叶间动脉、弓状动脉、小叶间动脉、入球小动脉、肾小球内毛细血管、出球小动脉、直小血管（皮质肾单位的出球小动脉管壁薄，不形成直小血管；髓旁肾单位的出球小动脉管壁厚，形成与髓袢伴行的"U"形直小血管）、管周毛细血管、小叶间静脉、弓形静脉，回到肾静脉。肾动脉之间缺乏血管吻合，故当某一段动脉阻塞时，其供血区域肾组织将发生梗死。而与动脉不同的是肾内静脉不分段，而且肾内静脉在不同分支上有吻合现象，当某一静脉阻塞时，血液可向其他分支静脉回流。

第二节　肾脏的生理功能

肾脏是人体的重要器官，主要功能为：①排泄毒物和代谢废物；②调节水、电解质和酸碱平衡，维持内环境的稳定；③分泌一些重要的生物活性物质。

一、肾脏的滤过及排泄功能

肾脏的排泄功能是通过肾小球毛细血管的滤过功能实现的，血液在流经肾小球毛细血管时，血浆中的水、葡萄糖、无机盐、氨基酸、尿酸等小分子物质过滤到肾小囊内,被滤过的液体称为原尿,然后在肾小管进行选择性重吸收。滤液中的葡萄糖、氨基酸被全部重吸收,尿素、磷酸盐、尿酸等被部分重吸收。而肾小管和集合管还可通过分泌方式排出氢离子、铵离子、肌酐等代谢废物。肾小球滤过是由滤过膜的通透性和滤过动力共同决定的。正常肾小球滤过膜的分子屏障和负电荷屏障阻碍白蛋白及更大的分子滤出,如果分子屏障和负电荷屏障发生异常,将会导致蛋白尿。滤过动力受 3 个方面的力学作用,包括肾小球毛细血管压促进滤过、血浆胶体渗透压阻抑滤过、肾小囊内静水压阻抑滤过。除此以外,肾小管、肾小球反馈机制和许多激素及血管活性物质也影响着肾小球的滤过能力。

二、肾脏的内环境稳定功能

正常人体组织细胞必须在内环境相对稳定的状态才能进行正常的生命活动。这种状态主要是通过肾小管和集合管对水、电解质及酸碱离子选择性重吸收和排泌来实现。

肾小管和集合管的重吸收方式有两种,即被动重吸收和主动重吸收。被动重吸收为小管液中的溶质顺着浓度差和电位差(电化学梯度),通过扩散作用或渗透作用经过肾小管上皮细胞进入肾小管间质内,此过程不需要耗能。主动重吸收为溶质逆电化学梯度的耗能过程,如葡萄糖、氨基酸和Na^+的重吸收。目前已明确在肾小管的细胞膜上有多种与重吸收有关的蛋白转运通道(如水通道、钠通道、钾通道、氯通道、钙通道)及葡萄糖、氨基酸载体等。

肾小管对水和电解质的重吸收不是固定的比例,而是根据摄入状况和身体的需要决定重吸收的量,譬如当机体缺水、缺盐时,肾小管能最大限度地重吸收水和盐,反之,当机体摄入水和盐过多时,机体将大幅度减少水和盐的重吸收,以最大限度地保证水、电解质的相对稳定。肾小管能对原尿中的葡萄糖、氨基酸等有用物质几乎全部重吸收,以保证这些物质的充分利用。体内酸碱平衡的维持主要是以肾小管重吸收 HCO_3^- 及排泌 H^+ 和 NH_4^+来实现。

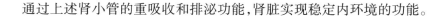

通过上述肾小管的重吸收和排泌功能,肾脏实现稳定内环境的功能。

三、肾脏的内分泌功能

肾脏还是一个重要的内分泌器官,分泌的重要内分泌激素如下。

1. 肾素　主要由肾脏入球小动脉的球旁细胞合成和分泌,可以特异性地激活血管紧张素,通过肾素-血管紧张素-醛固酮系统,参与血压、水与电解质平衡的调节。

2. 促红细胞生成素　促红细胞生成素90%由肾脏产生,由肾间质,特别是靠近近曲小管的成纤维细胞分泌,主要作用于骨髓造血细胞,促进红系祖细胞增生、分化和成熟,对造血干细胞分化为红系祖细胞—前成红细胞—成红血细胞—网织红细胞—成熟红细胞,均有促进作用。

3. 1α-羟化酶　体内生成或摄入的维生素 D_3 经肝脏 25-羟化酶催化形成具有生物活性的25-羟维生素 D_3,肾脏近端小管上皮细胞合成的 1α-羟化酶可以将25-羟维生素 D_3 催化形成具有生物活性的 $1,25$-$(OH)_2D_3$,这是维生素 D_3 在体内的主要生物活性形式,能促进胃肠道和肾小管吸收钙、调节骨骼钙沉积和释放。

4. 前列腺素　肾皮质和髓质集合管上皮细胞分泌的前列腺素(PG),包括 PGE_2、PGI_2、PGD_2、$PGF_{1\alpha}$ 及血栓素 A_2 等,能调节肾脏血液循环、水和钠排泄,促进肾素释放,抑制系膜细胞增殖和细胞外基质合成。

5. 激肽释放酶-激肽系统　肾小管上皮细胞和肾脏血管内皮细胞分泌激肽释放酶,可将肝脏产生的激肽原降解为激肽,舒张肾脏血管,促进水盐排泄。

6. 内皮素　由肾小球毛细血管内皮细胞和内髓集合管上皮细胞分泌的内皮素具有强大的血管收缩功能,能增加肾血管阻力,降低肾血浆流量和肾小球滤过率,促进肾小球系膜细胞分裂、增殖。

7. 一氧化氮　肾血管内皮细胞的一氧化氮合酶能使 L-精氨酸与氧作用,生成一氧化氮,除了扩张血管,还参与管球反馈调节。

第三节 常见肾损伤症状及体征

一、水肿

水肿是指组织间隙过量的体液潴留的疾病症状。根据水肿的程度可分为轻、中、重度水肿。①轻度：水肿仅见于眼睑、眶下软组织，胫骨前、踝部的皮下组织，指压后可见组织轻度凹陷，体重可增加5%左右。②中度：全身疏松结缔组织均有可见性水肿，指压后可出现明显的或较深的组织凹陷，平复缓慢。③重度：全身组织严重水肿，身体低垂部皮肤紧张发亮，甚至可有液体渗出，有时可伴有胸腔积液、鞘膜腔积液及腹水。

根据分布范围，水肿可表现为全身性或局限性。①全身性水肿时往往同时有浆膜腔积液，如腹水、胸腔积液和心包腔积液。全身性水肿主要有心源性水肿、肾源性水肿、肝源性水肿、营养不良性水肿、黏液性水肿、特发性水肿、药源性水肿、老年性水肿等。②局限性水肿包括淋巴性水肿、炎症性水肿、变态反应性水肿、静脉阻塞性水肿、血管神经性水肿。

肾源性水肿早期仅表现为晨起眼睑或颜面水肿，严重时可发展为全身性水肿，可伴有蛋白尿、血尿、管型尿、高血压、肾损伤等。

二、血尿

血尿包括镜下血尿和肉眼血尿。镜下血尿是指尿色正常，新鲜清洁中段尿离心沉渣检查每高倍镜视野红细胞数超过 3 个或红细胞$>10\times10^6$/L；肉眼血尿是指尿中红细胞增多以致肉眼可见，尿外观呈洗肉水样、血样、酱油样或有血块，一般 1 L 尿含 1 mL 血液即呈肉眼血尿。

发现红色尿后，首先要分清是真性血尿还是假性血尿。有些药物可以引起红色尿，如氨基比林、苯妥英钠、利福平、酚红等，需与真性血尿区别。如尿呈暗红色或酱油色，不混浊，无沉淀，镜检无或仅有少量红细胞，多见于血红蛋白尿;若尿量棕红色或葡萄酒色,不混浊,镜检无红细胞多见于卟啉尿。

将全程尿分段观察颜色,如尿三杯试验,用 3 个清洁玻璃杯分别留起始段、中段和终末段尿观察:起始段血尿提示病变在尿道;终末段血尿提示出血部位在膀胱颈部、三角区或后尿道的前列腺和精囊腺;三段尿均呈红色即全程血尿,提示血尿来自肾脏或输尿管。进一步用位相显微镜检查尿沉渣,可帮助更加准确地鉴别肾小球性或非肾小球性血尿,显微镜下如观察到异形红细胞或棘形红细胞、红细胞管型或伴有蛋白尿,应考虑肾小球性血尿。

三、蛋白尿

正常情况下,尿蛋白排泄应低于 150 mg/24 h。临床上将尿蛋白定性检查为阳性或定量>150 mg/24 h 时称为蛋白尿。如果尿蛋白含量≥3.5 g/24 h,则称为大量蛋白尿。蛋白尿量较大时,临床有时表现为泡沫尿,但要注意出现泡沫尿并不一定都是蛋白尿所致。小便时有时因为冲击力会出现尿中泡沫,泡沫的大小不一样,但一般均在短时间内消失,但如果尿液中泡沫持续不消失,需警惕为蛋白尿,要进一步行尿液检查。

导致蛋白尿的原因很多,根据是否有病理意义,将蛋白尿分为生理性蛋白尿和病理性蛋白尿。生理性蛋白尿无器质性病变,包括以下几种。①功能性蛋白尿:是一种轻度(24 h 尿蛋白定量一般不超过 0.5～1.0 g)、暂时性蛋白尿,原因去除后蛋白尿迅速消失。常发生于青壮年,可见于精神紧张、严重受寒或受热、强体力劳动、充血性心力衰竭、进食高蛋白食物后。②直立性蛋白尿:常见于青春发育期青少年,在静息平卧状态下尿液中无蛋白检出,但直立时可超出正常,尿蛋白定量一般<1 g/24 h,也可多达 2 g/24 h,可能与体位改变后肾小球内血流动力学改变,或主动脉、肠系膜上动脉压迫左肾静脉相关。反复直立性蛋白尿也需排除肾脏病。病理性蛋白尿主要见于各种肾小球疾病、肾小管间质性疾病、遗传性肾脏病、肾血管疾病和其他肾脏病,当排除生理性蛋白尿确定为病理性蛋白尿后,需详细检查以明确病因给予治疗。

四、少尿

正常人 24 h 尿量为 1 000 ~ 2 000 mL。尿量<400 mL/24 h 或少于 17 mL/h 称为少尿。尿量<100 mL/24 h 或 12 h 内完全无尿时称为无尿。少尿的病因主要分为 3 类:肾前性、肾性和肾后性。肾前性少尿是各种原因引起肾脏血流灌注不良所致,通常不伴有肾实质的损害。肾性少尿是因肾小球、肾小管间质或肾脏血管的病变造成肾实质的损害,常伴有肾功能的恶化。肾后性少尿主要是因为输尿管、膀胱或后尿道的机械性梗阻,影响排尿功能所引发的少尿。

五、多尿

当 24 h 尿量超过 2 500 mL 时,称为多尿。健康人饮水过多时、食用含水较多的食物时或寒冷刺激时,可出现暂时性生理性多尿。水肿患者应用利尿剂、黏液性水肿患者应用甲状腺素、充血性心力衰竭患者使用洋地黄药物或利尿剂等,也可出现暂时性多尿。病理性多尿往往为持续性多尿,与肾脏病相关的主要包括肾性尿崩症、慢性肾小管间质性疾病、范科尼(Fanconi)综合征。

六、肾区疼痛

肾区疼痛是一种主观感觉,可有隐痛、酸痛、胀痛、抽痛、绞痛等,体格检查可有压痛、叩击痛。引起肾区疼痛的常见疾病主要包括泌尿系统疾病、运动系统疾病、盆腔器官疾病等。当肾脏和尿路有炎症或其他疾病时,一般在背部的肋脊点(背部第 12 肋骨与脊柱交角的顶点)和肋腰点(第 12 肋骨与腰肌外缘交角的顶点)会出现疼痛。

七、尿频、尿急与尿痛

正常人白天平均排尿 3 ~ 6 次,夜间平均排尿 0 ~ 2 次,每次尿量 200 ~ 400 mL,如果单位时间内排尿次数增多,称为尿频。尿急是指患者一有尿意就难以控制,需要立刻排尿,每次尿量正常或尿量减少,甚至仅有尿意而无尿液排出。尿痛是指患者排尿时产生的尿道、耻骨上区及会阴部的不适感,主要是刺痛或灼痛感。尿频、尿急和尿痛常常同时出现,统称为尿路刺激征。

(刘楠梅)

参考文献

[1]王海燕,赵明辉.肾脏病学[M].北京:人民卫生出版社,2021.

[2]梅长林,陈惠萍,周新津.临床肾脏病理学[M].北京:人民卫生出版社,2021.

[3]陈楠.肾脏病诊治精要附临床病例[M].上海:上海科学技术出版社,2022.

第二章　作业环境对人体的影响

作业环境是指人们进行工作或任务时所处的物理、社会和心理环境。根据不同的分类标准，可以将作业环境分为适宜的作业环境及特殊的作业环境。适宜的作业环境通常指舒适、安全、有利于工作效率和人员健康的工作环境。特殊的作业环境是指一些特殊行业或特殊工作场所的工作环境，比如高温、低温、高海拔、潜水、化学、生物、放射性物质等环境。这些特殊环境可能对人体产生健康及心理影响。

第一节　人体对环境的适应性与生理病理改变

人体可以通过生理和心理适应来适应一定范围内的工作环境条件，包括温度、湿度、噪声、光照、压力、辐射等物理因素；有害气体、蒸气、粉尘、化学品等化学因素；细菌、病毒、真菌、动植物等生物因素。

一、人体对环境的适应性与生理改变

（一）物理环境因素与人体生理适应性改变

人体可以通过调节体温和出汗等机制来适应高温环境；可以通过血管收缩、肌肉寒战等机制来适应低温环境；可以通过增加红细胞数量和血液中的氧气携带能力提高氧气供应来适应高海拔环境；可以通过耳膜、气道和肺部等器官的压力平衡机制来适应潜水压力环境；可以通过耳蜗和听觉神经系统的调节来适应噪声环境；可以通过生物钟调节、视觉适应和情绪状态的调节来适应过强或过弱的光照环境；可以通过自身DNA修复系统和抗氧化

系统来适应辐射环境等。

1. 高温　在热环境中,汗液蒸发是最有效的换热方式,每蒸发1 L汗液,可损失2 436 kJ(1 kJ=0.24 kcal)的热量,对维持人体热平衡有重要意义。随着环境温度持续升高,人体不断对外做功,导致身体开始出汗,身体表面出现部分湿润。在出汗的整个过程中,直到体表完全湿润,蒸发冷却减缓了皮肤温度相对于环境温度持续上升的速度。当皮肤温度接近并超过34 ℃时,皮肤会产生反应,进一步增强出汗的强度,蒸发冷却的效果也进一步提高。

2. 低温　在低温作业环境中,人体肌肉自发的寒战是一种自我保护机制的生理反应。当身体感受到寒冷刺激时,大脑会发送信号给肌肉,引发肌肉快速收缩和放松的循环运动,产生的热量有助于保持体温。同时可引起血管收缩,减少体表血流,减少热量散失,让更多的热量留在体内。寒战所产生的能量是基础代谢率的5倍。

3. 高海拔　在低气压低氧的高海拔地区中,机体为适应高原环境会发生以下变化。

(1)呼吸系统:增加呼吸频率和深度来提高氧气的摄取量。长期适应后,肺功能会增强,肺泡表面积增加,血液中的红细胞数量和血红蛋白浓度也会增加,以增加氧气的运输能力。

(2)心血管系统:增强心脏收缩力以保证足够的氧气供应。长期适应后,心脏肌肉会增强,心脏的收缩力和心输出量增加,血液中的红细胞数量增加,以提高氧气的运输效率。

(3)代谢调节:人体的代谢率降低,减少能量消耗,以节省氧气的使用。

(4)血液调节:人体的红细胞数量和血红蛋白浓度增加,血液黏稠度增加,以适应低氧环境。

4. 压力(潜水)　在潜水中,人体需要适应水下的高压环境,以避免压力对身体造成伤害。耳朵和鼻子中的气囊和管道会自动调节,以平衡外界压力和身体内部的压力,这样可以防止耳膜破裂和气囊受损。同时,水下的高压会对肺部产生挤压力。机体可以通过吸入或呼出空气来调整肺部的容积,平衡内外压力。

5.噪声 在噪声环境中,耳蜗可以通过调节其内部的感受细胞(毛细胞)的活动来适应噪声,听觉神经系统也可以通过增加神经元的灵敏度或改变神经元之间的连接方式,从而提高对目标声音的感知能力。

6.光照 人体可以通过视觉适应和情绪状态的调节来适应过强或过弱的光照环境。

(1)视觉适应:在暗光环境中,瞳孔会扩大以增加进入眼睛的光线量,从而提高视网膜的光敏感度。这种适应使得人们能够在暗光环境中更清晰地看到物体和细节。相反,在强光环境中,瞳孔会收缩以减少进入眼睛的光线量,从而避免视网膜过度曝光。此外,视觉适应还涉及视杆细胞和视锥细胞的活动调节,以适应不同光照条件下的视觉需求。

(2)情绪状态的调节:情绪状态可以影响人对光照环境的感知和适应能力。当人感到紧张或焦虑时,对过弱的光线更为敏感,因为这种状态下对周围环境的感知更为敏锐。相反,当人感到放松或愉悦时,更容易适应过强的光照,因为这种状态下对光线的耐受能力更高。

7.辐射 人体具有自身的DNA修复系统和抗氧化系统,以适应辐射环境对细胞和DNA的损伤。

(1)DNA修复系统:DNA修复系统主要包括核苷酸切除修复、碱基切除修复、错配修复和双链断裂修复等多种修复机制。当DNA受到辐射损伤时,修复系统会迅速介入,修复和恢复DNA分子的完整性,以维持细胞的正常功能和避免遗传信息的丧失。

(2)抗氧化系统:人体内的抗氧化系统包括一系列酶和分子,能够清除自由基和其他氧化物质,减少细胞和DNA受到氧化损伤的可能性。在辐射环境中,抗氧化系统可以帮助细胞应对辐射引起的氧化应激,减少细胞的氧化损伤,并保护DNA免受氧化损伤的影响。

(二)化学环境因素与人体生理适应性改变

人体可以通过气道防御系统和肺部的清除机制来适应污染的环境(如有害气体、蒸气、粉尘、化学品等)。

1.气道防御系统 鼻腔和气道中的黏液和纤毛构成了气道防御系统的一部分。当受到污染空气中的颗粒物或有害气体的侵害时,黏液会黏附这些有害物质,而纤毛则通过运动将黏附的有害物质从气道中清除出去,减少其对肺部的影响。

2.咳嗽和打喷嚏 咳嗽和打喷嚏是人体的自然反射机制,能够将气道中的异物和有害物质排出体外,以保护呼吸道免受损害。在污染的空气环境中,这种自然的排泄机制可以帮助清除吸入的有害物质,以减少对肺部的影响。

3.肺部清除机制 肺部本身也具有一定的清除能力,可以通过肺泡上皮细胞和巨噬细胞等细胞清除吸入的微粒和有害物质。这些细胞会吞噬和分解悬浮在肺部的有害物质,减少其对肺部组织的损害。

(三)生物环境因素与人体生理适应性改变

细菌、病毒、真菌及动植物都存在于人体生活及作业环境中。免疫系统、生理屏障和与生物的共生关系等多方因素共同影响着人体对生物环境的适应性。

1.细菌和病毒 人体具有免疫系统来抵御它们的侵袭。免疫系统能够识别和攻击入侵的病原体,从而保护人体免受感染。免疫系统主要包括先天性免疫系统和获得性免疫系统两种类型。

(1)先天性免疫系统:先天性免疫是人体天生具备的免疫反应,包括皮肤和黏膜屏障、巨噬细胞、中性粒细胞等。皮肤和黏膜构成了身体的屏障,阻止细菌和病毒的侵入。巨噬细胞和中性粒细胞等能够吞噬和清除入侵的病原体。

(2)获得性免疫系统:获得性免疫是在免疫系统接触到病原体后产生的特异性免疫反应。淋巴细胞(包括T细胞和B细胞)是获得性免疫系统的重要组成部分,它们能够识别特定的病原体,并产生针对性的抗体或细胞毒性作用,以清除病原体并建立免疫记忆。

2.真菌 人体的皮肤和黏膜通常能够抵御外界真菌的侵袭,并且与某些真菌形成共生关系。人体皮肤和黏膜上存在着一种天然的微生物群落,称为皮肤和黏膜微生物群。这些微生物包括细菌、真菌和其他微生物,它们与人体共同生活,形成了一种平衡的共生状态。通过占据生态位,一定程度上限制了真菌的生长和繁殖。

3.动植物 人体通常与动植物共生,并从中获得营养和其他益处。这种共生关系在人类的饮食中起着重要作用。

(1)与植物共生:人类以植物为食物来源,从中获取营养和能量。植物提供了人体所需的维生素、矿物质、纤维和其他营养物质。此外,植物还产生氧气,供人类呼吸,并吸收二氧化碳。

(2)与动物共生:人类与某些动物共生关系密切。例如,家畜(如猪、牛、鸡等)为人类提供肉类、奶类和蛋类等食物。

总之,针对不同的作业环境,人体会出现一系列的适应和反应,包括体温调节、血液循环调节、呼吸调节、免疫调节、心理调节等。然而,人体对作业环境的适应能力是有限的。根据不同作业环境的性质、持续时间及个体的适应能力的差异,对长期处于不同作业环境中的机体可能会产生不可逆的病理变化。

二、人体对环境的适应性与病理改变

(一)物理环境因素与人体的病理性改变

1.高温 人体长时间暴露在高温环境时,机体调节机制中的任何一种失效甚至减弱,身体都会出现一种或多种统称为热病的一系列疾病症状,可表现为:①热晕厥,脑部暂时缺血,丧失意识。②热疲劳,水和电解质丢失导致脱水和血容量不足,无法及时带走身体核心热量,产生疲劳、头晕、头痛、恶心、手指和脚趾疼痛或麻木、呼吸困难、心悸、视力模糊、昏厥、皮肤冰冷、脸色发灰或发红等症状。③热痉挛,血液中的电解质平衡遭到破坏后,手臂、腿和腹部会发生疼痛性肌肉收缩。④热射病,身体体温调节出现障碍、电解质代谢紊乱、神经系统功能损害,可引起抽搐、永久性脑损伤、肾衰竭甚至死亡等。

2.低温

(1)浅低温:一般指接近或略低于人体正常体温的温度范围,为 20 ~ 32 ℃。此时交感神经活动增强,血内去甲肾上腺素和游离脂酸水平升高,可出现通气过度及心率加快,心输出量可比静息状态增加 4 ~ 5 倍,外周血管收缩,皮肤苍白、冰凉。肾小管钠重吸收减少,导致渗透性利尿伴有电解质的丢失,形成冷利尿。此时患者一般神志清醒,有的呈近事遗忘表现。

(2)中低温:常指介于浅低温和深低温之间的温度范围,为 0~20 ℃。此时肌肉和关节僵直渐趋显著。中枢神经系统的降温会使机体反应迟钝,当脑温度降至 30~32 ℃时神志消失,但交感神经系统活动仍处高张状态,心率、心输出量和血压下降。随着组织氧耗和细胞代谢的降低,呼吸也变慢。因肾灌流量减少,肾小球滤过率也下降。肾上腺素水平升高致胰岛素分泌受抑产生高糖血症。此外还可出现肠蠕动减弱从而导致肠麻痹。

(3)深低温:一般指远低于人体正常体温的温度范围,通常低于 0 ℃,甚至可能达到极端的低温,如-30 ℃或更低。此时机体出现严重的心动过缓,呼吸频率可慢至 1~2 次/min,组织灌流不足,乳酸和其他酸性代谢物堆积致代谢性酸中毒。

3. 高原缺氧 高原低压、低氧对机体的病理影响主要体现在心脑血管系统和机体免疫功能。长期缺氧、缺血会导致心肌损伤甚至坏死,心血管系统功能下降,影响机体的健康水平、工作和运动能力。低压、低氧会使脑组织中腺苷三磷酸酶的活性下降,无法维持脑组织的正常生理代谢,从而引发一系列机体功能紊乱。低氧会使机体免疫系统中抗原呈递细胞的免疫功能受到抑制,增加机体易感性。

4. 潜水 在潜水的下潜或上升过程中,人体内的某些含气腔窦(如中耳、内耳、鼻窦等)会因为内外压强不平衡而受压,严重时可能会对局部组织造成机械性损伤。一般情况下,压差值达 60 mmHg 时,就会出现耳痛,当压差增至 80 mmHg 以上,耳痛剧烈难忍,并可放射到颞、腮和颊部,听力严重减退,耳鸣、头晕加重。如果压差继续增大到 100~500 mmHg,则会发生鼓膜破裂。

5. 噪声 当噪声声级超过 50 dB,语言清晰度只有 68%,有效对话距离仅 2 m;当噪声声级超过 60 dB,语言清晰度只有 62%,有效对话距离仅 1 m。在听觉疲劳情况下,人体出现暂时性听力损失,长期暴露在强噪声环境中,容易导致永久性听力损失。此外,噪声也会危害人的视力。由于耳朵与眼睛之间存在着微妙的内在联系,噪声在作用于听觉器官时,也会通过神经系统的作用对视觉器官造成危害。噪声可以使色觉、视野发生异常。噪声还可以诱发心脑血管疾病等多种疾病,长期在高噪声环境下工作的人与低噪声环境下工作的人相比,高血压、动脉硬化和冠心病的发病率高 2～3 倍。噪声还可影响人的精神系统,使人烦躁易怒。噪声会引起睡眠质量降低、注意力不集中、记忆力下降等症状。

6. 光照

(1)过强光照环境:长时间暴露在过强的光照下,会引发视网膜细胞的氧化应激和细胞膜的脂质过氧化反应,导致细胞膜的破坏、细胞死亡和视网膜炎症等病理变化。炎症介质的释放,导致眼睛组织充血、水肿,产生眼睛疼痛、红肿、视力模糊等症状。过强的光照还会导致视网膜色素的异常积累和变性,使视网膜细胞功能受损,进而影响视力。

(2)过弱光照环境:长期处于过弱的光照环境中,由于视网膜细胞无法充分接收到足够的光刺激,导致视觉信号传导受阻。这可能导致视网膜细胞功能受损,影响视觉清晰度和对细节的辨别能力。另外,过弱的光照环境可能使得黄斑区域的细胞因无法得到足够的光刺激而出现细胞退化和功能受损,导致中心视力下降、视物变形。

7. 辐射 电离辐射的种类复杂,可分为可见光、紫外线、X 射线和 γ 射线、α 粒子、β 粒子和中子等。由于人体的 DNA 修复功能有限,随着电离辐射剂量的增大,DNA 损伤或错误修复及未修复的机会就越多,诱发细胞死亡突变及恶性突变。长时间和(或)高剂量的电磁辐射可对人体的血液系统、神经系统、免疫系统、皮肤、视功能等产生一定损害。

(1)血液系统:长期低剂量辐射对血液系统的影响主要表现为红细胞数、红细胞分布宽度、嗜酸性粒细胞比例增高,单核细胞比例降低,外周血片幼稚粒细胞、巨大血小板的检出率增高等。

(2)神经系统:长时间接触电磁辐射可能致神经细胞的代谢紊乱、氧化应激、细胞膜的通透性改变等,从而影响神经元的正常功能。

(3)免疫系统:强辐射可造成机体免疫功能下降。例如紫外线长期照射抑制免疫系统功能,主要表现为皮肤红肿、疼痛及机体抵抗力下降。紫外线可改变表皮朗格汉斯细胞的密度和形态,导致其呈递抗原的能力较正常细胞下降;紫外线还可抑制 T 细胞形成、中性粒细胞功能、树突状细胞活力,从而抑制机体的免疫功能。

(4)皮肤损伤:电离辐射中的中波紫外线和长波紫外线可引起皮肤表层和真皮层组织损伤,造成皮肤红斑、色素沉着、细胞晒伤、免疫抑制、光老化及肿瘤等。

(5)视功能损伤:电离辐射中的小剂量紫外线可通过抑制角膜细胞正常有丝分裂,影响角膜细胞正常代谢过程,造成角膜损伤;大剂量长时间的紫外线照射,可引起角膜细胞核破裂,引起上皮细胞坏死脱落,造成视力受损。

(二)化学环境因素与人体的病理性改变

人体对有害气体、蒸气、粉尘和化学品的适应性十分有限。有害气体如一氧化碳和硫化氢,可以在高浓度下对呼吸系统和中枢神经系统产生严重影响;有害蒸气和粉尘会导致肺损伤。另外,某些化学品也可能导致慢性中毒、过敏反应和其他健康问题。

1. 有害气体

(1)一氧化碳:通过与血红蛋白结合形成碳氧血红蛋白,这种血红蛋白无法有效地携带氧气。当一氧化碳浓度较高时,它会大量结合血红蛋白,减少血液中氧气的运载能力,导致组织和器官缺氧。严重时可以导致中枢神经系统损伤。

(2)硫化氢:是一种有刺激性气味的无色气体,高浓度的硫化氢吸入后,可引起呼吸道刺激和损伤。短期暴露会导致喉咙疼痛、咳嗽、气喘、胸闷等症状,长期暴露可引起气管炎、支气管炎等呼吸系统疾病。硫化氢通过呼吸道吸入或皮肤吸收进入血液循环后可影响中枢神经系统导致头晕、头痛、恶心、呕吐、昏迷甚至死亡。硫化氢还可对眼睛、皮肤产生刺激和损伤,引起皮肤和眼睛灼伤、眼结膜炎、皮肤炎症等。

2. 有害蒸气和粉尘　暴露在有害蒸气和粉尘环境中可能导致肺部损伤,包括刺激性气道炎症、支气管炎、肺气肿等,长期暴露可导致慢性呼吸系统疾病,如慢性阻塞性肺疾病(COPD)等。

3. 化学品　某些化学品可能对人体的皮肤、眼睛、呼吸系统和内脏器官

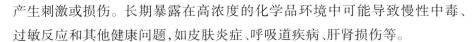

产生刺激或损伤。长期暴露在高浓度的化学品环境中可能导致慢性中毒、过敏反应和其他健康问题,如皮肤炎症、呼吸道疾病、肝肾损伤等。

（三）生物环境因素与人体的病理性改变

1.细菌和病毒　当病原体逃过机体免疫系统的攻击时,细菌和病毒可以进入人体,通过侵入细胞并利用宿主机体的资源进行繁殖,引起感染。某些细菌和病毒可以产生毒素,这些毒素可以直接损伤人体细胞和组织。毒素的损伤效应因病原体而异,包括细胞毒性、炎症反应、血管损伤等。

2.真菌　真菌感染可以导致广泛的疾病,包括皮肤感染、呼吸道感染、消化道感染等。

（1）皮肤感染:真菌感染常见于皮肤表面,可能导致癣、念珠菌感染等皮肤病。

（2）呼吸道感染:某些真菌可以引起呼吸道感染,特别是对于免疫系统较弱的个体而言,如肺曲霉病等。

（3）消化道感染:真菌感染还可能发生在消化道,尤其是口腔和食管。如念珠菌感染等。此外,对于免疫系统受损的人群,如接受器官移植、化疗或激素治疗的人,真菌感染可能引发严重的全身性感染,威胁生命。

3.动植物

（1）动物:①某些动物可以成为病原体的携带者,传播疾病给人类。例如,蚊子可以传播疟疾和登革热、啮齿类动物可以传播鼠疫、蜱可以传播莱姆病等。②某些蛇类的咬伤可能导致中毒和其他并发症。③一些海洋生物可能会引起中毒或刺伤。例如,触手类动物如水母和海蜇的触手可能释放毒液,导致刺痛和皮肤炎症。此外,一些鱼类如石鲈鱼可能释放毒素,引起中毒。

（2）植物:接触某些有毒植物可能导致中毒。例如,毒藤植物如毒葛和藤黄可以引起皮肤过敏和接触性皮炎。其他有毒植物如银杏和毒蘑菇可能引起食物中毒等。

总之,为了更好地适应各种不同的作业环境,我们需要了解作业环境中常见的环境因素及它们对我们机体的生理病理影响。通过了解这些环境因素,我们可以采取相应的措施来适应和应对,有助于提高我们在各种作业环境中的适应性和工作效率。

第二节　官兵作业环境对身体影响的特殊性

官兵作业环境是指军事部队中官兵进行工作和训练的具体场所及条件。根据不同的工作和训练内容,官兵的作业环境可以进行以下一般性的分类。①战斗作业环境:指官兵在实际作战中所处的环境,包括不同地域、气候、地形和战场条件。例如,高原作战环境、丛林作战环境、潜艇作战环境等。②训练作业环境:指官兵在进行军事训练时所处的环境,包括军事训练基地、野外演习场地等。根据不同的训练内容,训练作业环境可以包括山地训练环境、水域训练环境、极端气候训练环境等。③其他特殊作业环境:如自然灾害环境、自然疫源地环境、核生化暴露环境等。

人民军队使命职责的需要,祖国各地均有官兵的常态化驻守防御,其训练作业环境、战斗作业环境无法选择,且常常是非适宜的特殊作业环境,在其他特殊作业环境下执行任务更是义不容辞。这些特殊的作业环境具有复杂性、长期持续性、高风险性、高度应激性、高强度性的特点,而且也常常是官兵的日常生活环境。因此,对官兵身体的影响更为显著,也更容易产生病理性损伤。

一、几种官兵作业环境致身体的病理性改变

1. 高温作业环境(见彩图2)

(1)高温:长时间暴露在高温环境中,身体可能出现热应激反应,包括体温升高、心率加快、呼吸急促等生理变化。与此同时,人体大量出汗可导致脱水和电解质紊乱。

(2)感染:高温环境下皮肤容易受到损伤,包括晒伤、烫伤、热疹等,同时也容易导致细菌感染。

（3）心理影响：长时间处于高温环境中，人的情绪易受影响，容易出现疲劳、烦躁、焦虑等情绪问题。

2. 高原作业环境（见彩图3）

（1）缺氧：在高原地区，由于氧气含量较低，人体易出现缺氧现象。这可能导致头晕、乏力、呼吸困难等症状。长期处于缺氧环境中，还可能引起高原病等严重疾病。

（2）温差大：高原地区的昼夜温差大，白天气温高，夜晚气温低，这种巨大的温差对人体的适应性会产生一定的影响。

（3）辐射：高原地区紫外线强度较高，容易造成皮肤晒伤和视力受损。

3. 舰艇作业环境（见彩图4）

（1）高温、高湿：舰艇受太阳辐射热的影响，舱室温度较高，机舱、锅炉舱因受机器及锅炉的大量热源影响，其温度更高。此外，部分尚在服役的老旧舰艇热源高，通风条件差，无调温设备，长时间在此环境中作业会加剧人体体液流失，从而诱发热射病。

（2）噪声：潜艇舱室内的噪声级别可高达95 dB，长期远航过程中高强度的噪声环境容易导致听力损伤及情绪变化等。

（3）核辐射：核动力潜艇在核反应堆裂变反应过程中所产生的核辐射无法避免，长期从事于核接触作业的官兵机体会遭受一定程度的辐射，损害官兵的心血管系统、血液系统及免疫系统的健康。

（4）空气污染物：舱室空气污染物可通过呼吸道与皮肤进入机体中，造成机体心血管系统、神经系统、呼吸系统和皮肤系统等损伤，甚至诱发多种癌症。

（5）微生物：舱室环境微生物（细菌、真菌、病毒）或微生物衍生的有机化合物（醇类、醛类、酮类、芳香族化合物、胺类、萜烯类、氯化烃和硫酸化合物）不仅可导致气道炎症、哮喘等呼吸道疾病及过敏性疾病，还可通过皮肤或消化道等途径诱发官兵感染或过敏等。

4. 严寒作业环境（见彩图5）

（1）低温：严寒环境下，人体容易受到低温损伤，如冻伤和冻疮，严重时可能导致组织坏死。另外，人体需要维持正常的体温，但由于散热速度加快,体温调节变得更加困难。这可能导致体温过低,引发低体温症状,如寒战、乏力、意识模糊等。

(2)感染:严寒环境下,空气干燥且寒冷,容易刺激呼吸道,导致呼吸道疾病和感染的风险增加。此外,冷空气对呼吸系统的刺激还可能引起支气管痉挛和呼吸困难。

(3)心理影响:长时间处于严寒环境中,人的情绪易受影响,容易出现疲劳、烦躁、抑郁等情绪问题。同时,长时间的孤立和恶劣环境条件也可能对官兵的士气和意志造成负面影响。

5. 丛林作业环境(见彩图6)

(1)高湿度:丛林地区通常湿度较高,这可能导致身体过度出汗,增加脱水的风险。

(2)高温:丛林地区气温常常较高,加上湿度的影响,可能导致自身体温调节困难,增加中暑和热应激的风险。

(3)动植物:丛林潮湿环境有利于细菌和霉菌生长,增加皮肤感染和其他健康问题的风险;丛林环境中常见各种寄生虫、病毒和细菌,例如疟疾、登革热等传染病的风险较高。此外,丛林中的野生动物也可能携带疾病,增加接触传染病的风险。

6. 自然疫源地作业环境(见彩图7)

(1)传染风险:自然疫源地作业环境中存在着病原体的传播风险,官兵可能接触到病原体或感染原,导致感染和患病的风险增加。

(2)身心压力:在自然疫源地作业环境中,官兵需要面对疫情的严重性和紧迫性,承担着防控、救治等工作的责任,可能承受着心理压力和焦虑情绪,甚至出现心理疾病。

(3)高强度工作:疫情防控期间,官兵可能需要长时间、高强度地进行疫情监测、样本采集、诊疗救治等工作,对身体的耐力和抵抗力提出了较高的要求。

(4)防护要求:自然疫源地作业环境中,官兵需要佩戴防护服、口罩、护目镜等防护装备,对身体可能造成不适,例如长时间佩戴口罩可能导致呼吸不畅、皮肤过敏等问题。

7.核生化暴露作业环境(见彩图8)

(1)辐射:核战争或核事故后,放射性物质会释放出辐射,对人体造成严重的伤害。辐射会破坏细胞结构,导致DNA损伤和细胞死亡,进而引发放射病和癌症等严重后果。

(2)化学毒剂:生化战争或恐怖袭击中,化学毒剂可能被使用。这些毒剂可以通过呼吸道吸入、皮肤接触或摄入进入人体,对呼吸系统、神经系统、消化系统等造成严重损害,甚至导致生命危险。

(3)生物致病体:生化战争或恐怖袭击中,生物致病体如病毒、细菌或毒素可能被散布。这些致病体可以引发严重的传染病,如炭疽、天花、埃博拉等,对人体的免疫系统和器官造成严重损害。

(4)心理影响:核生化暴露作战环境的恐怖和不确定性会对官兵的心理产生极大的影响。长时间的紧张和恐惧状态可能导致心理创伤、焦虑、抑郁等心理问题。

8.自然灾害作业环境(见彩图9)

(1)物理伤害:自然灾害作业环境中,可能存在坍塌的建筑物、倒塌的树木、滑坡的土石等物理障碍物,官兵在救援和抢险过程中容易受到物体的撞击、压迫或刺伤,导致损伤和伤害。

(2)环境污染:自然灾害往往伴随着水源污染、空气污染等问题,官兵在灾区工作时可能暴露于有害物质、细菌、病毒等污染物的环境中,对呼吸系统、皮肤等造成影响。

(3)心理压力:自然灾害环境下,官兵需要面对灾情的紧急和严重性,承担着救援和抢险的责任,可能面临时间紧迫、任务艰巨、人员伤亡等压力,这会对心理产生一定的影响。

(4)高强度工作:自然灾害作业环境下,官兵需要参与抢险、救援、转移受灾群众等一系列紧急任务,工作时间长,强度重,对身体的耐力、体力和精力都提出了较高的要求。

二、官兵作业环境致身体损伤的特点

1.群体性　官兵作为一个群体,在共同的作业环境中面临类似的工作任务和风险。由于工作任务的相似性,某些类型的身体损伤可能会在整个群体中出现。例如,高温和严寒环境可能导致官兵出现中暑、热衰竭、冻伤等热应激和寒冷应激相关的身体损伤。丛林环境中,官兵可能面临蛇虫咬伤、疟疾、热带病等自然疫源地相关的健康风险。核生化环境下,官兵需要面对辐射、化学物质和生物威胁。自然灾害中,官兵可能面临地震、洪水、飓风等自然灾害引发的伤害和灾后疾病。在潜艇和高原等特殊环境中,官兵可能面临氧气供应不足、气压变化、高原反应等与环境适应相关的健康问题。因此,对于官兵,预防和处理这些身体损伤需要以群体为单位进行考量和管理。这包括提供相关的训练、装备和保护措施,制定适当的作业规范和标准操作程序,以及在损伤发生时提供适当的医疗救助和康复支持。通过针对整个群体的综合性管理或干预,可以更有效地保障官兵的身体健康和安全。

2. 病因多样性 官兵作业环境中引起身体损伤的环境因素多种多样,可能同时涉及物理因素、化学因素、生物因素。多样性的存在意味着我们需要综合考虑各种可能的伤害原因,采取相应的预防和干预措施来保护健康。通过有针对性的教育和宣传活动,以提高官兵对潜在危害的认识和理解,同时通过提供有针对性的医疗服务来降低作业环境对官兵的身体损伤。

3. 不可避免性 受使命任务的影响,官兵在高风险、高压力的环境中长时间的作业是不可避免的。除了身体会面临各种环境因素所致损伤,恶劣的环境也加重了心理压力,可能导致焦虑、紧张、抑郁等心理问题。此外,长时间的作业导致官兵的疲劳和睡眠不足进一步影响身体的健康和认知能力。鉴于官兵作业环境致身体损伤的不可避免性,一旦官兵在高风险、高压力的环境中受伤,迅速的医疗救援和支持可以极大地提高其生存率和康复机会。我们可以通过对官兵进行急救培训、在作业环境中配备必要的医疗设备和急救物资、建立完善的医疗支援网络、提供全面的康复服务,最大程度地减少作业环境对官兵身体的损伤。

第三节　肾脏对环境的易感性

肾脏是人体重要的排泄器官,它的功能是过滤血液,排除废物和多余的物质,同时调节体内水分和电解质的平衡。肾脏对环境的易感性主要体现在水质和化学物质、温度和水分、氧气、生物毒素等方面,与环境因素的质量、浓度和持续暴露时间息息相关。

一、肾脏对环境易感性的原因

1.血液供应大　肾脏是全身血液循环中的重要器官之一,每分钟有 20% ~25% 的心输出量通过肾脏。肾脏的主要功能是对血液中的各种物质进行过滤、重吸收和排泄,以维持体内环境的稳定。当机体受到作业环境因素的刺激时,血液中的各种成分会发生相应变化,例如血容量不足、血液中电解质成分改变、血液中的毒素等物质,均容易影响肾功能。

2.高度分化的结构　肾脏高度分化的结构是为了完成其复杂的功能而存在的。肾单位是肾脏的结构和功能单位,每个肾脏约由 100 万个肾单位组成,每个肾单位包括肾小球和肾小管。肾小球负责过滤血液,将废物和液体部分排出体外,而肾小管则对滤过液进行重吸收和排泄。这种高度分化的结构使得肾脏能够对不同的物质进行选择性地处理,确保有害物质被排出体外,而对机体有益的物质被有效保留,从而维持体内环境的稳定。因此,这些结构对体内外环境的变化具有高度的感知能力,并可以通过调节尿液的成分和排泄量来对环境变化做出反应,但一旦超过感知和调节阈值,肾脏则出现损伤。

3.多种调节机制　肾脏负责维持机体水、电解质及酸碱平衡。通过复杂的调节机制(包括神经调节和内分泌调节等)感知身体内环境的变化,并通过调整尿液的组成和排泄来维持身体内环境的稳定。这些调节机制的复杂性也使得肾脏对环境变化的响应更加敏感。

二、肾脏对环境易感性的常见问题

1. 肾脏对水质和化学物质的质量与成分非常敏感　如果作业环境中的水质不符合安全标准,可能含有有害物质(如重金属、化学污染物等),长期接触可能对肾功能造成损害。一些化学物质还可能通过皮肤吸收或呼吸道进入体内,进一步导致肾损伤、肾小管损害或肾衰竭。例如,铅、汞和苯是常见的有毒物质,长期暴露或高浓度接触这些物质都可能对肾脏造成损害。尤其是处于核生化暴露作业环境中的官兵,在辐射、生化试剂的刺激下,肾小管上皮细胞可出现凋亡、坏死和纤维化,导致肾小管功能障碍和肾小球滤过功能下降,严重的损伤还可能直接引起急性肾损伤和慢性肾脏病。因此,在作业环境中我们需要注意:确保作业环境中的饮用水符合安全标准,避免饮用污染的水源;在接触化学物质的作业环境中,应采取适当的防护措施以减少化学物质与皮肤和呼吸道的直接接触;对于从事潜在有害作业的人员,应定期进行体检,特别要关注尿液和肾功能的检查;同时提供必要的教育和培训,了解潜在的肾脏健康风险,并学会正确使用防护设备和采取预防措施。

2. 极端的高温或低温环境可能对肾功能产生影响　高温环境下,人体容易出现脱水和电解质紊乱,这会增加肾脏的负担。相反,低温环境下,肾脏的血液循环可能受到影响,导致肾功能减弱。因此,为了减轻肾脏在作业环境中受到的不利影响,我们需要注意:保持充足的水分摄入以防止脱水和维持正常的肾功能;通过提供适当的通风和降温设施以确保工作环境的温度处于安全范围内,减少长时间暴露在极端高温环境中的可能性;进行关于保持良好水分摄入和避免过度暴露在高温环境下的教育和培训,提高官兵关于肾脏健康的意识。

3. 足够的氧气供应对肾功能有着重要的影响　在缺氧的作业环境中,肾脏血液供应不足,影响肾小球的滤过功能,导致蛋白质和血细胞等物质滤过肾小球而进入尿液,出现蛋白尿和血尿;影响肾小管的重吸收功能,导致尿液中电解质和水分排泄异常,出现尿量减少或增多、电解质紊乱等情况;

也可进一步导致肾小管间质纤维化、肾小球硬化等慢性肾脏病的发生和发展。因此,在高原、潜艇等缺氧作业环境下,要保持良好的氧气供应和呼吸功能,避免长时间的缺氧作业和生活。

4.其他　在作业环境中,可能会存在一些产生生物毒素的微生物,如霉菌、细菌等。这些微生物可能生长在潮湿、缺氧、有机物丰富的环境中,暴露于这些生物毒素之下可能导致中毒反应,对肾功能产生不利影响。此外,在海洋和丛林等自然环境中,也存在着一些生物毒素,主要由动植物产生,这些生物毒素也可能对肾脏健康产生影响。因此,我们需要了解作业环境中常见的有毒生物和微生物,学会识别毒鱼、毒藻、毒蘑菇、毒蛇等,避免接触或误食;如果不慎接触到有毒生物并出现身体不适,特别是肾脏相关症状,如尿液异常、腰部疼痛等,及时进行针对性治疗。

（李茂婷　刘楠梅　李　喆　莫琳芳）

参考文献

[1]陈伯銮,朱韵球.意外低温病人的病理生理与处理[J].中国急救医学, 1993,13(1):42-46.

[2]孟晓静,贾开发,张大卫.高温作业环境下人体生理状态模糊综合评价[J].安全与环境学报,2021,21(4):1630-1635.

[3]廖昌波,付国举,刘晓波,等.下潜过程中潜水员耳压平衡技巧及对策[J].海军医学杂志,2019,40(4):298-300.

[4]徐碧苑,谭志荣,张泽虎,等.面向船员健康的船舶噪声机理与防治[J].中国海事,2023(9):20-24.

[5]廉国锋,陈郁,刘鑫源,等.地理环境与军人健康系列研究(2)青藏高原地区太阳辐射医学地理特点及防护[J].人民军医,2019,62(9):830-835.

[6]李延忠,赵科伏,桂云,等.电磁辐射对机体生理指标的影响[J].中国辐射卫生,2013,22(1):49-51.

［7］尉红.线粒体 DNA 在 α 粒子致人支气管上皮细胞体外恶性转化中的作用［D］.苏州:苏州大学,2013.

［8］张鹏卷.简析电离辐射对人体健康的影响［J］.科技视界,2019(14):189-192.

［9］杜文彬.浅谈阿里地区高原环境特点及其对驻对驻防官兵健康危害的预防措施［J］.灾害医学与救援(电子版),2018,7(1):40-42.

［10］俞天麟.肾血流动力紊乱后的病理生理演变与临床联系(续)［J］.西北国防医学杂志,1996,17(3):238.

［11］陈子安,聂志勇,李万华,等.汞的肾毒性及治疗研究进展［J］.中国药理学与毒理学杂志,2016,30(3):286-290.

［12］石玥,余涛,刘焕亮,等.潜艇舱室环境理化因素对艇员健康影响的研究进展［J］.职业与健康,2022,38(5):716-720.

［13］周平坤.核辐射对人体的生物学危害及医学防护基本原则［J］.首都医科大学学报,2011,32(2):171-176.

［14］董兆君,邹仲敏,蔡颖.高原化学毒剂伤的伤情特点和机制研究［J］.军事医学,2012,36(6):411-415.

［15］王燕群,曹文高.反核生化恐怖作战中防化兵的心理素质培养［J］.福建公安高等专科学校学报,2007,21(6):24-26.

［16］韩聚强,杨永红,冯军,等."5·12 汶川大地震"灾后抗震救灾部队官兵健康状况调查研究［J］.现代预防医学,2009,36(5):903-904,907.

第三章　军事训练伤与肾损伤

　　军事训练是和平时期部队工作的中心任务,是提高军事素质、部队战斗力和凝聚力的基本途径。近年来,由于训练强度增加、兵源素质变化等多种原因,军事训练伤成为我军的常见病和多发病,发生率为 10% ~ 20% ,远高于《军事训练伤健康保护规定》要求的年发生率 8% 的上限。因此,军事训练伤的防治始终是军事医学的研究热点和重点(见彩图 10)。

　　当高强度军事训练带来的负荷超过人体承受的限度,外在刺激由量变产生质变,生理性刺激转变为病理性刺激,使人体结构、功能产生病理性改变,导致军事训练伤的发生。肾脏对缺血、缺氧非常敏感,在静息状态下肾血流量充足,约占心输出量的 25% ,但剧烈运动时,全身血液会重新分布,肾血流量减少至静息状态时的 25% 。氧气输送量减少和肾微血管内的高需氧量状态,可能导致肾损伤,直接影响官兵的战斗力,必须引起重视。

第一节　生理性血尿、蛋白尿

　　血尿、蛋白尿是高强度军事训练中常见的情况。血尿是指中段尿离心后,尿沉渣镜检出红细胞>3 个/高倍视野的情况。通常能被肉眼观察到的血尿称为肉眼血尿,指尿色变为洗肉水样或西瓜水样,此时出血量超过 1 mL/L。蛋白尿是指尿液蛋白质定性检查为阳性的情况,临床上依据 24 h 尿蛋白定量,分为少量蛋白尿(<1.0 g/24 h)、中等量蛋白尿(1.0 ~ 3.5 g/24 h)和大量蛋白尿(≥3.5 g/24 h)。

　　然而,在实际情况中,我们遇到的血尿或蛋白尿症状并不总是肾脏出现病理性损伤的表现。生理性血尿和蛋白尿是指在没有病理性原因的情况下出现的尿检异常。它通常是由于一些非病理性因素引起的,如剧烈运动、感染、食物、药物等。生理性血尿和蛋白尿通常是暂时的,不需要特殊治疗,当引起血尿和蛋白尿的原因消失后,血尿和蛋白尿也会自行消失。部队官兵如观察到肉眼可见的血尿、蛋白尿,或者体检化验提示有血尿、蛋白尿,基层军医首先要帮助官兵判断血尿、蛋白尿的性质。

以下是常见的假性血尿和生理性蛋白尿的情况。

1. 假性血尿　①某些食物(如甜菜、辣椒、番茄叶等)和某些药物或其代谢产物(利福霉素类、羟钴胺、硝基咪唑类、蒽环类抗肿瘤药等)导致产生的红色尿液。②痔疮出血混入尿液或女性月经血混入尿液。

2. 胡桃夹综合征　胡桃夹综合征(nutcracker syndrome,NCS)也称为左肾静脉压迫综合征,是位于腹主动脉(abdominal aorta,AO)与肠系膜上动脉(superior mesenteric artery,SMA)之间的左肾静脉(left renal vein,LRV)受压狭窄引起一系列临床症状综合征,临床上常出现血尿、直立性蛋白尿等症状(见彩图11)。

3. 功能性蛋白尿　因高温、剧烈运动、高热和受寒等因素引起肾小球内血流动力学改变而发生的蛋白尿,引起蛋白尿因素去除后,尿蛋白可消失。

4. 直立性蛋白尿　在直立姿势时出现蛋白尿,卧位时尿蛋白消失,且无高血压、水肿及血尿等异常表现。其发生机制目前认为与血流动力学和内分泌激素调节改变有关,直立体位引起肾小球毛细血管壁通透性增加从而产生蛋白尿。

5. 运动性蛋白尿　正常人在运动后会出现蛋白尿,一般在运动停止后 0.5 h 内出现。关于运动性蛋白尿产生的机制尚未明确,目前可能有以下 4 种机制。

(1)运动后的酸性代谢产物增多:运动时乳酸增多引起血浆蛋白质体积缩小,再加上肾小管上皮细胞肿胀,重吸收功能受损,导致蛋白质被过滤到尿中。

(2)运动对肾脏的机械损伤:在某些冲撞性运动项目中肾脏可能受到直接暴力或间接暴力如打击、挤压或牵拉,造成肾组织和血管的微细损伤,出现血尿、蛋白尿。

（3）运动时肾脏血流量减少：运动时由于交感神经系统兴奋，肾上腺素分泌增加，导致肾血流量减少，肾小球入球血管收缩，造成肾缺血、缺氧，血浆蛋白通过肾小球基底膜滤出。

（4）运动致肾小球毛细血管壁的通透性发生改变：运动时肾组织结构的形态学发生变化以及负电荷的变化可能是引起蛋白排量增多的一个原因。

综上所述，运动性蛋白尿是由于运动负荷或强度过大导致肾小球毛细血管扩张及被动充血、肾小管上皮细胞变性，肾脏血液循环障碍，引起肾脏缺血、缺氧，毛细血管通透性增加，最终导致尿中蛋白排泄增加。

因此，在部队官兵的日常训练过程中，如果出现血尿、蛋白尿等异常情况，首先需要通过一系列严谨且科学的诊断步骤来确定症状的原因。这包括进行详细的病史询问、体格检查，可能需要进行尿常规、尿液培养、尿蛋白定量等检查。通过这些检查，可以帮助官兵明确症状是源于病理性原因还是生理性原因，从而对病理性血尿及蛋白尿采取相应的治疗和管理措施，帮助官兵消除症状，减轻不适，同时避免官兵产生过度恐慌，及时恢复官兵的健康。

第二节　肾挫裂伤

在本章第一节中我们了解到，在某些冲撞性运动项目中肾脏可能受到直接暴力或间接暴力，如打击、挤压或牵拉，造成肾组织和血管的细微损伤，从而产生生理性血尿及蛋白尿的症状。然而，在军事训练中，尤其是近战格斗、攀登、越障等特种军事训练中，官兵可能遇到严重挤压或外界暴力作用，导致肾脏实质发生挫裂。

【流行病学】

在严重挤压或外界暴力作用下，导致肾脏实质发生裂伤的一种外伤性损伤称为肾挫裂伤。这种损伤可能伴有肾包膜（肾表面的坚韧纤维膜）和

（或）集合系统（包括肾盂等尿液收集通道）受损破裂的情况。急诊外科中，肾挫裂伤多数为交通事故、挤压伤、摔伤及刀刺伤所致，在急诊创伤中的发病率较高，单纯肾挫裂伤占外科急诊的15%，发生率在腹部损伤中仅次于肝、脾和胰腺，病情复杂多变，严重者可伴有休克。许承斌等人研究分析了有关军事训练致肾挫裂伤的诊治，在30例军事训练致肾挫裂伤中，大部分以肾挫伤为主（26例），肾部分裂伤（3例）和肾全层裂伤（1例）占少数。所以，及时给予正确的诊断与治疗是提高治疗效果、改善广大官兵生活质量和战斗力的关键。

【病理分类】

肾挫裂伤根据病理分类可分为以下3种。

1. 肾挫伤　仅局限于部分肾实质，形成肾瘀斑和（或）包膜下血肿，肾包膜及肾盂黏膜完整。

2. 肾部分裂伤　部分实质裂伤伴有包膜破裂，致肾周血肿。

3. 肾全层裂伤　实质深度裂伤，外及包膜，内达肾盂肾黏膜，常引起广泛的血肿、血尿和尿外渗。

【临床表现】

1. 疼痛及腹部包块　受伤的一侧腰部或腹部可能会感到剧烈的疼痛。疼痛由局部软组织伤或骨折所致，也可由肾包膜张力增加引起；有时还可因输尿管血块阻塞引起肾绞痛。当肾周围血肿和尿外渗形成时，局部发生肿胀而形成肿块。

2. 血尿　重度肾挫裂伤可出现肉眼血尿，轻度损伤则表现为显微镜下血尿，若输尿管、肾盂断裂或肾蒂血管断裂时可无血尿。

3. 发热　由于血、尿外渗后引起肾周感染可出现高热。

4. 休克　严重肾挫裂伤，尤其合并其他脏器损伤时，可出现创伤性休克和失血性休克，甚至危及生命。

【诊断】

肾挫裂伤患者可根据其腹部外伤病史、肾区疼痛和血尿等临床症状、生

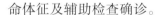

命体征及辅助检查确诊。

1.实验室检查 尿中存在大量红细胞,血红蛋白与血细胞比容持续降低提示存在活动性出血;白细胞计数增多表示存在继发性感染的可能。

2.影像学检查

(1)B超检查:B超能够显示肾挫裂伤部位及严重程度,是否存在肾包膜下血肿、肾周血肿及尿外渗等情况。

(2)静脉尿路造影:静脉尿路造影能够了解双肾功能、形态是否发生改变,但其检查过程较为烦琐,不宜用于危重患者,且假阴性率较高,并且此类技术设备要求较高,一般基层医院不具备条件。

(3)磁共振成像、CT检查:能够显示肾实质裂伤、尿外渗、血肿范围,并能够观察与周围组织、腹腔内其他脏器间的关系。

【治疗】

1.绝对卧床休息 患者需要充分休息,避免剧烈运动,以减少对肾脏的进一步损伤。

2.止血 肾挫裂伤治疗关键在于进行有效止血,并最大程度地保留肾组织功能,防止、减少并发症及后遗症的发生。

3.控制疼痛 由于肾挫裂伤出血引起肾周血肿、肾纤维膜及肾周筋膜受牵拉而出现腰部胀痛或出血进入集合系统,血凝块引起输尿管梗阻,出现肾绞痛。疼痛会加剧官兵烦躁及不安,这可能加剧肾脏出血,因此应给予必要的镇静处理。

4.预防感染 应给予广谱抗生素,防止血肿感染形成脓肿。

5.预防腹压增大 保持二便通畅,及时导尿,防止用力排便,增加腹压,引起继发性出血可能。

6.手术 在极少数情况下,如肾挫裂伤过于严重或伴有出血等并发症时,可能需要进行手术治疗。首先需要根据官兵的发病情况及生命体征,结合影像学结果,掌握保守治疗及手术治疗适应证,及时确定安全、有效的治疗方案。

手术指征:①肉眼血尿进行性加重;②肾区包块逐渐增大,影像学检查显示肾损伤严重;③血压下降、血细胞比容降低等。

军事训练伤防治始终是军事医学的研究热点和重点,对维护军队战斗力具有至关重要的作用。肾挫裂伤作为军事训练伤中较为严重的疾病,需要采取相应的措施尽量减少肾挫裂伤的发生。同时,对已发生的肾挫裂伤,需要早期诊断、早期治疗,并促进官兵早日康复回归部队,减少非战斗减员发生,提高部队战斗力。

第三节　军事训练相关急性肾损伤

军事训练相关急性肾损伤(military training-related acute kidney injury, MTRAKI)是指高强度军事训练后出现的血尿、蛋白尿、肌红蛋白尿、横纹肌溶解、急性肾损伤。上节所述的肾挫裂伤也属于 MTRAKI,但因发病原因和机制不同,常归于外科处理。本病是高强度训练的常见病、多发病,重症 MTRAKI 可导致死亡,严重影响部队战斗力。各军兵种,尤其特种作战人群,训练强度大,常暴露于高温、高湿的环境中,军事训练后肾损伤的发生率较高。认识军事训练相关急性肾损伤的病因及易患因素,掌握其诊治及预防手段,是军事训练伤防治的重要手段。

【流行病学】

军事训练相关急性肾损伤国内外均有报道,国外资料显示健康男性新兵军训后约5%会出现肉眼血尿。国内仪仗队新兵在正步训练后,肉眼血尿发生率高达30.9%,需进一步行血红蛋白定性检测,约98%为阳性,证实为血红蛋白尿。文献报道赴高原驻训的 1 044 名官兵,进入高原训练后第3天,尿蛋白阳性率为 16.3%,其中步兵阳性率远高于其他兵种。某部 1 320 名海军官兵在高温、高湿条件下武装越野 5 km 训练后的即刻尿液分析显示,血尿发生率为 2.12%(28/1 320),血红蛋白尿发生率为 7.35%(97/1 320),蛋白尿发生率为 43.94%(580/1 320)。而军事训练造成肾功能异常也有多家报道,其中报道最多的为武装越野,距离包括 3、5、10 km。尽管这种血肌酐升高可能是一过性的,但严重时可发展为肾衰竭,预后极其不佳。中国人民解放军联勤保障部队第九八〇医院总结了曾救治的 153 例军事训练后血肌酐(Scr)升高患者,有 59 例出现肾衰竭进展,虽经积极救治,仍有 4 例死亡。

【病因及易患因素】

虽然军事训练相关性急性肾损伤可见于任何情况,但在某些特定条件下其发病率明显升高。

1. 训练强度 "言武备者,练为最要",军队是要打仗的,实战必先实训。近年军事训练强度较以往明显提高,随之而来的就是训练伤发生率升高。特别是武装越野或全负荷急行军,因训练强度大,可引起肾损伤的发生。

2. 环境因素

(1)高温、高湿环境:在这样环境下训练,机体温度和代谢率升高,增多的代谢产物通过泌尿系统排出,可增加肾脏代谢负荷;同时皮肤出汗、呼吸道水分蒸发导致大量体液丧失,血容量不足,可造成肾血流量减少;另外,呼吸频率的加快使气体交换加快,CO_2 大量排出导致酸碱平衡失调,影响肾小管的酸碱平衡调节。某部队医院收治的 153 例军事训练相关肾损伤,60% 发生在夏季。梁兰青报道的 11 例军事训练后急性肾衰竭事件均发生在新疆 7—9 月的酷暑季节。

(2)高海拔地区空气稀薄:氧气浓度低。在这种环境下进行高强度运动,身体需要更多的氧气来支持肌肉运动。血容量和体内氧供的重新分配可造成肾灌注下降,发生急性肾损伤。

3. 营养状况及能量摄入水平 ①长期的军事训练会增加铁的尿液排泄,铁储备降低可导致机体的抗氧化能力下降从而引起氧化应激相关肾损伤。②高强度的军事训练造成肉碱储备不足,可影响脂肪酸的能量代谢导致运动损伤。③高强度的军事训练每天消耗大量能量,如果不能及时补充可影响机体的能量代谢、活性氧生成,造成肾损伤。

4. **基因易感性**　肌肉代谢的遗传缺陷可导致横纹肌溶解（rhabdomyolysis，RM），在高强度军事训练时更易造成急性肾损伤。

5. **其他因素**　有研究报道，肾损伤的发生率与兵龄呈负相关，新兵体能素质较差，训练初期不适应的新兵更易发生肾损伤。对南沙守礁官兵 10 km 武装越野前后及休息 24 h 后留取尿标本进行尿液检查，老兵组不论是在高温、高湿环境下还是常温、常湿环境下，其尿检异常率都显著低于新兵组。

【发病机制】

1. **肾缺血**　军事训练可引起体内血液重新分布，骨骼肌、心肌、肺供血明显增加，肾脏血流明显减少。剧烈运动时交感神经兴奋，肾上腺素分泌增加，血管内皮素-1（ET-1）、一氧化氮（NO）等血管活性物质也通过自分泌、旁分泌方式影响运动时的肾脏血流。ET-1 是血管内皮衍生物，被认为是运动缺血严重程度的标志物。研究发现，运动时肾脏组织 ET-1 表达明显增强，肾素-血管紧张素系统也被激活，而舒血管物质 NO 的表达则下调。军事训练时，在这些血管活性物质的共同作用下，肾脏血管收缩，血流量减少，造成肾缺血，这种不完全缺血状态即为所谓的"运动性肾缺血"。运动终止后，肾供血恢复形成运动性肾缺血的"再灌注"，加重了缺血造成的肾损伤。另外，训练过程中大量出汗及肌肉损伤后引起的组织水肿均可造成血容量减少，加重肾缺血。

2. **氧化应激损伤**　研究发现，氧化应激水平与训练的强度成正比。在持续训练、反复强化的过程中腺苷三磷酸（ATP）不断消耗，产生大量氧自由基，机体处于不稳定的氧化还原状态，能量耗竭导致细胞膜损伤，细胞内钙超载。曾有学者采用大鼠游泳至力竭建立高强度军事训练模型，发现力竭后肾脏组织丙二醛（MDA）水平升高，而超氧化物歧化酶（SOD）水平明显下降，提示氧化应激反应参与其中。高强度运动致横纹肌溶解时肌红蛋白降解产生铁离子，其介导的脂质过氧化作用比羟自由基（HO^-）具有更强的过氧化物活性，而铁离子与氧合血红素发生氧化还原作用，对肾脏产生很强的氧化损伤。铁死亡是依赖铁离子及活性氧诱导脂质过氧化导致的调节性细胞坏死，被认为是横纹肌溶解、肾损伤的重要机制。

3. 全身和肾脏炎症反应　有研究发现体液中的一些细胞因子水平升高与马拉松跑步者在高温下剧烈运动后的肾损伤相关。有研究报道士兵在为期 1 周的冬季训练后,血白细胞介素-1(IL-1)水平明显升高。动物实验中,力竭大鼠肾脏组织中可观察到炎症因子的表达水平升高,包括肿瘤坏死因子-α(TNF-α)、IL-6、核转录因子-κB(NF-κB)、钙调蛋白等。

4. 细胞凋亡　研究表明,在大鼠力竭游泳及横纹肌溶解模型中肾组织细胞凋亡均明显增加,细胞凋亡信号可以通过胞外途径、线粒体途径及内质网途径传导。军事训练可引起肾脏氧化应激产生大量活性氧,造成细胞内钙超载,同时产生较多炎症介质,这些均可导致肾小管上皮细胞凋亡,而抑制细胞凋亡可减轻运动导致的肾损伤。

5. 其他　军事训练相关急性肾损伤的发病机制复杂,有些训练,尤其是跑步或者正步训练,脚底反复拍打坚硬地面可引起红细胞溶血,出现肉眼血尿和肾损伤。而横纹肌溶解时肌红蛋白及尿酸结晶均可形成管型堵塞肾小管,尤其是在过度训练后体内的酸性环境下。

【临床表现及病理变化】

军事训练相关急性肾损伤的临床表现多样且非特异性,可表现为血尿、蛋白尿、肌红蛋白尿、尿量减少甚至无尿,横纹肌溶解者尿液可呈茶色或酱油色。患者还可伴有全身症状,如乏力、恶心、呕吐、腰痛等,严重者可出现高血压、水肿及氮质血症等症状。临床上可将军事训练相关急性肾损伤分为 3 型。

Ⅰ型(单纯尿检异常型):表现为运动后尿蛋白阳性,尿潜血阳性,镜检有或无红细胞。

Ⅱ型[横纹肌溶解(RM)型]:除尿检异常外,表现为横纹肌溶解,但肾功能正常。

Ⅲ型(RM 伴 ARF 型):表现为 RM 并发少尿型或非少尿型急性肾衰竭(ARF),严重者出现多器官功能障碍综合征(MODS)。

病理变化:单纯尿检异常的患者,肾病理损伤轻微,肾小球丝球体轻度皱缩,囊腔扩大,呈缺血样改变,肾小管细胞红肿伴轻度空泡变性。Ⅲ型患

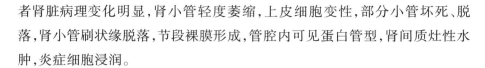

者肾脏病理变化明显,肾小管轻度萎缩,上皮细胞变性,部分小管坏死、脱落,肾小管刷状缘脱落,节段裸膜形成,管腔内可见蛋白管型,肾间质灶性水肿,炎症细胞浸润。

【诊断】

既往无肾脏病病史的官兵在高强度训练下出现尿检异常(血尿、蛋白尿、血红蛋白尿),尿量减少甚至无尿,伴或不伴肾功能异常,在排除泌尿系统结石引起的血尿或发热、感染等因素引起的功能性尿检异常情况后,可诊断军事训练相关急性肾损伤。

1. 实验室检验

(1)尿常规:血尿和(或)蛋白尿阳性,镜检可见红细胞、白细胞、管型,肉眼血尿可进一步检查区分是血红蛋白尿还是肌红蛋白尿。

(2)血常规:白细胞升高。

(3)肾功能指标:血肌酐、尿素氮及尿酸可能在短期内一过性升高,部分重症患者可进行性升高。血尿酸升高幅度往往较血肌酐和血尿素氮高,且出现更早,这说明血尿酸水平除与肾脏受损、排泄障碍有关,还与运动导致的代谢旺盛、尿酸产生增多有关。

2. 影像学检查 单纯尿检异常者肾脏超声多无异常,Ⅲ型(RM 伴 ARF 型)患者的超声可见双肾外形饱满,皮质回声增强。

【治疗】

虽然国内外缺乏标准化治疗方案,但经过多年临床实践,国内学者已提出根据 MTRAKI 临床分型,并制定有针对性的治疗方案,且治疗效果明显。

1. Ⅰ型(单纯尿检异常型) 临床上仅表现为尿检异常者(Ⅰ型),可选择经口补液,休息几日后多可恢复。

2. Ⅱ型(横纹肌溶解型) Ⅱ型患者需要充分补液,早期扩容对恢复肾灌注很重要,补液的同时需要注意维持电解质平衡,碱化尿液可以增加肌红蛋白的溶解性,抑制管型形成,促进其排出,但是碳酸氢盐的治疗优势并无足够证据。以往甘露醇经常被用于渗透性利尿,增加肾小管管型尤其是肌红蛋白管型的清除,但是在一项包括 74 例创伤性 RM 型急性肾损伤(AKI)

的临床研究中发现,使用甘露醇及碳酸氢盐的患者并未获益,甘露醇还可加重肾小管损伤。

3. Ⅲ型（RM 伴 ARF 型）　在横纹肌溶解基础上出现 ARF 的患者（Ⅲ型）,治疗原则为避免加重肾损伤,促进肾功能恢复,对于合并多脏器衰竭者积极挽救生命。对于少尿、无尿患者,特别是部分患者合并急性左心功能不全,补液需要慎重,仍以晶体溶液为主。此型患者多存在代谢性酸中毒,给予碳酸氢钠纠正酸中毒的同时碱化尿液是合理的。

血液净化是成功救治Ⅲ型患者的关键。血液透析可以快速纠正危及生命的水和电解质紊乱,如高钾血症、急性左心衰竭及酸中毒。但是肌红蛋白很难通过普通血液透析清除,连续性肾脏替代治疗（CRRT）,如连续性静脉-静脉血液滤过（CVVH）和连续性静脉-静脉血液透析滤过（CVVHDF）,可以更好地清除肌红蛋白,特别是高通量滤器可以高效清除肌红蛋白,为普通滤器的 5 倍。对于合并多脏器衰竭者,CRRT 治疗也可以更好地稳定内环境,清除毒素及炎症介质,降低致死率。

【预后及预防】

3 种类型的军事训练造成急性肾损伤预后明显不同:①Ⅰ型（单纯尿检异常型）临床表现轻,预后好,能在数日内恢复正常。②Ⅲ型（RM 伴 ARF 型）临床表现重,特别是出现重症 ARF 或 MODS 时预后差,死亡率高。美军报道其总致死率高达 8% 且发病率逐年升高。③Ⅱ型（横纹肌溶解型）预后介于Ⅰ型和Ⅲ型之间。

高强度军事训练引起肾损伤的并不少见,关键在于预防。部队官兵在进行高强度军事训练时要重视以下几点。

1. 科学适当的运动　官兵在训练时应缩短高强度运动、极量运动的持续时间;避免反复、长时间进行同一项目的训练,提倡穿插进行多种不同类型、不同强度的训练项目。减少在高温、高湿、高原环境下训练的持续时间和强度。加强运动前尤其是高强度运动前的适应性训练,一般先从热身运动做起,待身体适应周围的温度、湿度及运动状态后,再逐步延长训练时间、提高强度。良好的适应性训练也能延缓和减轻横纹肌损伤,降低横纹肌溶解所致 AKI 的发生风险。

2. 高温环境减少饮用含糖饮料来补充糖分 尽管剧烈运动后饮用能量饮料或含糖饮料会在短时间内快速补充人体所需的糖分,避免大量出汗后引起的机体脱水或低血糖,但在高温环境下运动期间或之后饮用含糖饮料可能通过增强抗利尿激素的作用和激活多元醇-果糖激酶通路引起急性肾损伤。研究表明,高温环境下,在运动期间或之后饮用含糖饮料并不能补充水分。因此,需减少运动期间或运动之后此类饮料的摄入。

3. 减少使用非甾体抗炎药 军事训练伤官兵多会使用非甾体抗炎药以缓解高强度训练造成的躯体疼痛等不适。35% ~75% 的马拉松运动员在比赛中也使用非甾体抗炎药。一项随机对照研究证明,与安慰剂对照组相比,在马拉松比赛中使用布洛芬的运动员 AKI 发生率较高。其机制可能为非甾体抗炎药抑制环氧合酶,从而防止花生四烯酸分解为前列腺素,而前列腺素有助于肾血管扩张,前列腺素合成减少则可导致肾灌注减少,最终导致估算肾小球滤过率(eGFR)严重下降。因此,应尽量减少使用此类药物。

4. 医疗保健和休息 部队的作训干部及后勤保障部门需要时时关注训练官兵的作业、生活状况,为出现 AKI 或发热性感染的官兵及时提供后勤保障,避免病情加重。对官兵定期开展健康宣教和防护培训,促进官兵自我健康管理习惯培养。

(程　劲　李茂婷　刘楠梅　付雪姿)

参考文献

[1]吴进,李春宝,黄鹏,等. 我军军事训练伤流行病学研究综述[J]. 解放军医学院学报,2020,41(12):1236-1239,1246.

[2]GRANATA A, DISTEFANO G, STURIALE A, et al. From nutcracker phenomenon to nutcracker syndrome:a pictorial review[J]. Diagnostics,2021,11(1):101.

［3］ISMAILOGLU T. The nutcracker syndrome［J］. J Radiol Case Rep,2022,16 (5):17-23.

［4］王叔咸,吴阶平.肾脏病学［M］.北京:人民卫生出版社,1987.

［5］那彦群,孙光.中国泌尿外科疾病诊断治疗指南-2009 版［M］.北京:人民卫生出版社,2009.

［6］许承斌,高从敬,鲁可权,等.军事训练致肾挫裂伤30 例诊治分析［J］.人民军医,2006,49(5):269-270.

［7］宋磊,周春华,张朝阳,等.筛选高强度军事训练致急性肾损伤高危人群的临床研究［J］.军事医学,2015,39(12):891-894.

［8］DUFAUX B, HOEDERATH A, STREITBERGER I, et al. Serum ferritin, transferrin, haptoglobin, and iron in middle-and long-distance runners, elite rowers, and professional racing cyclists［J］. International Journal of Sports Medicine,1981,2(1):43-46.

［9］李冀军,陈凤锟,张国恩,等.仪仗兵训练性血红蛋白尿的临床初步观察［J］.感染.炎症.修复,2004(Z1):46-48.

［10］倪军,王锦波,洪刚,等.某部官兵赴高原训练期间尿蛋白水平变化观察［J］.人民军医,2013,56(7):753-754.

［11］梁兰青,阿孜古丽,冯维,等.超负荷运动引起急性肾功衰竭的临床病理及疗效分析［C］//中华医学会肾脏病学分会 2006 年学术年会论文集,厦门,2006:404.

［12］吴广礼,王丽晖,张丽霞,等.5 km 武装越野跑致肾损伤34 例［J］.人民军医,2004,47(9):515-517.

［13］BRODERICK T L, CUSIMANO F A, CARLSON C, et al. Acute exercise stimulates carnitine biosynthesis and OCTN2 expression in mouse kidney［J］. Kidney & Blood Pressure Research,2017,42(3):398-405.

［14］金玉明,李斌,陈锐,等.高温高湿环境下高强度军事训练对肾脏的影响［J］.海军医学杂志,2021,42(4):403-406.

［15］MAEDA S, IEMITSU M, JESMIN S, et al. Acute exercise causes an enhancement of tissue renin-angiotensin system in the kidney in rats［J］. Acta

Physiologica Scandinavica,2005,185(1):79-86.

[16]吴广礼,黄旭东,容俊芳,等.氧化应激反应在过度训练致急性肾损伤中的作用及山莨菪碱、旋覆花素、苦碟子的影响[J].世界科学技术-中医药现代化,2008,10(3):130-134.

[17]MCCLUNG J P,MARTINI S,MURPHY N E,et al. Effects of a 7-day military training exercise on inflammatory biomarkers,serum hepcidin,and iron status[J]. Nutrition Journal,2013,12(1):141.

[18]BELLIERE J,CASEMAYOU A,DUCASSE L,et al. Specific macrophage subtypes influence the progression of rhabdomyolysis - induced kidney injury[J]. Journal of the American Society of Nephrology,2015,26(6):1363-1377.

[19]KIM J H,LEE D W,JUNG M H,et al. Macrophage depletion ameliorates glycerol-induced acute kidney injury in mice[J]. Nephron Experimental Nephrology,2014,128(1/2):21-29.

[20]ZHAO W,HUANG X,ZHANG L,et al. Penehyclidine hydrochloride pre-treatment ameliorates rhabdomyolysis-induced AKI by activating the Nrf2/HO-1 pathway and allevi-ating endoplasmic reticulum stress in rats[J]. Plos One,2016,11(3):e0151158.

[21]黄旭东,张丽霞,王丽辉,等.过度训练致急性肾损伤患者的肾脏病理分析[J].中国综合临床,2013,29(4):364-366.

[22]吴广礼,王丽晖,张丽霞,等.军事训练致横纹肌溶解症并发急性肾功能衰竭的临床研究[J].华北国防医药,2003,15(6):391-395.

[23]SCHLADER Z J,HOSTLER D,PARKER M D,et al. The potential for renal injury elicited by physical work in the heat[J]. Nutrients,2019,11(9):2087.

[24]刁秋霞,薄海,秦永生,等.军事训练致肌肉损伤的发生机制及其生物化学标志物[J].武警医学,2013,24(6):523-525.

[25]JUETT L A,JAMES L J,MEARS S A. Effects of exercise on acute kidney injury biomarkers and the potential influence of fluid intake[J]. Annals of

Nutrition and Metabolism,2021,76(Suppl 1):53-59.

[26]LIPMAN G S,SHE A,CHRISTENSEN M,et al. Ibuprofen versus placebo effect on acute kidney injury in ultramarathons:a randomised controlled trial[J]. Emergency Medicine Journal,2017,34(10):637-642.

[27]陈计智,孟德仲.运动讲科学 预防肾损伤[N].中国中医药报,2014-12-11(7).

[28]吴旭,李飞,崔健.科学预防军事体育训练伤[N].解放军报,2019-04-14(7).

第四章　高温、高湿作业环境与肾损伤

中国幅员辽阔,南北跨纬度广,距离海洋远近不同,加之地势高低不同,地貌类型及山脉走向多样,因而气温、降水的组合差别很大,形成了中国各地多种多样的气候。军民的户外作业及训练时的环境与自然温、湿度关系密切。肾脏作为维持人体内环境稳态的重要器官,面对外环境在温度与湿度的极端变化情况下会做出适应性调节,当超过肾脏的调节能力时,除了会发生内环境紊乱外,肾脏本身也会成为被损害对象。按照中央军委的决策部署,在 2016 年将中国军区调整为五大战区,结合地理环境分析,南部战区全年气候炎热、潮湿;东部战区受地形河流以及近海的影响,夏季也是以高温、高湿天气为主;而所属西部和中部战区的部分驻地作业训练官兵也会饱受高温、高湿环境影响。本章将就高温、高湿作业环境下内环境紊乱及相关的肾损伤做详细阐述,为官兵科学作业训练提供指导(见彩图 2)。

第一节　高温、高湿作业环境特点

目前,我国约有超过 55% 的地区属于高温、高湿环境,并且每年湿热天气的天数有逐年增加的趋势。高温、高湿环境广泛存在于自然环境、工业环境和军事环境,人们的生产和生活受到热的影响,与体温调节有关的生理功能紧张、心理状态失衡,容易造成效率下降和事故增加,严重威胁职业健康和人身安全,应引起社会广泛关注。

一、中国高温、高湿环境的地理分布

高温环境是指温度超过人体舒适程度的环境。一般取(21±3)℃为人

体舒适的温度范围,因此,广义上讲24 ℃以上的温度即可以视为高温。但在气象学上,常将日最高气温达到或超过35 ℃时定义为高温。如果这种高温天气持续3 d以上,则被称为高温热浪或高温酷暑。全国高温区域主要分布在我国的部分地区,主要包括江南、华南、华中、西南地区及新疆和西藏的部分地区。这些地区地势总体上比较低平,靠近海洋或湖泊,气候条件相对湿润,容易导致高温,许多地区夏季都在28 ℃以上,新疆吐鲁番盆地7月平均气温高达32 ℃以上,是中国夏季的炎热中心。这种自然高温的特点是作用面广,从工农业作业环境到一般居民住室均可受到影响,而其中受影响最大的则是露天作业者。

干湿状况是反映气候特征的另一标志之一,高湿环境定义为相对湿度在60%以上的环境。以高温著称的中国南部地区普遍湿度也较大,除此以外,以下几个地区也具有高湿气候特点:①长江流域,特别是在夏季梅雨季节,湿度较大;②西南地区,此处山脉众多,气候湿润,降雨量较大;③山东半岛东部地区,三面被海洋包围,水气充足,气候较同纬度内陆地区更为湿润;④青藏高原的东南部地区,受到来自印度洋的西南季风的影响,加上地形抬升,降水十分丰富;⑤长白山地区,由于地势较高,山脉众多,湿气比较重,尤其是在夏季雨水较多,湿度较高。

高温、高湿同时存在,则是指环境温度≥35 ℃或气温≥30 ℃、室外相对湿度≥80%,或辐射热强度>4.184 J(1 cal)/(cm^2·min)。自然高温、高湿环境一般出现在炎热夏季,在我国主要出现在东南沿海及华南地区,气温可达38~41 ℃,相对湿度可达85%~98%,包括广东省、上海市、福建省和重庆市等省市。

二、高温、高湿作业环境的特点

高温、高湿作业是指有高气温或有强烈的热辐射或伴有高湿(相对湿度≥80%)相结合的异常作业条件、湿球黑球温度指数(WBGT指数)超过规定限值的作业。其作业环境主要具有以下特点。

(1)由于气温高、热辐射强度大,而相对湿度较低,形成干热环境,人在此环境下劳动时会大量出汗,如通风不良,则汗液难以蒸发,就可能因蒸发散热困难而发生蓄热和过热。同时,高温、高湿还会加速对作业机械设备的热量积累,增加机械故障的风险。

(2)气流状况不佳:高温、高湿作业现场通常很少有自然气流,空气循环较差,导致热量难以散发。这会加剧作业环境的热负荷,使体感温度进一步升高。

除了所述的自然高温、高湿环境外,32 ℃以上高湿的生产劳动环境也被称作高温环境,其作业环境中存在生产型热源,如舰艇机舱,还可因自然高温、高湿的影响而加剧。

三、高温、高湿作业环境对人体肾脏的威胁

在静止状态人体的体温调节极限温度为 31 ℃(相对湿度 85%)、38 ℃(相对湿度 50%)和 40 ℃(相对湿度 30%),也就是说超出极限温度,人体调节功能受损,将出现中暑或一些并发症。因此,长时间在高温、高湿环境下作业,将给作业人员生理、心理健康产生极大影响,以下几点将直接影响肾脏健康。

(1)高温、高湿的环境中人体代谢产生的热量不易散到周围环境中,易于造成热失衡,从而引起中暑,肾脏是中暑的重要靶器官之一(将在第二节中详细阐述)。

(2)高温、高湿环境下,血液重新分配,肾血流量减少,肾小球滤过率降低,与此同时,高温使人体心率和血流速度加快,新陈代谢加强,导致尿素氮、肌酐等代谢产物增加,肾功能指标出现异常。有研究证明,高温对小于50 岁的男性作业者肾功能有影响。

(3)长期于高温、高湿环境中作业会导致机体某些适应性变化,如排汗阈值降低,汗液离子强度降低等,这些适应性变化均会导致由肾脏排出的液体量减少,促进泌尿系统结石的形成,流行病学数据也支持在高温、高湿的环境中泌尿系统结石的发病率增加。

(4)湿热环境中长时间的高强度作业,会导致尿道周围细菌定植率升

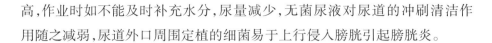

高,作业时如不能及时补充水分,尿量减少,无菌尿液对尿道的冲刷清洁作用随之减弱,尿道外口周围定植的细菌易于上行侵入膀胱引起膀胱炎。

第二节　中暑相关的肾损伤

【流行病学】

中暑是在高温、高湿、静风等环境中,人体无法有效散热进而出现体温调节中枢功能障碍、汗腺功能衰竭和水及电解质丧失过多而出现的疾病。官兵在高温、高湿环境中高强度或长时间军事行动及训练时,当人体的生理热应激负载过度失衡而不能及时纠正时,即可发生中暑,如果没有及时妥善救治,可能发展为热痉挛、热衰竭或热射病等重症中暑,统称为热致疾病,是热区部队的常见病和多发病,严重影响官兵的作业和战斗能力。研究发现国内驻闽某区域部队 2017 年 4—10 月训练官兵的中暑发生率为 13.8%。越南战争期间,美军因热射病造成的非战斗减员率为 20%。2018 年美军热射病患者共计 578 例,热射病的发病率为 0.045%。国外相关报道也总结中暑在夏季热浪期间人群发病率为(17.6 ~ 26.5)/10 万,住院病死率为 14% ~65%,ICU 患者病死率>60%。

肾脏是中暑相关脏器损伤中重要的靶器官之一,已有研究表明急性肾损伤是重度中暑的早期特征。某研究以健康雄性巴马小型猪构建早期重度中暑模型,模型猪的血清肌酐、尿素氮及尿蛋白水平显著升高,肾组织中出现明显的肾小管坏死、组织间隙水肿、微血栓形成和中性粒细胞浸润。张泽丹等将 187 名符合条件的受试者分别安排在常温、常湿[温度(26±2)℃,湿度(50±5)%],高温、高湿[温度(33±2) ℃,湿度(65±5)%]环境下进行 1.5、3.0、5.0 km 越野长跑,运动后两组受试者的肾功能相关指标血肌酐、尿素氮均有上升($P<0.05$),且随运动量增加进一步升高;高温、高湿组血肌酐、尿素氮明显高于常温、常湿组。国内中暑的小样本报道中也提示合并肾损伤是热射病患者预后不良的独立危险因素。

因此,减少热区部队军事训练中中暑及靶器官损伤的发生事关官兵生命健康,对减少非战斗减员、保证各项任务完成、维护部队士气具有重要意义。

【病因及危险因素】

引起人员中暑的因素主要包括环境因素、活动因素、个人因素、着装等其他因素。其中高温、高湿的气候因素和高强度体力活动是导致中暑的最主要危险因素。

1. 环境因素 高温、高湿、静风环境是诱发官兵中暑的重要因素。人体的散热方式主要包括辐射、传导、对流和蒸发,在高温、高湿、静风环境中,这些散热方式均无法有效发挥作用导致热平衡失衡产生中暑。调查显示中暑主要集中在热区的夏季,且城市高于农村。对 5 个军种官兵中暑情况的调查显示海军的中暑发病率最高,这可能与海军官兵多驻守在高温、高湿的中国南部沿海地区有关,而且官兵作业的舰艇机舱内设备也会产生大量热源加重高温、高湿的不利环境。

2. 活动因素 高温、高湿环境下从事体力劳动或剧烈运动者,产热增加,体温会升高,面临热失衡的风险更高。一项长距离公路赛跑的大型数据报告显示每 1 000 名跑完比赛的人中有 1.60 ~ 2.13 人发生劳力性热射病。某武警边防支队卫生队救治的 259 例中暑官兵中,228 例均是发生在 5 km 武装越野训练后。张润军等报道的 26 例热射病官兵均是在 5—8 月份考核 5 km 越野训练中发病。

3. 个人因素 来源于美军的数据发现亚裔男性相较其他族裔的士兵中暑发病率更高。肥胖者因体表面积相对体重而言较小,容易散热不良,中暑发生率较高。此外,官兵的睡眠质量、饮食状况、体力劳动时间、疲劳训练频率、中暑相关知识的掌握度均会影响中暑的发生。睡眠质量好能够协调大脑皮质工作及增强肌纤维功能,饮食规律、营养均衡能够提高机体的免疫力,减少中暑的发生。而体力劳动时间长,经常疲劳训练,都可以降低机体抵御外界有害因素的能力,导致中暑的可能性增加。中暑知识掌握好的官兵,能够根据个人状况和外界环境等因素,做好防护措施,更好地调节自己

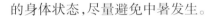

的身体状态,尽量避免中暑发生。

4. 着装和外部装备因素 从官兵中暑时训练种类分析,武装越野是最容易引起人员中暑的训练项目,病例多在越野训练进行 1 h 发病,2~3 h 呈发病高峰,除了因为越野时活动强度大、产热多,着装严整和携带的装备不利于机体散热也是重要因素。对 2017—2018 年南部战区官兵中暑情况调查分析显示不同兵种专业中装甲兵的中暑发病率最高,也可能与装甲兵作业时的着装和外部装备影响散热有关。美军夏季在阿富汗执行任务时的负重(包括防弹衣)平均达 12.3 kg(27 磅),透气性差,显著增加了中暑风险(见彩图 12)。

5. 药物 抗胆碱能药、抗癫痫药、抗组胺药、三环类抗抑郁药均能够抑制出汗、减少散热;抗高血压药(β 受体阻滞剂、钙通道阻滞剂、血管紧张素转换酶抑制剂、血管紧张素 Ⅱ 受体拮抗剂)或利尿剂能够抑制脱水和高热引起的正常生理反应;拟交感神经药麻黄碱等可增加产热。

【发病机制及病理变化】

在生理条件下,人体通过传导、对流、辐射和蒸发等多重生理机制保证产热、散热平衡,以维持核心温度稳定。但官兵在高温高湿环境下训练作业时,尤其是在环境温度高于人体核心温度时,无法有效散热导致热失衡,将通过两条独立通路导致机体产生损伤,包括核心体温低于 42 ℃ 时的全身炎症反应综合征(SIRS)和核心温度高于 42 ℃ 的热损伤作用。

1. SIRS 相关机制 高温高湿环境下作业的官兵常伴有液体摄入量不足和高热引起的大量出汗及外周血管扩张,导致前负荷降低,心输出量下降,全身各脏器灌注不足。加之体温升高引起细胞需氧量增加,组织氧供需失衡,促炎因子和抗炎因子水平失衡,进而引起 SIRS。这一病理改变在热损伤发生之前就已经出现。热休克蛋白分子伴侣家族及血浆和组织中的促炎和抗炎因子共同介导,可引起全身各个器官功能障碍。

2. 热损伤相关机制 当核心体温超过 42 ℃ 时,过高的体温可对细胞产生直接损伤作用,引起酶变性,线粒体功能障碍,细胞膜稳定性丧失和有氧代谢途径中断,引起以细胞变性、坏死、凋亡为主要形式的多器官功能障碍或衰竭。

3.致肾损伤相关机制　本节着重于中暑相关肾损伤机制阐述,其发病机制涉及以下几个方面。

(1)高温直接损伤:高温可直接损伤肾小管上皮细胞,可能的机制包括以下几点。①抑制 DNA 的合成和翻译,阻碍 RNA 的剪切和翻译;②使细胞周期停滞;③通过溶酶体和蛋白降解途径增加细胞内蛋白的降解,使蛋白交联,导致蛋白变性;④细胞骨架功能障碍。

(2)电解质紊乱:研究显示几乎所有的中暑病例均会出现低钠血症、低钾血症、低镁血症和低磷血症。电解质紊乱可导致肾小管上皮细胞 ATP 泵障碍,细胞内外离子紊乱,使细胞膜通透性增加,造成肾小管上皮细胞肿胀,细胞内毒性代谢物累积,从而加重小管上皮细胞的凋亡。

(3)横纹肌溶解:重症中暑引起的非创伤性横纹肌溶解比较常见,其中最严重的并发症之一就是急性肾损伤,发病率可高达50%,并且可能会危及生命。其造成肾损伤的机制包括以下几点。①横纹肌溶解肌红蛋白释放入血,从肾脏过滤时肌红蛋白阻塞肾小管,导致急性肾小管损伤;②肌红蛋白的直接毒性对肾脏造成一定损害;③横纹肌溶解患者多有肾血管的收缩,加重肾缺血。

(4)炎症反应:热暴露后机体 SIRS 暴发是多器官功能障碍的一项重要原因,而肾脏是其中最易受累的脏器。肾实质细胞此时也直接产生炎症因子,加重炎症反应的肾损伤进程。有研究发现肾脏的系膜细胞和肾小管细胞可以表达 TNF-α 和 IL-6,他们是炎症反应中常见的细胞因子。Peng N. 等人研究了热暴露处理后的实验动物发现,这些动物的肾脏组织中髓过氧化物酶(MPO)、TNF-α 和 IL-6 水平仍持续升高,24 h 到达最高值,72 h 后逐渐恢复正常,这和肾功能及形态损害的变化趋势一致。

(5)凝血功能障碍:重症中暑患者常伴有血管内皮细胞损伤和 DIC,这些因素共同作用造成凝血功能障碍,促使肾脏微血管血栓形成,使肾灌注不足,加剧肾损伤。

肾损伤病理可表现为中度到重度的肾小球、肾小管间质充血,肾间质出血、炎症细胞浸润,轻度到重度的肾小管变性及坏死。

【临床表现】

热失衡引起机体发生一系列病理生理变化,临床可表现为由轻及重的连续过程,包括先兆中暑、轻症中暑和重症中暑。中暑的分类尚有争论,WHO 发布的 ICD-10 中包含 10 种热失衡诊断,在军人和其他需要在高温下剧烈活动的工作人员中 ICD-10 里的 4 种诊断[热痉挛(heat cramp)、热晕厥(heat syncope)、热衰竭(heat exhaustion)、劳力性热射病(exertional heat stroke,EHS)]是最为常见的类型,此外经典型热射病(classic heat stroke,CHS)也不能忽视。

热痉挛是指在训练中或训练后发生短暂性、间歇性肌肉痉挛,可能与肌细胞膜处的钠和钾的比例发生变化造成脱水和盐分丢失有关。

热晕厥是指在热环境中长时间站立或突然改变姿势时发生的直立性头晕,通常在完成奔跑或训练后立即发生,常见于耐力训练项目,可能与脱水或自身调节不良有关。

热衰竭是指热应激时液体丢失所致的以有效血容量不足为特征的临床综合征,其特点是脉搏快而弱、血压低、头晕和定向障碍等,不存在明显的抽搐、意识改变、持续性谵妄等中枢神经系统功能障碍,即使出现轻度意识混乱,症状也很轻微并会在休息和降温后迅速缓解。

热射病是最严重的热致疾病类型,具有很高的死亡率。分为 EHS 和 CHS 两型。EHS 是部队官兵作业训练时主要发生的类型,高强度训练或作业后突感全身不适,如过度通气、头晕、恶心、呕吐、腹泻、无力、大汗、脱水、口干、肌肉痛性痉挛、肌肉功能丧失及共济失调,继而体温迅速升高达 40 ℃以上,出现谵妄、癫痫发作、意识水平下降和昏迷等中枢神经系统受损表现。常见的并发症包括急性呼吸窘迫综合征(acute respiratory distress syndrome,ARDS)、弥散性血管内凝血(disseminated intravascular coagulation,DIC)、急性肾损伤、肝损伤、低血糖、横纹肌溶解和抽搐。CHS 主要由于机体被动暴露于热环境中,体温调节功能障碍导致散热减少而引起。常见于婴幼儿、老年人、肥胖者、慢性基础疾病患者及长期卧床者。

肾损伤主要表现为少尿、无尿、浓茶色或酱油色尿,有 25% ~ 35% 的

EHS 患者和 5% 的 CHS 患者会出现少尿型肾衰竭。

【实验室检查】

中暑的实验室检查结果不特异。当出现肝、肾、胰腺、横纹肌损伤后所导致的实验室参数改变对重要器官功能障碍的判断有重要意义,因此进行实验室检查时应尽可能全面,包括血尿粪常规、脏器功能评价指标、凝血功能指标、炎症指标、感染指标、电解质、心肌损伤标志物、横纹肌损伤标志物、动脉血气等,必要时进行血培养,并动态观察各指标的变化。需要强调的是实验室检查不应延误基本的生命支持,也不应延误快速有效的降温。

【诊断及鉴别诊断】

一般根据高温、高湿度环境下重体力作业或剧烈运动时或之后出现相应临床表现,结合实验室检查等即可确诊。当出现劳力性或经典型热射病时需要对可能伴发的器官损害进行诊断,EHS 的两个主要诊断标准为剧烈活动期间发生虚脱后立即测得的核心温度高于 40 ℃,以及中枢神经系统功能障碍,CHS 的诊断依据包括患者核心温度升高通常 >40.5 ℃、存在中枢神经系统功能障碍且暴露于高温环境。临床出现少尿、无尿、浓茶色或酱油色尿,结合化验血尿素氮、肌酐升高等,可诊断中暑相关肾损伤。

【治疗】

中暑虽重在预防,但一旦发病,特别是重度中暑,危害性极强,应在发现异常的第一时间启动干预。

(一)现场急救

1. 快速、有效、持续降温　快速、有效、持续降温是首要治疗措施。当体温在症状出现后 30 min 内降至 40 ℃ 以下,有可能不发生死亡。有助于快速降温的方法包括以下内容。

(1)立即脱离高温、高湿环境,转移至通风阴凉处,尽快去除患者全身衣物以利散热。

(2)多种方法联用降低体温,可包括以下几点。①冷水浸泡:将患者颈部以下浸泡在冷水(2~20 ℃)中,这可能是现场最高效的降温方式,降温速率在 0.13~0.19 ℃/min,不同温度的冷水降温效果无显著差异。若无冷水条件时可用室温水浸泡。②蒸发降温:用凉水喷洒或向皮肤喷洒水雾同时配合持续扇风有效降温,也可用薄纱布尽可能多地覆盖患者皮肤,间断地向纱布喷洒室温水,同时持续扇风;或用湿毛巾擦拭全身,或用稀释的酒精擦拭全身,并持续扇风。③冰敷降温:使患者头戴冰帽或头枕冰枕;或将纱布包裹好的冰袋置于颈部、腹股沟(注意保护阴囊)、腋下等血管较丰富、散热较快的部位进行降温。应注意每次放置不多于 30 min。冰敷时需注意观察局部皮肤色泽变化,以免冻伤。

(3)快速准确测量体温,是实现有效降温治疗的前提,应测量核心温度而非体表温度,建议使用直肠温度来反映核心温度。如现场不具备测量直肠温度条件,可选用腋下、口腔及肛门等测温部位,可在局部形成密闭空间,测量值及评判标准成熟、准确,而前额、颞部等部位的皮肤温度受气温、风速、湿度等周围环境影响较大。

2. 其他　快速降温的同时,对重度中暑伤员应做好评估并按需稳定患者的气道、呼吸和循环(airway,breathing,and circulation,ABC),并遵循标准生命支持方案,快速液体复苏,有效控制躁动和抽搐。

(二)转运后送

对于疑似 EHS 患者,应遵循"先降温、后转运"的方针。一旦降至适宜温度,并在做好有效持续降温的前提下,尽快转运至就近有救治经验的医院,以获得更高级别的针对性救治。

(三)院内救治

在患者运抵有救治能力的医院时,应继续采取多种高级生命支持疗法开展救治,救治医生必须时刻警惕迟发性并发症,可能包括横纹肌溶解、急性肾损伤、DIC 和急性肝衰竭。如果患者的直肠温度较高(≥40.5 ℃)且有相关症状,即使并无终末器官损害的明确征象,也需保持高度临床怀疑,通过连续的临床和实验室检查再次评估。

(四)中暑相关肾损伤的治疗

1. 应密切随访患者的代谢异常　包括低钙血症、高钾血症、高磷血症和高尿酸血症。

（1）低钙血症：为尽量减少EHS横纹肌溶解症的迟发性高钙血症及降低磷酸钙沉积风险，应避免在发现低钙血症时立即补钙，除非患者有明显的低钙血症症状和体征，或需要用补钙来治疗高钾血症。

（2）高钾血症：应预料到患者可能会发生高钾血症，即使没有急性肾功能不全的患者也是如此，发生高钾血症时应采用标准内科疗法积极降钾治疗，必要时给予透析治疗。

（3）高尿酸血症：发生高尿酸血症的患者应接受降尿酸治疗。

2. 连续性血液净化治疗　对于严重高钾血症、高钙血症、代谢性酸中毒和无尿患者建议行连续性血液净化（CBP）治疗，治疗模式选择包括连续性静脉-静脉血液滤过（CVVH）或连续性静脉-静脉血液透析滤过（CVVHDF），连续性血液透析模式（CVVHD）不能清除肌红蛋白，应避免使用。不建议预防性血液净化治疗或单纯用于清除肌红蛋白为目的。腹膜透析对于中暑及中暑相关肾损伤治疗效果欠佳，一般不予考虑。

3. CBP治疗在重症热射病患者治疗中的意义　CBP治疗用于重症热射病患者可起到如下作用：①实现有效的血管内降温，是住院热射病患者有效的降温手段之一；②对于合并急性肾损伤者可辅助实现精确容量管理；③有效纠正电解质紊乱和酸中毒；④清除致病介质（如肌红蛋白、炎症因子、高胆红素血症等）。国内某研究采用CBP治疗EHS致AKI患者42例，治疗3 d后所有患者的肾功能指标（BUN、Scr、UA）均较治疗前显著改善，炎症因子指标TNF-α、IL-6也较治疗前下降，说明CBP治疗EHS致AKI疗效确切，能够及时清除血浆中的溶质分子和炎症介质。

基于此，《中国热射病诊断与治疗专家共识》建议在启动CBP治疗的时机上，热射病患者应较其他危重患者更为积极。患者出现以下任一条可考虑行CBP，如有以下两条或两条以上者应立即行CBP：①一般物理降温方法无效且体温持续高于40 ℃>2 h；②血钾>6.5 mmol/l；③CK>5 000 U/L，或上升速度超过1倍/12 h，出现AKI表现；④少尿、无尿或难以控制的容量超负荷；⑤Scr每日递增值>44.2 μmol/L；⑥难以纠正的电解质和酸碱平衡紊乱。停用CBP指征：①生命体征和病情稳定；②CK<1 000 U/L；③水、电解质和酸

碱平衡紊乱得以纠正;④尿量>1 500 mL/d 且肾功能恢复正常。

确诊急性肾衰竭后除维持体液和电解质平衡及组织灌注外,应尽早行血液透析控制容量超负荷、高钾血症、酸中毒等。这类患者可能需要接受频繁的血液透析或大剂量连续性肾脏替代治疗。腹膜透析疗效欠佳,一般不予考虑。

【预后】

先兆中暑和轻度中暑预后好,无不良后遗症。但重症中暑,尤其是热射病如不及时救治,常预后不佳。热射病的病死率为20%～70%,50 岁以上的患者高达80%。决定预后的不是发病初始的体温,而是在发病30 min 内的降温速度。如果发病后30 min 内将直肠内温度降至40 ℃以下,通常不会发生死亡,而降温延迟可造成病死率明显增加。合并器官衰竭的数目也是决定预后的重要因素。合并无尿、昏迷或心力衰竭的患者病死率高,昏迷超过6～8 h 或 DIC 者预后不佳。血乳酸浓度可作为判断预后的指标。

【预防】

作业官兵中暑的发生与环境因素、训练因素(体力活动)及个体因素密切相关,因此中暑的预防也要从这 3 个方面考虑。

1.做好热习服训练　热习服训练是一项行之有效的提高个体耐热能力的措施。由寒区或温区进入热区训练/作业,或者每年夏初进行高强度训练之前,应进行热习服训练。经验证明,做好热习服是预防中暑最有效的方法。要掌握以下规律:①每天连续训练,持续 10～14 d,每日训练 1～2 次,每次持续时间1.5～2.0 h,内容包括打篮球、长跑、负重或不负重行军,运动量逐渐增加,一般出大汗即达到训练标准,训练时心率要达到 120～140 次/min 以上。②热习服的达标指标:自觉不适症状减轻;心率无明显增快;体温上升水平下降;出汗量增加,但汗盐浓度降低。③避免脱习服:当脱离了热环境,或者停止运动 1～2 周,会再次出现对热的适应能力下降,我们称此现象为脱习服。脱习服后,需重新训练获得热习服。

2.合理安排训练时间　在安排训练时尽量避免在非常炎热和(或)潮湿时段,缩短在高温、高湿环境中连续训练的时间。可以湿球黑球温度(wet bulb globe temperature,WBGT)为指导,选择在 WBGT 较低时(即晚上、清晨)或在较凉爽的室内训练。

这里的湿球黑球温度是评估作业环境温度、湿度的一个用力指标,其数值越高,反映作业中中暑等的风险越高。该指标由美军制定,其计算方式为 WBGT = $0.1 \times DBT + 0.7 \times WBT + 0.2 \times GT$。DBT 即干球温度(dry bulb temperature),代表环境空气温度;WBT 即湿球温度(wet bulb temperature),代表相对湿度;GT 即球形温度计温度(globe temperature),代表辐射热。应在距离作业训练场地 $0.9 \sim 1.2$ m 处获取确定的 WBGT 测量值。作业训练指挥官可以根据 WBGT 值经验性地调整作业训练计划。需要强调的是,当地的气象预报不能代替训练场地的 WBGT 测量。

3. 科学补充水分　在高温、高湿环境中进行大强度训练时每小时脱水可达 $1 \sim 2$ L,在整个训练期间要保持充分补水。一般在训练前 $2 \sim 3$ h 饮 $500 \sim 600$ mL 水或者运动型饮料或淡盐水,训练前 $10 \sim 20$ min 再饮 $200 \sim 300$ mL。训练中出汗就再补充,不要等到感觉口渴时再补充。在完成训练后的 2 h 内还应及时补充丢失的水分。

4. 作业训练前或训练期间(尤其重要)的"预先降温"措施　可能对在炎热环境中持续训练的官兵有益。预先降温策略包括内部方法(如饮用冰浆)和外部方法(如穿降温背心或戴冰帽、在颈周或头上覆盖冰毛巾,把双臂或双手浸入冰柜)。

5. 保持充足睡眠　夏天日长夜短,气温高,人体新陈代谢旺盛,充足的睡眠可使大脑和身体各系统都得到放松,既利于训练学习,也利于预防中暑。最佳就寝时间宜安排在 22—23 时,最佳起床时间是 6 时 30 分—7 时 30 分。

6. 重视作业训练中的监测　①关注重点人群:新兵、大体重官兵(体重/皮肤表面积比值大)、发生过中暑官兵及感冒、发热、腹痛、腹泻、负荷过重、夜间执勤睡眠过少的官兵等应列为重点关注对象;②训练中自己或战友出现严重疲劳、头晕目眩、面色苍白或精神/行为异常,应立即停止训练并通知军医测量核心温度;③着透气良好且可蒸发降温的运动衣物,衣物被汗水湿透时会限制蒸发降温,应及时更换;④大强度训练后应观察小便量和颜色:

如果尿液呈茶色或酱油色，量少，应补水后继续观察，如果尿色变浅，尿量增加说明肾功能正常，如果仍无尿或尿量减少，尿色仍呈茶色或酱油色，则需及时就医。

我国领土面积广阔，不同地区，不同军种、兵种中暑发病的高危因素及易感因素不尽相同，要加强对基层官兵的日常宣教，通过热习服训练逐步提高官兵对湿热环境的适应能力；通过合理组训、施训尽可能减少训练过程中中暑的发生；通过严密监测训练过程中官兵的身体情况，实现对中暑的早期发现、早期诊断、早期治疗，只有各个环节配合得当才能做到有效防治作业官兵中暑及中暑相关肾损伤的发生。

第三节　泌尿系统结石

【流行病学】

泌尿系统结石包括肾结石、输尿管结石、膀胱结石和尿道结石，是泌尿系统的常见病，基于美国国家健康与营养调查（National Health and Nutrition Examination Survey，NHANES）的一项研究估计，19% 的男性和 9% 的女性会在 70 岁前确诊肾结石。校正后的中国成人肾结石患病率为 5.8%，其中男性患病率为 6.5%，女性患病率为 5.1%。据此可估算，目前中国约有6 120 万成人肾结石患者，其中男性约 3 470 万人，女性约 2 650 万人。

泌尿系统结石也是影响官兵身体健康的常见病之一，一项针对解放军舰艇官兵的流行病学调查，1 315 名官兵中，肾结石/结晶总患病率为 6.92%（91/1 315）。某沿海驻岛 897 例官兵体检肾结石的发病率甚至高达12.6%。在某些岗位，泌尿系统结石急性发作甚至会带来非常严重的后果，正在执行长远航任务和飞行任务的官兵，急性发作的泌尿系统结石不仅对官兵健康产生严重影响，也对任务的顺利执行和装备的安全造成威胁。其形成与多种因素相关，常年在高温、高湿环境下作业为重要危险因素，基层卫勤人员需充分了解其危险因素，制定有效防治措施。

【病因及危险因素】

1. **自然环境** 高温、高湿的作业环境下进行军事训练,水分过量丢失,若得不到及时补充水分,极易导致尿液高度浓缩,造成泌尿系统结石。根据各兵种上报官兵常见疾病谱分析,东南沿海、驻琼部队官兵泌尿系统结石的发病率显著高于平原内陆地区官兵。对 2012 年 6—11 月份驻琼部队的 3 580 名男性官兵进行 B 超检查及问卷,泌尿系统结石的整体发病率为 7.29%,作训环境温度>27 ℃、湿度>60% 与泌尿系统结石发生率密切相关。调查还发现,潜艇人员发病率(9.52%)明显高于驻岛人员发病率(6.30%),这很可能是因为海军潜艇部队的工作环境与岛上环境相比,湿度更大、气温相对更为湿热有关。从全国泌尿系统结石发生的地域差异看,华南及西南地区的泌尿结石患病率明显高于华北及西北地区。其中尤以华南地区患病率最高(7.2%),华北最低(只有 0.4%),与华南地区的高温、高湿环境也密不可分。

2. **膳食因素** 随着官兵膳食标准的提高,现代官兵的膳食结构有了明显改善,饮食中蛋白质、脂肪摄入量增加,而且受特殊地域的限制,如海岛、潜艇、长远航任务期间等,新鲜水果和蔬菜相对缺乏,均增加了泌尿系统结石的患病率。沿海官兵日常饮食中嘌呤含量高的海鲜类食物偏多,也是泌尿系统结石形成的促进因素。膳食因素的联合作用对结石也会有显著影响。例如高血压防治计划(DASH)膳食,吃富含水果、蔬菜、坚果和豆类、低脂乳制品和全谷物的饮食,可总体降低尿草酸钙、磷酸钙及尿酸过饱和,预防泌尿系统结石发生。

3. **饮水问题** 液体摄入较少会降低尿量,增加成石物质(如钙和草酸盐)的浓度,促进泌尿系统结石形成。一份报告表明肾结石患者的基线尿量要较对照者低 250~350 mL/d。在高温、高湿环境下作业的官兵同时合并汗液等不显性失水,如不能及时补足水分,结石形成风险显著增加。饮水水质问题也是影响泌尿系统结石发生的一个重要原因。驻岛礁部队的官兵饮用水多来自海水淡化、雨水净化等方式,水质中钙、镁离子含量较高,长期饮用增加泌尿系统结石患病率。

4. 生活习惯 部分官兵缺乏卫生常识,有明显尿意也不及时排尿,等到膀胱过度充盈状态时才去排尿,加上作业训练时有时不便及时排尿,逐渐养成憋尿的坏习惯,也是造成结石高发的原因。

5. 精神因素 某些岗位官兵受作业性质影响经常处于高度紧张状态,下丘脑-垂体促进分泌血管升压素,导致水的重吸收增加形成高张尿,加之垂体释放促肾上腺皮质激素和促甲状腺激素生成增加,血钙和尿钙浓度增高,加速了泌尿系结石形成。

6. 遗传因素 单核苷酸多态性,指的是在基因组某个特殊位置的单个核苷酸碱基发生的替换所呈现的 DNA 序列多态性,被认为是泌尿系统结石发生呈现家族地域遗传性的重要原因。近年报道较多的有维生素 D 受体(vitamin D receptor,VDR)基因多态性、钙敏感受体(calcium sensing receptor,CaSR)基因多态性和降钙素受体(calcitonln receptors,CTR)基因多态性。朱建等选择了 212 名尿石症患者和 250 名健康者进行对照研究,分析 VDR 基因 *FokI*(rs2228570)、*BsmI*(rsl544410)、*ApaI*(rs7975232)、*TaqI*(rs731236)多态性与尿石症的关系,结果显示 *FokI*、*BsmI* 基因位点的多态性与中国汉族人群尿石症发生存在一定相关性,且 *BsmI* 中 b 等位基因与尿石症患者尿钙的排泄密切相关。Li H. 等研究了 *CaSR* 基因多态性与西南彝族人群泌尿系统钙性结石的关系,发现在 *CaSR* 的 rs7652589、rs1501899、rs1801725、rs1042636 和 rs1801726(Gln1011Glu)5 个多态性中,rs7652589 单核苷酸多态性与钙性结石的发生风险有明显的相关性。

7. 合并疾病因素 合并原发性甲状旁腺功能亢进症、高血压、痛风、糖尿病、肥胖、髓质海绵肾、远端肾小管酸中毒、炎症性肠病、短肠综合征、肠切除或胃肠旁路手术,会增加泌尿系统结石发生的风险,但该类原因大多并非官兵所面临的危险因素。

【临床表现】

1. 无症状结石 无临床不适,仅在行腹部影像学检查或因既往结石病史行影像学监测时发现。

2. 有症状结石

（1）疼痛：疼痛是泌尿系统结石急性发作时最常见的症状，其程度不同，从轻微、几乎不能觉察到非常强烈以至于需要胃肠外镇痛药。疼痛通常时重时轻，具有阵发性，剧痛发作通常持续 20～60 min。梗阻的位置决定疼痛的位置，上输尿管或肾盂梗阻会导致腰痛，而下输尿管梗阻会引起可能放射至同侧睾丸或阴唇的疼痛。随着结石移动，疼痛部位也可能发生改变。对部分慢性背痛患者必须行影像学检查才能诊断。患者偶尔会在排出沙砾或结石后就诊。尿酸结石患者常诉排出砂砾，但尿酸结石也有可能造成急性梗阻。

（2）血尿：有症状的泌尿系统结石患者大部分都存在肉眼或镜下血尿，当然血尿也可出现于无症状结石的患者。除了排出沙砾或结石外，血尿是单侧腰痛患者存在泌尿系统结石具有鉴别性的预测因素之一。一项回顾性研究纳入了 450 多例 CT 证实急性输尿管结石的患者，诊断第 1 日有 95% 的患者存在血尿，而第 3 日和第 4 日有 65%～68% 的患者存在血尿。当然也尚有 10%～30% 的泌尿系统结石患者未检出血尿。

（3）其他症状：包括恶心、呕吐、排尿困难和尿急，排尿困难和尿急常发生在结石位于远端输尿管时。

【辅助检查】

所有疑似泌尿系统结石的患者均应接受完善的实验室检查，包括肾功能检测，尿液分析以评估血尿和尿路感染（urinary tract infection，UTI），并进行影像学检查，以确定是否存在泌尿系统结石和评估尿路梗阻的征象（如肾积水）。若检测到结石，可通过结石大小和位置来预测其自行排出的可能性，并指导治疗。此外，CT 检查显示的结石密度和外观有时可预测其矿物成分。

【诊断及鉴别诊断】

依赖典型的临床症状、影像学检查、尿常规检查，诊断泌尿系统结石往往比较容易。但一些其他疾病引起的腰痛有时难以与泌尿系统结石鉴别，需引起重视：肾脏内的出血可以产生血凝块，嵌顿于输尿管引起疼痛；肾细胞癌可表现为肾绞痛;急性肾盂肾炎表现为腰痛、发热和脓尿;卵巢囊肿破裂或扭转可能出现腰痛,经超声检查可以诊断;极少数主动脉瘤破裂也会被误诊为肾绞痛;急性肠梗阻、憩室炎或阑尾炎也可能表现为绞痛,但通常不伴有血尿;极少数急性肠系膜缺血也可产生类似肾绞痛的腹痛,通常会伴有代谢性酸中毒,但无血尿;带状疱疹可能引发腰部疼痛,但通常伴有皮疹,没有血尿。

【治疗】

1.紧急处理 泌尿系统结石急性发作肾绞痛时可使用镇痛药和补液进行保守治疗,直到结石排出。如果患者能口服药物和液体,则一般可不必住院治疗。患者不能耐受经口摄入或者存在无法控制的疼痛/发热时,应住院治疗。合并出现 UTI、急性肾损伤、无尿和(或)顽固性疼痛、恶心或呕吐时,需泌尿科专科会诊。

2.支持性措施

(1)止痛:在肾绞痛急性发作期间,治疗重点在于控制疼痛。常用非甾体抗炎药(NSAID)和阿片类药物来控制急性肾绞痛。对于大多数急性肾绞痛的患者,我们建议将 NSAID(而不是阿片类药物)作为疼痛控制的初始选择,阿片类药物仅用于有 NSAID 使用禁忌证、有严重肾功能不全[eGFR< 30 mL/(min・1.73m^2)]或使用 NSAID 未充分缓解疼痛的患者。对于因肾绞痛到急诊科就诊的患者,通常会给予酮咯酸,绞痛症状可在治疗后 10 ~ 30 min 缓解。

(2)结石排出:结石自行排出的可能性主要取决于结石大小和位置。大多数径长≤5 mm 的结石能自行排出,径长>5 mm 时,自发排出率随径长增大呈进行性降低,结石径长≥10 mm 则不太可能自行排出。近端的输尿管结石也不太可能自行排出。

(3)药物排石:有几种药物可增加输尿管结石的排出率,包括 α 受体阻滞剂、钙通道阻滞剂和抗痉挛药物,这些药物有时会与糖皮质激素联用。对于输尿管结石径长>5 mm 且≤10 mm 的患者,建议使用 α₁ 受体阻滞剂坦索罗辛(0.4 mg,一日 1 次)最长治疗 4 周,以促进结石自行排出,也可以选用特拉唑嗪、多沙唑嗪、阿夫唑嗪或赛洛多辛。尽管大多数证据是针对远端输尿管结石，但鉴于 α_1 受体阻滞剂不良反应发生率低，而对于输尿管结石，只要径长>5 mm 且≤10 mm，都可以尝试。而对于输尿管结石径长≤5 mm 或>10 mm 者，不建议药物排石。

（4）急诊手术：以下临床情况需要紧急手术减轻集合系统压力，包括梗阻性结石合并疑似或确诊尿路感染、双侧梗阻合并急性肾损伤、孤立肾梗阻伴急性肾损伤。

（5）择期手术：输尿管结石径长>10 mm；径长≤10 mm、非复杂性输尿管远段结石，观察 4～6 周后未排出，无论是否尝试过内科排石治疗；无其他疼痛原因的症状性肾结石；观察未见好转的妊娠期输尿管或肾结石；结石导致持续性肾梗阻；结石导致复发性 UTI。常用术式包括体外冲击波碎石术（SWL）、输尿管镜下碎石术（URS）、输尿管软镜下碎石术（RIRS）和经皮肾镜取石术（PNL）。

【预后】

泌尿系统结石预后取决于结石位置、大小及治疗方式，如果结石在解除之前造成较长时间的尿路梗阻，引发急性肾损伤，可能遗留慢性肾功能不全。

【预防】

1. 加强对特定地区官兵泌尿系统结石成因的流行病学研究　为临床和部队制定有效的防治策略防治结石的发生、发展，以及治疗后复发提供科学依据。

2. 加强对官兵的卫生知识宣传和普及，倡导合理的饮食结构和训练作业强度　具体如下。

（1）补足水分：建议官兵每天摄入水分 2 000～3 000 mL，少喝饮料、浓茶，多饮白开水。参加高强度训练时，饮水量可酌情增加。饮水宜少量、多次，每次饮水 200 mL 左右，养成定时喝水的习惯，不要等到口渴了才喝水。尿液的颜色是判断是否需要补水的标准，通常正常的尿液为淡黄色澄清液体，如果尿液颜色较深，则应及时补水。

（2）合理饮食：草酸容易在体内沉淀，过多食用含有草酸的食物容易加重肾脏负担，促进草酸钙结石形成。竹笋、菠菜、香芹、芦笋、茭白等食物中富含草酸，建议焯水后食用。肾结石患者除了要限制富含草酸的食物外，还要少食动物内脏、海鲜等嘌呤含量较高的食物和高蛋白、高脂肪食物。

（3）适当运动：适度的运动，尤其是跳绳、蛙跳、羽毛球等平地跳跃运动，可以促进细小结石排出。如果肾结石体积较小且没有引发剧烈疼痛症状，可通过跑步帮助排出结石。此外，官兵也可根据自身情况，选择适宜的运动项目。运动时注意时长和强度，同时适度补水，避免因大量出汗导致尿液浓缩，进而增加肾结石的发生风险。

（4）定期体检：一旦检查出泌尿系统结石，应尽早就医，防止因延误治疗加重病情。建议官兵每年常规复查泌尿系统彩超，发现泌尿系统结石时遵医嘱治疗。泌尿系统结石的复发率较高，如果已经患过结石并接受过手术治疗，应定期复查，观察手术后结石的清除情况。复查项目一般包括尿常规，肾功能，泌尿系统彩超、CT 等。

第四节　尿路感染

在基层巡诊活动中，很多基层卫生人员普遍反映尿路感染为一线部队年轻官兵罹患的一种常见疾病，尤其是驻扎在温度、湿度较高地域的部队官兵。在湿热环境中长时间高强度作业，会导致尿道周围细菌定植率升高，同时存在摄入液体不足、尿量减少的情况下，无菌尿液通过排尿冲刷尿道清洁作用减弱，尿道外口周围的细菌易于上行侵入膀胱引起尿路感染。特别是在海训、泅渡等训练过后，尿路感染的发生率显著升高。这也引起我们的重视，本节我们即对尿路感染进行全面介绍，以期提高基层卫勤人员和官兵的防治意识，降低此病发生率。

【流行病学】

尿路感染（urinary tract infection，UTI）是由细菌、支原体、衣原体、病毒等病原体在尿路中生长、繁殖而引起的感染性疾病。包括膀胱炎(膀胱/下尿路感染)和肾盂肾炎(肾脏/上尿路感染)。男性症状性 UTI 比女性少见。这是因为男性的尿道较长,尿道周围环境比较干燥,尿道周围细菌定植率更低,以及前列腺液中存在抗菌物质。关于男性尿路感染的发病率尚无准确统计,多数患者可能因症状轻微而选择不就诊,因此尿路感染的准确流行病学数据较难获取。

【发病机制】

UTI 是由于某些因素导致病原菌通过上行感染、血行感染、直接感染甚至淋巴道感染的途径侵袭人体,并突破机体的防御后而引起机体发病。

来自粪便菌群的尿路病原体先定植于阴道口或尿道口,随后经尿道上行进入膀胱,引起膀胱炎。病原体再经输尿管上行至肾脏时,即可发生肾盂肾炎。

肾盂肾炎也可因菌血症时细菌经血行播散至肾脏导致,某些肾盂肾炎病例也可能是因淋巴管中的细菌播散至肾脏所致。

【临床表现】

临床多表现为尿频、尿急、尿痛,甚至肉眼血尿、腰痛等局部症状,也可同时存在发热、寒战等全身症状,也有部分患者临床症状不明显或无症状。不同分类方式下有不同的症状特点,常见类型的临床表现如下。

1.膀胱炎 临床主要表现为尿频、尿急、尿痛、耻骨上膀胱区域或会阴部不适、尿道灼烧感、尿液混浊,少数患者可出现急迫性尿失禁、终末血尿、全程血尿,甚至有血块排出。一般无全身症状,体温正常或仅有低热。

2.肾盂肾炎

(1)急性肾盂肾炎:主要症状包括尿频、尿急、尿痛、血尿、排尿困难,患侧或双侧腰部胀痛,肋脊角有明显压痛或叩击痛,同时可伴寒战、头痛、恶心、高热等,体温可上升到 39 ℃以上。

(2)慢性肾盂肾炎:全身及泌尿系统局部表现可不典型,有时仅表现为无症状性菌尿。半数以上患者可有急性肾盂肾炎病史,然后出现不同程度的低热、间歇性尿频、排尿不适、腰部酸痛等,并可能出现夜尿增多等表现。

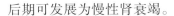

后期可发展为慢性肾衰竭。

3. 无症状细菌尿 患者无临床症状,尿常规可无明显异常或白细胞增加,但尿培养有细菌。

4. 复杂性 UTI 由于此类尿路感染患者同时伴有尿路异常或免疫低下,患者临床表现差异很大。既有较轻的泌尿系统症状,亦可有膀胱炎、肾盂肾炎症状,也可表现出非特异症状,例如,脊髓损伤和神经源性膀胱患者可表现为自主神经反射异常和痉挛状态加重。甚至更为严重的患者可有菌血症、败血症的表现。这种情况更多见于尿路梗阻、近期接受过尿道器械操作或有其他尿道异常的患者、较年长成人患者或糖尿病患者,对于青壮年官兵极为罕见,故本节不做过多论述。

5. 男性 UTI 还包括前列腺炎,对于反复出现膀胱炎症状或这类症状伴有盆腔或会阴疼痛的男性,应考虑到前列腺炎。

【辅助检查】

1. 尿常规 评估 UTI 首选中段尿(收集首段尿后的尿液),这与评估尿道炎不同,尿道炎评估首选首段尿。UTI 的尿液常混浊,可有异味,可有白细胞尿、血尿、蛋白尿,尿沉渣镜检白细胞>5 个/HP 为白细胞尿。几乎所有急性膀胱炎的男性患者都存在脓尿,评估脓尿最准确的方法是用血细胞计数仪检测未经离心的中段尿标本,白细胞≥10 个/μL 则可确诊。出现尿白细胞管型可诊断上尿路感染。

2. 尿培养 治疗前的中段尿标本培养是诊断尿路感染的最可靠的指标。细菌培养菌落数≥10^5 CFU/mL(CFU:菌落形成单位,表明尿中细菌的多少)为有意义菌尿。大肠埃希菌(75% ~95%)是主要致病菌,偶尔为肠杆菌科其他菌种,如肺炎克雷伯杆菌和奇异变形杆菌。

3. 血液检查

(1)血常规:急性肾盂肾炎时可能出现白细胞升高、中性粒细胞增多、红细胞沉降率增快等异常指标变化。

(2)肾功能:慢性肾盂肾炎肾功能受损时可出现肾小球滤过率下降、血肌酐升高等异常指标变化。

4.影像学检查　对反复发作的尿路感染、复发性肾盂肾炎、合并无痛血尿或怀疑合并有泌尿系统结石、梗阻的患者应考虑进行影像学检查,包括泌尿系统超声、尿路平片、静脉尿路造影、泌尿系统 CT。

【诊断及鉴别诊断】

1.诊断　对于存在典型尿路刺激症状(尿急、尿频及尿痛)、脓尿(通过显微镜或试纸尿液干化学检测)以及细菌尿(通过尿液培养)的男性患者,若不存在发热或其他全身症状、盆腔或会阴疼痛、肋脊角压痛及提示肾盂肾炎或前列腺炎的其他特征,则可诊断为急性单纯性膀胱炎。若存在任何上述特征则提示另一种诊断,可能为急性细菌性前列腺炎或急性复杂性肾盂肾炎。

2.鉴别诊断　尿痛、尿频和尿急及脓尿也可见于急性细菌性前列腺炎。对于有膀胱炎症状的男性,若存在发热、畏寒、不适、肌痛、盆腔或会阴疼痛,或者梗阻症状[如尿滴沥和排尿踌躇(由急性尿潴留引起)],则提示存在急性细菌性前列腺炎。放射至阴茎头的疼痛在急性前列腺炎中也有报道,但这种症状的敏感性和特异性尚未得到验证。存在任何这些症状和体征时,应对患者实施轻柔的直肠指诊,如果发现存在前列腺肿大和触痛,则有助于确诊急性细菌性前列腺炎。

【治疗】

1.治疗原则　急性期患者应注意休息,多饮水,勤排尿,发热者给予易消化、高热量、富含维生素饮食,积极选用敏感抗生素抗感染治疗。

2.治疗指导　基层军医在接诊时,具体的治疗指导如下。

(1)对于无明显复杂因素的年轻健康男性官兵仅偶发单纯性膀胱炎,给予抗感染治疗可快速起效。症状缓解者不需要进行后续的尿液培养。若初始就诊时有血尿,就应在抗感染药物治疗数周后复查尿液分析,以评估血尿是否持续。

(2)对于存在复发性膀胱炎的作业官兵,应评估有无易感特征或致病因素(如前列腺增生或其他尿路梗阻),在考虑到耐药危险因素的情况下立即开始经验性抗感染治疗,随后依据药物敏感试验结果进行调整。

①呋喃妥因一水合物/粗结晶(呋喃妥因,一次 100 mg,一日 2 次,口服)。②甲氧苄啶—磺胺甲噁唑(trimethoprim-sulfamethoxazole,TMP-SMZ),一次 1 片双强度片剂(160 mg TMP/800 mg SMZ),一日 2 次,口服。③磷霉素(3 g 粉剂混于水中作为单次剂量)。这些药物的选择应当个体化,结合患者的情况(过敏、耐受性及预期依从性)、社区耐药率、可用性以及成本。如果患者在之前 3 个月内使用过其中一种抗菌药物,则应另选一种抗菌药物治疗。如果因为过敏/不耐受或耐药问题而无法使用其他药物,则也可以谨慎地使用β-内酰胺类药物。

(3)呋喃妥因、磷霉素和 β-内酰胺类药物并不能在前列腺中达到可靠的组织浓度,无法充分治疗亚临床前列腺炎。因此,对于有较严重膀胱炎症状或担心前列腺早期受累的男性,我们会使用 TMP-SMZ(口服双强度片剂,一次 1 片,一日 2 次)或氟喹诺酮类(环丙沙星口服,一次 500 mg,一日 2 次,或其缓释剂一次 1 000 mg,一日 1 次;或者左氧氟沙星口服,一次 750 mg,一日 1 次)进行经验性治疗,因为它们能达到比其他抗菌药物更可靠的组织浓度。

(4)对于恰当抗菌药物治疗48~72 h 后症状恶化或持续的患者,或者在治疗的数周期间存在复发症状的患者,应额外评估有无引起这些症状的其他潜在疾病和可能限制临床效果的因素,包括重复尿培养,可能的情况下还会用另一种抗菌药物进行经验性治疗。若经过一个疗程的膀胱炎抗菌药物治疗后仍有持续或复发性症状,也需要评估存在前列腺炎的可能性。

【预防】

注意局部干燥、清洁,多饮水,及时发现泌尿系统结石等尿路感染的易感因素并进行处理。

(杨　博　刘楠梅　李　喆)

参考文献

[1]屈金涛.高温高湿环境下运动能量消耗的特点及应用[D].北京:北京体

育大学,2015.

[2]LIU X C,TANG Q H,ZHANG X J,et al. Projected changes in extreme high temperature and heat stress in China[J]. Journal of Meteorological Research, 2018,32(3):351-366.

[3]KIM S E,LIM Y H,KIM H. Temperature modifies the association between particulate air pollution and mortality:a multi-city study in South Korea[J]. Science of the Total Environment,2015,524:376-383.

[4]江佩宽,陈璟,林育红,等. 驻闽部队军事训练中暑的危险因素分析[J]. 福建医药杂志,2020,42(3):122-124.

[5]Armed Forces Health Surveillance Bureau. Update:heat illness,active component,U. S. Armed Forces,2016[J]. Msmr,2017,24(3):9-13.

[6]MAHRI S A,BOUCHAMA A. Heatstroke[J]. Handbook of Clinical Neurology,2018,157:531-545.

[7]ARGAUD L,FERRY T,LE Q H,et al. Short-and long-term outcomes of heatstroke following the 2003 heat wave in Lyon,France[J]. Archives of Internal Medicine,2007,167(20):2177-2183.

[8]何嘉骐,张静,倪军. 早期重度中暑巴马小型猪肾组织病理学特点及相关炎症因子表达[J]. 新乡医学院学报,2022,39(7):601-605.

[9]张泽丹,张世安,吴海聪,等. 热气候环境下运动对肾功能的影响及其氧化应激机制[J]. 解放军医学杂志,2019,44(9):774-777.

[10]李建军,孟强,张越,等. 血浆置换联合连续性肾脏替代疗法治疗劳力性热射病效果的影响因素[J]. 中国医科大学学报,2023,52(3):224-229.

[11]刘乐斌,严华成,周志坚,等. 2017—2018 年南部战区官兵中暑现状调查及影响因素分析[J]. 第三军医大学学报,2019,41(17):1620-1626.

[12]叶小明,杨得健. 军事训练致中暑 259 例救治体会[J]. 临床和实验医学杂志,2010,9(3):232-233.

[13]张润军,吴孟华,王勤,等. 越野训练致热射病 26 例临床救治分析[J]. 西南国防医药,2008,18(3):384-385.

[14]郭新梅,袁修干. 坦克乘员热应激解决的试验研究[J]. 中国生物医学工

程学报,2010,29(3):422-426.

[15]SETO C K,WAY D,O'CONNOR N. Environmental illness in athletes[J]. Clinics in Sports Medicine,2005,24(3):695-718,x.

[16]叶治家,刘婷婷.军事训练中暑的关键干预措施[J].第三军医大学学报,2017,39(4):301-305.

[17]林育芳,张艳宁.热射病中肾损伤的发病机制及液体管理[J].中国现代医生,2018,56(24):164-168.

[18]LEON L R,HELWIG B G. Heat stroke:role of the systemic inflammatory response[J]. Journal of Applied Physiology,2010,109(6):1980-1988.

[19]LAITANO O,LEON L R,ROBERTS W O,et al. Controversies in exertional heat stroke diagnosis, prevention, and treatment [J]. Journal of Applied Physiology,2019,127(5):1338-1348.

[20]李志伟,孟强,王玲,等.连续性肾替代疗法对劳力性热射病致急性肾损伤疗效及其对血清肿瘤坏死因子 α、白细胞介素 6 水平影响[J].创伤与急危重病医学,2022,10(2):88-91.

[21]全军热射病防治专家组,全军重症医学专业委员会.中国热射病诊断与治疗专家共识[J].解放军医学杂志,2019,44(3):181-196.

[22]ZENG G H,MAI Z L,XIA S J,et al. Prevalence of kidney stones in China:an ultrasonography based cross-sectional study [J]. BJU International,2017,120(1):109-116.

[23]汤晓静,刘子毓,徐瑾,等.舰艇官兵肾结石和肾结晶流行病学调查[J].海军军医大学学报,2023,9(1):107-111.

[24]徐涛,张云山,余泽辉,等.沿海驻岛官兵 897 例体检超声检查结果分析[J].人民军医,2015,58(8):870-871.

[25]双剑博,陈颖虎,聂岁锋,等.驻琼部队泌尿系结石流行病学调查分析[J].华南国防医学杂志,2013,27(4):272-275.

[26]刘林伟,张国玺,邹晓峰.泌尿系结石形成机制的研究进展[J].赣南医学院学报,2017,37(1):158-162.

[27]温慧敏,金润女,于海霞,等.东南沿海边防官兵常见疾病谱分析[J].现

代预防医学,2022,49(20):3812-3815.

[28]陈冠林,邓晓婷,高永清.饮用水水质及饮水量与肾结石的相关性研究[J].重庆医学,2013,42(4):426-428.

[29][1]李浩维,康争春,卞承玲,等.某岛礁医院超声检查的结果分析与启示[J].海军医学杂志,2022,43(8):865-867.

[30]朱建,魏希姨,任筱寒,等.维生素D受体基因多态性与中国汉族人群泌尿系结石易感性的相关性研究[J].南通大学学报(医学版),2020,40(2):135-139.

[31]LI H,ZHANG J H,LONG J,et al. Calcium-sensing receptor gene polymorphism(rs7652589)is associated with calcium nephrolithiasis in the population of Yi nationality in Southwestern China[J]. Annals of Human Genetics,2018,82(5):265-271.

[32]LEE G,ROMIH R,ZUPAN Č I Č D. Cystitis:From urothelial cell biology to clinical applications[J]. Biomed Research International,2014,2014:473536.

第五章　高原作业环境与肾损伤

　　我国是世界上高原面积最大的国家,以内蒙古、黄土、云贵、青藏四大高原著称,其中海拔3 000 m以上高原地区约占全国陆地总面积的26%,主要以青藏高原地区为主。由于高原地区海拔较高,气压较小,导致氧气含量减少,形成了高原缺氧作业环境。作业官兵长期暴露在高原环境下,容易出现各种急、慢性高原疾病。人体正常肾组织对氧的需求量较大且耐受缺氧的能力较低,在各种缺氧的状态下均容易出现急性或慢性缺氧性肾损伤,甚至快速进入终末期肾病。因此,我们应该重视高原缺氧环境对官兵肾损伤的风险(见彩图3)。

第一节　高原作业环境特点

　　高原作业环境气压低、氧含量低、气温低、寒期长、昼夜温差大、湿度低、紫外线辐射强、风大、极端天气多,地形复杂、交通不便,自然疫源性疾病和地方病多、致病因素多、医疗条件差。高原作业环境对部队官兵的健康构成了极大的挑战。只有充分了解并应对这些特殊环境中的各种因素,才能保障官兵的身体健康,提高任务执行的效率和质量。

一、气压和氧分压低

　　海平面的大气压为101.3 kPa,随海拔高度的升高,气压逐渐降低,空气中的氧分压也逐渐降低。一般海拔高度每升高100 m,气压降低1 kPa;在海拔5 000～6 000 m的高度,每上升100 m,气压降低0.7 kPa;而在海拔

9 000～10 000 m,每上升 100 m,气压降低 0.5 kPa。随着海拔高度的升高,氧分压下降,肺泡气氧分压和动脉血氧饱和度亦降低(表 5-1)。

在海拔 3 000 m 以上高原地区,缺氧已经对人体产生影响,出现脑功能障碍、学习记忆能力下降、肺功能下降、心脏负荷增加等情况。官兵在高原缺氧环境下从事同平原相同的工作时,工作能力明显下降,工作效率降低,甚至影响工作的安全性。如快速进入该地区,多数人会出现急性高原反应,严重者可出现急性肺水肿和(或)急性脑水肿。

表 5-1　高原海拔高度与大气压、氧分压和人动脉血氧饱和度之间的关系

高度海拔/km	大气压		氧分压		肺泡气氧分压		动脉血氧饱和度/%
	kPa	mmHg	kPa	mmHg	kPa	mmHg	
0	101.3	760	21.1	159	13.9	105	95
1	89.6	674	18.8	141	12.0	90	95
2	79.3	596	16.6	125	9.6	72	92
3	70.5	530	14.8	111	8.2	62	90
4	61.6	463	12.9	97	6.6	50	85
5	53.8	405	11.3	85	6.0	45	75
6	47.2	355	9.8	74	5.3	40	66
7	41.2	310	8.6	65	4.7	35	60
8	35.9	270	7.4	56	4.0	30	50
9	30.6	230	6.4	48	<3.3	<25	20～40

注:1 kPa≈7.5 mmHg。

二、严寒

高原地区温度偏低,海拔高度每升高 100 m,气温约下降 0.6 ℃。我国高原地区每年最热的 7 月平均气温为 10～17 ℃,最冷的月份平均温度在 -10 ℃ 以下,最低温度可达-40 ℃ 以下。

官兵长期暴露在低温环境下,散热过程加快,特别是在缺乏适当防护措

施的情况下,低温环境与其他诱因(如缺氧)的共同作用将对机体组织造成损伤,进而引发高原冷损伤。这种损伤不仅限于局部组织,还可能对心血管系统、免疫系统、神经系统和消化系统等多个系统产生危害(详见第八章相关内容)。

三、湿度低

由于高原地区风大、日照时间长,水汽蒸发快。随海拔高度的升高,大气中水蒸气逐渐减少,空气干燥。如以海平面空气中水蒸气的绝对含量作为100%,在海拔1 000、2 000、3 000、4 000、5 000、6 000 m高原上,空气中水蒸气含量分别为68%、41%、26%、17%、11%、5%。

官兵在低湿度环境中进行高强度的军事作业后,汗液很容易快速蒸发,皮肤变得干燥、粗糙、衰老。随着大量水分的丢失,还会引发脱水现象。低湿度环境中吸入的空气相对干燥,导致官兵的呼吸道黏膜变干,影响黏液的黏附和排除,增加呼吸道感染和炎症风险。

四、紫外线辐射强

由于高原地区离太阳中心的距离短于平原,日照时间显著延长,且常年积雪增强对太阳辐射的反射作用,其太阳辐射显著高于同纬度平原地区。同时海拔高、空气稀薄对太阳光的过滤能力降低,一般海拔升高100 m紫外线增加3%~4%。

紫外线对官兵体表和眼睛的损伤最为严重。高原地区单位时间内照射在暴露皮肤上的日光紫外线总剂量往往是同纬度的平原地区数倍之多,这种巨大的紫外线暴露使得人们更容易患上一系列并发症,如日光性皮炎、雪盲、白内障等。

1. 日光性皮炎　由于紫外线的强烈照射,皮肤会出现红斑、水疱、瘙痒等症状,严重时甚至会引发烧伤。

2. 雪盲　是高原地区特有的眼部疾病,阳光反射在雪地上的强烈光线会对眼睛产生剧烈的刺激。长时间暴露在这样的环境下,官兵的眼角膜会出现炎症、疼痛和视力模糊等症状,甚至可能导致暂时性失明。

3. 白内障　长期暴露在强烈的紫外线下,眼睛的晶状体会逐渐受损,导致白内障的发生,出现视力逐渐模糊,甚至失明。

五、风大

高原地区由于地形复杂,地势较高,往往会伴随着较强的风力。如部分二类风区,年平均风速在 3.2 m/s 以上,大风级别高达 8 级以上,年大风日数在 149 d 左右。

大风的影响不仅仅局限于寒冷的体感,它还带来了一系列不适症状和健康问题。①大风通过带走周围的热量,加速了人体的散热过程,从而使体感寒冷加重。②大风加速了皮肤表面水分的蒸发,引起皮肤干燥、粗糙和瘙痒等不适症状。③大风中携带的灰尘、沙尘等颗粒物质容易被风吹入呼吸道,刺激呼吸道黏膜,引发咳嗽、喷嚏和鼻塞等不适症状。同时,这些颗粒物质也容易刺激眼睛,导致眼睛干涩、红肿和疼痛等不适感。

六、极端天气多

高原地区的地形和气候条件使得该地区经常发生极端天气现象,如强风、暴雨、雷电和雪灾。这些天气现象给官兵的作业带来了极高的危险。强风可能会造成官兵在作业时的平衡问题,增加他们摔倒或滑倒的风险;暴雨可能导致道路湿滑,给行动带来困难,还可能引发山体滑坡等自然灾害,进一步危及官兵的安全;雷电活动频繁,可能导致官兵遭受雷击风险;而突发的雪灾则可能导致官兵在无法预见的情况下受困。

七、疫病情况复杂

由于高原地区特有的生态环境和动植物资源,某些特定的病原体在该地区存在和传播,可引起一类地域性疾病。如常见的急性高原反应、慢性高原病和高原肺水肿等。此外,高原地区地广人稀,人口分布较为分散,人员卫生防护意识相对淡薄,容易导致一些传染病的发生。同时由于高原地区氧分压低,导致患者机体免疫力下降,治疗难度加大,病程进展控制不良。青藏高原生态环境特殊,存在许多传染病储存宿主传染源,如野鼠、旱獭、野兔、狐、狼、猫等,也是鼠疫、野兔热、新疆出血热等传染病的高发区域。而官兵活动范围广泛,涉及军事演习、巡逻、边防任务等多个方面。因此会接触到不同地区的传染病,包括地方性疫情和动物源性疾病等。

八、医疗条件差

高原地区由于地理条件和交通不便、医疗资源匮乏、气候条件恶劣、人员流动性大及经济发展水平低等多种因素的综合影响,导致医疗水平较为落后。①高原地区地势险峻、交通不便,医疗人员和医疗设备往往难以快速到达需要救助的地点。这种情况下,官兵在遭遇意外伤害或急性疾病时,往往无法得到及时有效的医疗救治,可能导致病情恶化甚至生命危险。②高原地区的经济相对困难,医疗人员的培养和引进困难,医疗设备和药品的更新换代缓慢,无法满足当地官兵的医疗需求。

综上所述,在高原作业环境中,官兵所面临的挑战和压力不容小觑。缺氧、恶劣的气候条件、地质灾害及其他各种不可预见的困难都可能对官兵的健康和安全造成严重影响。因此,保障官兵在高原作业环境中的健康和安全成为一项至关重要的任务。下面即对高原作业环境可能导致的肾损伤进行阐述(见彩图13)。

第二节　急性高原病合并肾损伤

一、急性高原病

急性高原病(acute high altitude disease,AHAD)是一种常见的高海拔病症,是指机体由低海拔地区急进入高原地区(海拔2 500 m以上)或由高原低海拔地区进入高原更高海拔地区后,身体无法迅速适应气压和氧气含量的变化,因缺氧所引起的疾病。AHAD 是一种在高原环境下普遍存在的疾病,通常情况下,未经阶梯习服的平原人快速进入海拔 3 000 m 以上高原时,AHAD 发病率为 50% ~ 75%,它对官兵的健康和战斗力产生了显著影响。

【流行病学】

依据临床症状及影像学检查,可将 AHAD 分为急性轻型高原病(acute mild altitude disease,AMAD)、高原肺水肿(high altitude pulmonary edema,HAPE)和高原脑水肿(high altitude cerebral edema,HACE)。高原肺水肿和高原脑水肿为重症急性高原病,通常是部分非战斗减员的最主要原因。一项对常驻高原部队 4 210 名官兵的重症急性高原病发病情况调查显示总发病率为 1.69%。我们需要对高原环境下官兵急性高原病发病有更深层次的了解,以便进一步完善对高原部队的医疗保障和健康管理工作。

【病因及危险因素】

1.病因 高原低压性缺氧是导致疾病发生的主要因素。在海拔较高的地区,空气中的氧气含量较少,气压也较低,这会导致人体吸入氧气减少,进而使得血液中的氧气饱和度下降,引发缺氧的生理反应。举例来说,缺氧可能诱导脑血管扩张,以及通过刺激三叉神经血管系统而引发头痛、疲劳、恶心、心悸、呼吸急促、胸闷和失眠等症状。

2.危险因素

(1)性别:研究表明女性发生急性高原病的风险更高,可能与两性生理特点的不同有关,也可能是因为女性对头痛、失眠、胃肠道反应等症状的敏感性要高于男性。

(2)体重指数(BMI):BMI 较高者身体健康程度较差,肥胖者上高原后的动脉血氧饱和度较低,更易诱发急性高原病。

(3)居住地地理因素:高海拔地区,包括海拔高度、适应情况、进入高原次数、上升速度、交通方式和进入高原的月份等因素,与急性高原病的发生密切相关。提前适应高海拔环境,例如提前进入较高海拔地区或在低氧舱内逗留一段时间(可以是单次连续或多次短期接触),可以减轻在目标海拔地区的不适应反应,起到保护作用。快速上升到较高海拔地区会导致机体无法适应缺氧环境,增加急性高原病的风险。因此,选择缓慢上升的交通方式可以减少急性高原病的风险。此外,在寒冷的月份,机体更容易发生上呼吸道感染,加重呼吸和心血管系统的负担,增加急性高原病的风险。

（4）过度活动:在高原地区进行剧烈活动,如登山、徒步等,会增加身体对氧气的需求,加重缺氧的影响,从而增加患急性高原病的风险。

（5）其他:某些急慢性诱因(如感染、过劳、精神紧张、恐惧、饥饿、过饱、饮酒、原有心肺或贫血等基础疾病)等相关。

【临床特征】

1. 急性轻型高原病　急性轻型高原病(AMAD)是指进入高原后出现的一系列缺氧症状群,包括头痛、头晕、疲劳、恶心、心悸、呼吸困难、胸闷、眼花、失眠、食欲减退、腹胀、腹泻、恶心、呕吐、便秘、耳鸣、口唇发绀以及手足发麻等。这些症状的轻重程度因个体而异,通常在经过 1~2 周的时间后,随着身体适应高原环境的功能产生,症状会逐渐消失。然而,有些人可能会出现症状持续数月,也有少数人可能会发展为慢性高原反应。在极少数情况下,高原反应可能会恶化为高原肺水肿或脑水肿。

2. 高原肺水肿　高原肺水肿(HAPE)是指在进入高海拔地区后,通过临床和心电图等检查排除了心肌梗死、心力衰竭和肺炎等其他心肺疾病时,人体出现的静息时呼吸困难、胸闷压塞感、咳嗽、咳白色或粉红色泡沫样痰、全身无力、活动能力减低等症状。听诊时可以听到双肺有湿啰音,以水泡音为主。胸部 X 射线片显示肺门为中心向单侧或两侧肺野呈点片状或云絮状浸润阴影,常呈弥漫性、不规则性分布,也可能融合成大片状阴影。胸部 CT 扫描可显示大小不一的水泡样结构。

3. 高原脑水肿　高原脑水肿(HACE)是指在进入高海拔地区后,通过排除急性脑血管疾病、急性药物或一氧化碳中毒、癫痫、脑膜炎和脑炎等其他可能疾病的情况,出现严重的头痛、呕吐、面部表情淡漠、精神忧郁或欣快多语、烦躁不安、步态蹒跚、协调失调等症状。并且随着病情的发展,可能出现意识模糊、意识不清、嗜睡、昏睡甚至昏迷、肢体功能障碍、脑膜刺激征和

（或）锥体束征阳性等体征。眼底检查可能显示视乳头水肿和（或）视网膜出血、渗出。头颅 CT 或 MRI 检查可能显示大脑沟回变窄或消失，并呈现部分低密度影。

【发病机制】

急性高原病的发病机制目前尚未完全阐明，现有的机制学说仍然存在争议，新的机制靶点有待进一步探索。以下是目前较为认可的机制学说。

急性轻症高原病、高原脑水肿通常被认为是急性高原反应的不同阶段，其发病原因主要为颅内压升高，包括脑水肿和颅内血流量增加两个因素，另外静脉回流受阻也被认为是颅内高压的致病因素之一。

高原肺水肿是一种非心源性肺水肿，其机制包括肺动脉高压、肺部炎症反应、肺泡液的清除功能受损、肺微血管压力升高致压力性衰竭等几种学说。

【诊断】

虽然国内外对急性高原病的主观症状、评分、诊断及客观生理指标进行了研究，但仍未得出确切的依据及结论。国际对于急性高原病的诊断仍基于以患者主观症状及相关的客观指标。

1. 主观诊断

（1）路易斯湖评分标准（lake Louise scoring system，LLSM）：该标准由一系列主观、非特异性症状组成，包括头痛、胃肠道症状（食欲减退、恶心、呕吐等）、疲劳（虚弱）、头晕（眩）、难以入睡。按症状轻、中、重依次计 1、2、3 分。总分≥3 分，诊断为急性高原病；≥5 分为重度高原病。

（2）视觉模拟评分法（visual analogue scale，VAS）：使用一条长 100 mm 的线判断高原反应的严重程度。

（3）中国高原病评分系统（Chinese AMS score，CAS）：与 LLSM 评分类似，但 CAS 症状内容更加具体。

（4）其他标准：误差评分系统（balance error scoring system，BESS）、Hackett 临床评分系统、临床评分量表（clinical functional score，CFS）等。

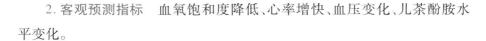

2. 客观预测指标 血氧饱和度降低、心率增快、血压变化、儿茶酚胺水平变化。

【治疗及预后】

1. 治疗 ①转移至较低海拔地区或推迟进一步转移至更高海拔地区的可能,直到症状消退;②急性轻型高原病通常接受支持性治疗即可,包括休息、镇痛和补液等;③急性重型高原病需加强鼻导管吸氧,同时予以氨茶碱、激素、脱水利尿等治疗。如果症状严重或持续,有条件的建议尽早转至低海拔地区处理。

2. 预后 急性高原病的预防策略,包括进入高海拔地区采用阶梯上升法、适应环境前定期暴露于高海拔地区、初入高原减少活动量、避免饮酒、保障睡眠等。

二、急性高原病合并肾损伤的分类

研究表明,急性高原病对肺、脑、肝、肾、胃、肠等器官均有不同程度的损伤,肾损伤占发病器官的第四位。目前国内外关于急性高原低氧对肾脏造成的损伤分为急性肾损伤及慢性肾损伤。

在急性缺氧情况下,包括肾脏血管在内的全身血管收缩,肾血流量降低,影响肾小球的滤过功能。缺血、缺氧可导致肾小管细胞能量代谢障碍,活性氧产生增加,可对脂质、蛋白质和核酸等造成损伤,并可引发炎症反应,导致细胞功能异常,影响肾小管的正常排泄和重吸收功能。

急性高原病反复多次发作会引起慢性肾损伤。长期的肾小球血流动力学改变导致其结构和功能损伤,肾小球滤过功能持续下降。肾小管细胞长期处于低氧状态,氧化应激和慢性炎症反应可导致肾间质纤维化发生。

因此,对于急性高原病合并肾损伤的患者,及时的诊断、针对症状的处理及预防进一步恶化的并发症是非常重要的。

第三节 高原急性肾损伤

【流行病学】

高原急性肾损伤是指在高原地区暴露或活动后,由于高原环境的低氧压和其他因素导致肾脏在相对较短的时间内发生功能急剧恶化的状况,目前尚缺乏有关官兵相关高原急性肾损伤的发病数据。

【病因】

1. 高原缺氧　在高海拔地区,由于大气压力低,氧分压低,造成人体内氧气供应减少,尤其是肾脏组织的氧供应不足,导致肾脏缺氧,血流灌注不足,从而影响肾的正常功能。

2. 脱水　高原地区气候干燥,加之高原环境下的高蒸发率,官兵容易出现脱水,尤其是在长时间户外活动的情况下,导致血液浓缩、血液黏稠度增加,影响肾脏的正常灌注和功能。

3. 大气压力变化　官兵在高原地区进行军事任务时,可能会面临大气压力的突然变化,如从低海拔地区迅速转移到高海拔地区,或者在高原地区进行高空跳伞等活动,这种大气压力的变化可能会对肾脏造成一定的影响。

【临床特征】

头痛、头晕、食欲减退、恶心、呕吐、疲乏无力、咳嗽、咳痰、呼吸困难、意识改变等临床症状群,一般在官兵进驻高原 1 周内发病率较高。

【发病机制】

低氧环境可导致体内抗利尿激素、儿茶酚胺分泌增高,促使肾素释放,继而血管紧张素 Ⅱ 生成增多,导致肾动脉收缩,使肾血流灌注减少,肾脏发生缺血、缺氧,肾小球滤过率及尿量下降。

【诊断】

满足以下任意 1 条即可确诊为高原急性肾损伤。

(1)48 h 内血清肌酐(Scr)升高幅度≥0.3 mg/dL(≥26.4 μmol/L)。

(2)7 d 内,Scr 升高幅度≥1.5 倍基线值。

(3)尿量<0.5 mL/(kg·h),持续 6 h 以上。

【治疗及预后】

(一)治疗

对于高原急性肾损伤的治疗,主要目标是保护肾功能,缓解症状,并防止疾病的进一步恶化。主要有以下 4 个方面。

1. 一般治疗　高原急性肾损伤的患者需要充分休息,避免剧烈活动,以减轻肾脏的负担。同时保证充足的营养摄入,维持良好的营养状态有助于促进肾功能的恢复。

2. 氧疗　氧疗可以迅速改善组织缺氧状况,促进肾脏的恢复。

3. 补液　保持充足的水分摄入,避免脱水,确保患者的水、电解质平衡和循环稳定,补液可以改善血液浓缩,促进尿液产生,帮助肾脏排出代谢产物。

4. 透析　对于肾功能急剧恶化的患者可行临时行血液净化治疗进行过渡,暂时替代肾功能,清除体内废物和液体,减轻肾脏负担,维持机体平衡。

(二)预防

高原急性肾损伤的预防远比治疗更为重要。预防高原急性肾损伤的关键是适应高原环境,缓慢适应高原的海拔高度,避免过度劳累和过度脱水;保持健康的饮食和生活习惯,限制高盐、高脂肪食物的摄入,适量摄入蛋白质和维生素,同时保持适当的运动量。对于高原地区的官兵,应定期进行健康体检,及时发现潜在问题并进行干预。

第四节　高原慢性肾损伤

【流行病学】

高原慢性肾损伤是指在长期生活或工作在高原地区的人群中,由于长期缺氧、脱水及其他高原环境因素的影响,导致肾功能逐渐受损的一种慢性疾病。

【病因及发病机制】

1.高原急性肾损伤反复发作　高原急性肾损伤导致突发性的肾功能减退,如果不及时得到有效治疗,会使肾脏逐渐失去正常功能,最终发展成为慢性肾脏病(CKD)。

2.环境及生活饮食习惯　官兵常年驻守高海拔地区,独特的地理气候特点对 CKD 有着不可忽略的作用。报道证实生活在高海拔地区的居民发生终末期肾病(ESRD)的概率是生活在中低海拔地区居民的 2 倍。高寒气候下作业人员会选择饮酒御寒,长期饮用酒精在肾脏蓄积、浓缩,诱导炎症反应、成纤维细胞表型转化、细胞外基质增生等,成为 CKD 发生、发展的独立危险因素。在高原低氧环境下吸烟更容易伤肾。调查显示高原地区的吸烟率显著高于全国平均水平,而烟草中的尼古丁可通过氧化应激加重 CKD 患者的肾小管间质损伤。除此以外,高原地区的饮食相对单调,以牛、羊肉为主,富含脂肪和盐分,均会加重肾脏负担。

3.遗传因素　个体的遗传基因可能在一定程度上影响其对高原慢性肾损伤的易感程度。

【临床特征】

高原慢性肾损伤早期可能无明显症状,随着病情进展,患者可能出现尿频、尿量减少、腰背部疼痛、水肿等症状。在晚期,可能出现贫血、高血压、肾衰竭等严重并发症。

【发病机制】

当缺氧持续存在,肾脏微血管内皮细胞、肾小管间质的损伤,导致肾脏皮质及髓质区域炎症反应和纤维化发生,逐渐丧失肾功能。

【诊断】

肾脏结构或功能异常>3 个月;出现表 5-2 中任意一项指标,持续时间超过 3 个月。

表 5-2　慢性肾脏病诊断标准

诊断指标	内容
肾损伤标志	①白蛋白尿(UAER≥30 mg/24 h 或 UACR≥30 mg/g);②尿沉渣异常;③肾小管相关病变;④组织学异常;⑤影像学所见结构异常;⑥肾移植病史
GFR 下降	eGFR<60 mL/[min · (1.73 m^2)]

注:UAER 为尿白蛋白排泄率;UACR 为尿白蛋白肌酐比值;GFR 为肾小球滤过率;eGFR 为估算 GFR。

【治疗及预后】

高原慢性肾损伤在急性发作期的治疗方法与本章第三节中高原急性肾损伤相似,都需要从一般治疗、氧疗、补液及透析治疗方面综合考虑。但是,在高原慢性肾损伤治疗中,我们更应该注重并发症的治疗。

1. 控制血压　高血压是 CKD 的常见并发症,控制血压可以减轻肾脏的负担。官兵可以通过合理的饮食控制、规律的运动和必要的药物治疗来控制血压。

2. 控制血糖　血糖控制良好对于延缓早期 CKD 的发生、发展至关重要,官兵需要控制血糖水平,通过饮食控制、运动、药物治疗来控制血糖。

针对高原慢性肾损伤的治疗应根据个体情况进行。官兵在高原地区进行长期驻扎或训练时,应密切关注自身健康状况,定期进行肾功能、尿液、血压等方面的检查,以及其他相关检查,以便及早发现和处理肾脏问题。

第五节　高原高尿酸血症合并肾损伤

一、高原高尿酸血症

【流行病学】

　　高原高尿酸血症是指在高原地区,由于缺氧和脱水等因素导致血液中尿酸浓度升高的一种病理状态。高尿酸血症是高原地区官兵常见病、多发病,青藏线官兵高尿酸血症发病率高达 34.6%。研究已证实高尿酸是许多高原性疾病的危险因素,特别是存在红细胞增多症、心血管疾病、肾脏病的高原官兵更易引发高尿酸血症。

【病因及发病机制】

　　1.尿酸生成增多　人体为适应高原的低氧、低气压环境使得红细胞发生质和量的改变,出现代偿性增生、大小形态变化、大量增殖红细胞等。这些红细胞死亡释放出嘌呤,经肝脏代谢产生尿酸。高原地区人群喜好进食酥油茶、糌粑、牛羊肉、动物内脏等高蛋白饮食,增加了外源性嘌呤的摄入,进一步增加血尿酸的水平。

　　2.尿酸排泄减少　高原地区的低氧会导致体内肾素分泌增加,激活肾素-血管紧张素-醛固酮系统(RAAS),引起肾血管收缩,血流灌注不足,导致肾小球滤过率下降,尿酸排泄减少。除此以外,高原官兵长期在低氧环境下进行高强度训练时,有氧呼吸中的三羧酸循环过程受阻,丙酮酸在无氧条件下生成乳酸,乳酸和尿酸在肾脏排泄时存在竞争关系,当乳酸排泄增多时,尿酸排泄就会减少,进而导致高尿酸血症。

　　3.性激素影响　男性高尿酸血症的发病率明显高于女性,这可能与雄激素抑制尿酸排出,而雌激素促进尿酸排出有关。

　　4.遗传因素　据现有文献报道,影响高尿酸血症代谢的基因有数十种:

如编码磷酸核糖焦磷酸合成酶（phosphoribosyl pyrophosphate synthetase, PRPS）、编码次黄嘌呤鸟嘌呤磷酸核糖基转移酶（hypoxanthine guanine phos-phoribosyltransferase，HPRT）、溶质载体（solute carrier，SLC）22A 家族、ABCG2、PDK2、SLC2A9、ZNF518B、WDTR1 等。

【临床特征】

早期的高原高尿酸血症大多无临床表现，随着病情进展，可以逐渐出现以下症状。

1. 痛风　高尿酸血症是痛风的主要原因之一。痛风是由于尿酸结晶在关节和周围组织中沉积，引起急性关节炎症，常见于第 1 跖趾关节、踝关节、膝关节等。痛风发作时，患者会出现剧烈的关节疼痛、红、肿、热和活动受限等症状。

2. 尿路结石　高尿酸血症会导致尿酸结晶在尿路中沉积，形成尿酸结石。尿酸结石可以引起尿路阻塞和感染，导致腰背痛、血尿、尿频、尿急等尿路感染症状。

3. 肾损伤　长期高尿酸血症可能导致肾小球和肾小管的炎症和纤维化，引起尿酸性肾病，进而导致肾损伤。肾损伤可表现为尿量减少、蛋白尿、血尿、血压升高等症状。

【诊断】

在正常嘌呤饮食状态下，非同日两次空腹血尿酸水平男性>420 μmol/L、女性>360 μmol/L 即可诊断为高尿酸血症。

【治疗及预后】

1. 降低血尿酸水平　降低血尿酸水平是控制高尿酸血症的核心所在。临床上有关控制血尿酸的临界值具体治疗分以下 3 种情况：①没有相关危险因素，也无痛风发作的无症状高尿酸血症患者，血尿酸应控制≤540 μmol/L；②有痛风频繁发作（1～2 次/年），血尿酸应控制≤300 μmol/L；③合并糖尿病、心血管病变或慢性肾脏病等危险因素，血尿酸应控制≤360 μmol/L。

2. 降尿酸药物　目前临床应用的降尿酸药物主要分为三大类：①抑制

尿酸合成药物(别嘌醇、非布司他、托匹司他等)适用于肾损伤在中度以上、尿酸排泄过多的患者;②促进尿酸排泄药物(苯溴马隆、雷西纳德等)适用于肾损伤较小、尿酸排泄减少患者;③促进尿酸分解药物(拉布立酶等)适用于尿酸排泄不良患者。

3. 其他药物　对于高原高尿酸血症导致的痛风急性发作期,可采用非甾体抗炎药(NSAID)、COX-2 抑制剂、秋水仙碱、类固醇药物等进行抗感染治疗。肾上腺皮质激素仅在经 NSAID 和秋水仙碱治疗无效后可谨慎选择。

4. 健康教育　通过对高原官兵定期开展关于高尿酸血症的健康教育,不断提高官兵的健康意识,自觉预防高尿酸血症。

5. 健康饮食生活　官兵日常生活中应多食奶制品、蔬菜、水果、碱性食物、不饱和脂肪酸等有降低血尿酸作用的食物,强化膳食纤维饮食;每天饮水量>3 000 mL 可以促进尿酸排泄;戒烟戒酒,降低高尿酸血症风险。

6. 定期监测　定期监测血尿酸指标,科学规划能量消耗与饮食控制,降低血尿酸。

二、高原高尿酸血症合并肾损伤的分类

在高原环境下,由于缺氧和脱水,肾小球滤过率下降,肾小管重吸收减少,代谢产物排泄能力的下降导致了尿酸的排泄减少;同时长期高尿酸血症会增加尿酸结晶在肾脏中的沉积,致尿酸性肾病的发生从而引起肾小管的炎症反应,加重肾小管功能障碍,进一步加剧血液中尿酸的堆积。总之,在高原缺氧作业环境下,肾损伤增加高尿酸血症的风险,而高尿酸血症加剧了肾损伤的程度,两者相辅相成形成恶性循环。与高原高尿酸血症相关的肾损伤主要包括以下几种。

(1)慢性尿酸性肾病:在持续高尿酸血症状态中,尿酸钠晶体沉积在肾组织中,可引起慢性尿酸盐肾病,出现夜尿增多、低比重尿、小分子蛋白尿等肾小管功能障碍症。

(2)急性尿酸性肾病:急性尿酸性肾病是短时间内大量细胞破坏后释放出大量尿酸,导致尿酸盐晶体析出并阻塞肾小管,引起少尿或无尿性急性肾

损伤。急性肾损伤若合并血尿酸显著升高（>900 μmol/L）应考虑急性尿酸性肾病。

（3）尿酸性肾结石。

对于高原高尿酸血症相关肾病的治疗及预后，除有效控制尿酸水平外，还需调整饮食、增加水分摄入等措施，必要时可采用肾脏替代治疗。此外，对于尿酸性肾结石的治疗，应综合具体情况选择合适的药物或手术治疗方式。

（李茂婷　刘楠梅　胡伟锋）

参考文献

[1]罗勇军,马四清.急性高原反应发病的危险因素相关研究进展[J].第三军医大学学报,2019,41(8):723-728.

[2]谢连科,高鹏,李乔晟,等.急性高原病发病影响因素的系统综述[J].现代预防医学,2022,49(6):1137-1142,1147.

[3]吴薇,秦晓洪,曾宪容.急性高原病的诊断研究进展[J].西北国防医学杂志,2018,39(7):488-491.

[4]董永超,张俊,徐越斌,等.高原反应合并尿潴留30例报告[J].中华泌尿外科杂志,2012,33(4):305-307.

[5]魏国兴,王锦波,武新胜,等.不同梯队救援人员进驻高原1周内急性高原病发病情况分析[J].中华灾害救援医学,2015,3(1):23-25.

[6]杨卫波,李素芝,高钰琪,等.急性肾功能损伤在急性高原病发病过程中的差异研究[J].第三军医大学学报,2018,40(12):1109-1114.

[7]刘莉,孙俊,周晓斌,等.高海拔地区武警男性官兵高尿酸血症的调查及因素分析[J].武警后勤学院学报(医学版),2019,28(8):39-42.

[8]张玉涛,马利锋,范小伟,等.高原性痛风的研究进展[J].国外医学(医学地理分册),2018,39(3):263-266.

[9] HOCHMAN M E, WATT J P, REID R, et al. The prevalence and incidence of end – stage renal disease in Native American adults on the Navajo reservation[J]. Kidney International, 2007, 71(9):931–937.

[10] ARANY I, HALL S, DIXIT M. Age–dependent sensitivity of the mouse kidney to chronic nicotine exposure[J]. Pediatric Research, 2017, 82(5):822–828.

[11] CHANG Y W, SINGH K P. Duration–dependent effects of nicotine exposure on growth and AKT activation in human kidney epithelial cells[J]. Molecular and Cellular Biochemistry, 2018, 448(1):51–60.

[12] 王涛, 蔡明春. 青藏线常驻官兵疾病谱调查和分析[J]. 西南国防医药, 2017, 27(4):425–426.

[13] 高海峰, 阳吾君, 严安, 等. 高原官兵高尿酸血症的预防及诊疗进展[J]. 武警医学, 2023, 34(5):435–437.

[14] 王瑞, 伍鼎建, 张学森. 高原部队快速进驻超高海拔地域 AHAD 情况分析[J]. 西南军医, 2021, 23(S1):408–409.

第六章　舰艇作业环境与肾损伤

海军在国家安全和发展全局中具有十分重要的地位,水面舰艇部队、潜艇部队是海军的重要组成部分。目前,我国拥有各种类型的一线战舰总数超过 300 艘,总吨位超过 200 万吨。仅次于美国海军,位居世界第二。其中包括航母、两栖攻击舰和两栖登陆舰、驱逐舰、护卫舰、导弹艇、潜艇等。除作战舰艇外,另有超过 200 艘的辅助型舰艇,如综合补给舰、医疗船、电子侦测船、训练舰、救援舰、维修舰、靶船、拖船等。

不同的舰艇承载着不同的战斗使命和任务。在主力战舰中,航母为海军提供了远程投射和制空制海的能力;两栖攻击舰和两栖登陆舰的组合则是海军两栖攻击登陆作战能力的中流砥柱;驱逐舰能执行防空、反潜、反舰、对地攻击、火力支援及攻击岸上目标等作战任务,有"海上多面手"称号;护卫舰与驱逐舰所完成的任务和装备相似,但其吨位更小、机动性更强;潜水艇是海军的隐形利器,可以破坏敌方海上交通线、攻击大中型水面舰艇和潜艇、对陆上战略目标实施核袭击。同作战型舰艇不同,辅助型舰艇一般不直接参与作战,而是为作战舰艇提供必要的勤务支持和保障。各类辅助型舰艇的作用基本与其名称相对应:如综合补给舰可以提供包括燃油、弹药、淡水、食品等在内的各种补给;医疗船可以为舰船官兵提供海上收容、医治、后送等医疗保障服务(见彩图 14)。

第一节　舰艇作业环境特点

舰艇部队执行海上任务时,因舰艇的种类不同、任务性质不同,其作业环境也不尽相同。舰艇的作业环境既受到海上气象及海洋水文等自然环境因素的影响,同时也与舰艇设计制造、材料工艺等理化环境因素密切相关。此外,舰艇的作业环境还与社会-心理环境因素、生物环境因素、军事环境因素等有一定的关联(见彩图 15)。

舰艇作业的自然环境大都具有"三高一大"的特点,即高温、高湿、高盐、气象水文变化大。三大洋平均表层水温为 17.4 ℃,比近地面年平均气温 14.4 ℃ 高 3 ℃。其中以太平洋最高,为 19.1 ℃;印度洋次之,为 17.0 ℃;大西洋最低,为 16.9 ℃。整个海洋表层水温以波斯湾最高,达 35.6 ℃。也有少部分海域,如北冰洋和南极海域终年寒冷,表层水温仅为 −3.0 ∼ −1.7 ℃。海上作业环境随季节变化而呈现较大的差异性,低纬度海域全年多风,并且伴有台风、龙卷风,平均相对湿度 80% 以上,最大盐度 35‰。岛礁附近海域风急浪高、海况较差。

除自然环境外,舰艇自身的微环境也是舰艇作业环境的重要组成部分,其具有以下特点。①作用因素多:舰艇微环境一般可分为物理环境、化学环境和社会-心理环境等。物理环境主要包括噪声、次声、振动与冲击、电磁辐射、电离辐射(核辐射)、照明与色彩、温度与湿度等。化学环境主要是各种有害气体。社会-心理环境包括生物钟和睡眠、膳食状况、体育锻炼、活动空间、工作压力、安全因素、社会交往、心理负担等。②作用效应复合:舰艇作业人员,往往同时受到噪声、辐射、有害气体、饮食和生活单调、生物钟紊乱等多种因素的影响。多因素影响有时并非各种单因素影响的简单叠加,而是多种因素之间复合效应的结果,这种复合效应远比各种单因素分别作用效应的总和大得多。③作用机制复杂:多因素对作业人员的复合效应往往涉及工程学、设计学、材料学、医学等多种学科,作用机制比较复杂。

海洋生物环境是舰艇官兵进行水下作业及救援时经常需要面对的作业环境。海洋生物包括海洋动物、海洋植物、微生物及病毒等,其具有形态多样、种类繁多、分布广泛等特点。官兵作业过程中,必然会遇到各种有毒有害海洋生物,也不可避免地会出现海洋生物创伤,如被水母蜇伤、被海蛇咬伤、被海星等棘皮动物刺伤、被海洋创伤弧菌感染等(详见第七章相关内容)。

此外,战时的舰艇作业环境与战场的军事环境因素休戚相关。21世纪是海洋的世纪,海洋大国在海洋资源、海权及海洋经济等方面的竞争日益激烈。尤其是近些年来,随着国际政治、外交形势的风云变化,海洋矛盾日益凸显,围绕资源争夺、岛礁主权、海域划界和通道安全的争端态势进一步加剧,海上军事冲突频现。同时,海上作战空间呈高度立体化,作战范围空前扩大,导致战时舰艇的作业环境愈加危险、复杂(详见第十三章相关内容)。

舰艇的以上各种环境因素可能通过不同的途径对肾脏造成直接或间接的损伤。我们将分水面舰艇作业环境和潜艇作业环境分别阐述。肾脏对各种因素的影响并非坐以待毙,而是会通过产生代偿性和适应性变化,以维持和保护肾脏乃至整个机体的正常功能。但是随着在密闭微环境内作业时间的延长,环境内的有害因素通常也会增加,加之多种因素的复合效应及肾脏代偿能力的下降,这种影响会逐渐加大,最终可能导致肾脏进入"亚健康"状态,甚至造成肾脏永久的、不可逆的损伤。

第二节　水面舰艇作业环境与肾损伤

水面舰艇是指在水面上航行、操作与作战的舰艇。从结构上看,水面舰艇的船体一般包括主船体和上层建筑两部分。主船体是由外板和上层连续甲板包围起来的水密空心结构,船体内由许多水密或非水密横舱壁、纵舱壁和甲板分隔成若干舱室,并承受各种外力,以保证船体的强度、稳定性、浮性和满足各舱室的需要。主船体甲板以上的建筑为上层建筑,只承受局部外力,结构较单薄。一般来说,在上层建筑作业受到自然环境因素的影响较大,而在主船体内部作业更易受到舱室内部微环境的影响。

一、舰艇自然环境与肾损伤

恶劣的天气、复杂的海况几乎是所有舰艇部队都可能面对的作业环境。

（1）海洋的空气湿度高，在夏季海上作业尤其在甲板上作业时，如果通风不良、防晒措施欠缺，就会出现汗液蒸发散热减少、热量在体内蓄积的情况，极易导致中暑及中暑相关性肾损伤的发生（详见第四章相关内容）。在高温环境中，即便通风良好，由于大量出汗，机体水、电解质流失，若未及时补充液体和盐分，时间久了也可能因有效循环血量减少、肾脏灌注不足，导致急性肾损伤的发生。为此，在此类环境中作业时，应注意尽量减少太阳的直接热辐射，比如佩戴安全帽和太阳镜、着宽松且透气的长袖作业服，可有效减少太阳对皮肤的辐射并利于散热；同时应注意及时摄入水分和盐分，以补充流失的体液。

（2）在寒冷的海域环境下作业时，如果防寒措施不当或发生失足落海等意外事故，易引起冻伤甚至冻僵，导致肾脏冻伤及急性肾损伤的发生（详见第八章相关内容）。此种作业环境下，在甲板上作业的人员应着透水性、透风性低的服装，同时注意保持服装和鞋袜的干燥；穿防滑鞋，以防因甲板结冰而失足落海；定时轮换工作，避免在低温环境中暴露时间过长。

（3）舰艇在恶劣海况条件下航行时，因激烈的摇晃，容易诱发航海晕动病，即晕船。对海军部队而言，晕船是制约舰艇部队战斗力的因素之一。晕船不仅会使机体生理上出现不适症状，如面色苍白、冷汗、头晕、恶心、呕吐等，同时也可能导致肾功能和代谢的异常。在一项跟踪调研中，吉雁鸿等比较了某军校 30 名出海实习学员晕船前后肾功能的变化情况。结果显示，晕船发生后血清尿素氮和肌酐较出航前均显著上升。其中晕船发生后尿素氮是出航前的 1.65 倍，肌酐上升了 23.22%。对于航海晕动病，除了给予药物防治以外，还可以通过加强平衡功能训练、渡海适应性训练、加强教育和心理疏导等方法进行预防。

二、舰艇理化环境与肾损伤

1. 舰艇高温、高湿与肾损伤　夏季天气炎热，舰艇受太阳辐射热的影响，舱室温度相应增高，特别是机舱、锅炉舱因受机器及锅炉的大量热源影响，其温度更高。此外，部分尚在服役的老旧舰艇热源高，通风条件差，无调温设备。机电人员在以上高温、高湿环境中工作时,极易发生中暑及中暑相关性肾损伤。

一项对南部战区官兵中暑现状的调查显示,海军中暑发病率为 11.2% ,位居被调查的陆军、海军、空军、联勤保障部队和火箭军 5 个军种首位。其中水面舰艇部队中暑发病率 15.8% ,列诸兵种第二,仅次于装甲兵。另一项对水面舰艇部队海上执行任务期间疾病发生情况的调查则显示了更高的中暑发病率,在被调查的 850 名官兵中,中暑者 275 名,发病率高达 36.4% 。

研究表明,中暑在临床上多伴有 AKI 的发生。武警某医院 2002—2008 年收治的 60 名中暑官兵中,并发 AKI 者 24 例,占比 40% 。在张冰等收治的 47 例因中暑住院的患者中,有 30 例合并 AKI,占比 63.8% 。中暑致 AKI 的成因有肾前性、肾性和肾后性,其中以肾前性血容量不足,肾素-血管紧张素系统激活最为常见。这就要求舰艇作业官兵要科学组训,做好防暑降温保障,舰艇随行医务人员要做好卫生监督和及时的救治保障(详细的发病机制及防治措施见第四章)。

2. **舰艇噪声与肾损伤**　噪声是舰艇舱室物理环境主要有害因素之一。目前我海军水面舰艇的主、辅机舱和大多数机械舱噪声水平较高,部分指挥室、无线电室、雷达室、声呐室及工作舱、住舱和其他生活舱噪声也超过允许限值。

有研究证实,长期处于噪声环境可能对肾脏造成一定的损伤。在一项横断面调查中,研究者分析了 2013—2018 年参与韩国国民健康和营养调查的 17 154 名年龄为 40~79 岁的人群。对于其中有噪声暴露的参与者进行了线性回归测试,以确定噪声暴露期和肾小球滤过率之间的关系。分析显示,在噪声组中,暴露于长期噪声职业(≥240 个月)的女性 CKD 患病率更高。在年龄<60 岁的女性中,职业噪声暴露时间每增加 1 个月,肾小球滤过率下降 0.010 6 mL/(min · 1.73 m^2)。该研究表明,噪声暴露特别是长期的职业噪声暴露可能是导致肾功能下降的一个危险因素。国内一项对石油工人的横断面调查也有同样的发现,暴露于噪声者发生肾损伤的风险是非暴露者的 1.351 倍,与接触噪声的肾功能正常组相比,接触噪声的肾功能损伤

组的噪声暴露强度和累积噪声暴露量（CNE）均更高。当 CNE>95.85 dB
（A）时，工人发生肾损伤的风险明显升高。Stansfeld 等对噪声暴露损伤肾功
能的机制做了初步探索，发现噪声暴露可使肾上腺皮质系统（下丘脑–垂体
前叶–肾上腺皮质系统）处于异常调节状态，引发肾功能受损，但具体机制尚
未阐明。

舰艇噪声的防护，一方面可以通过使用舱壁吸声材料、隔声罩、消声器
等材料设备，使得舰艇的总体性能不断向低噪声方向发展，以减少噪声的产
生。另一方面，也需要合理地进行个人防护。佩戴护耳器是既经济又有效
的个人防护措施。目前主要应用的类型有耳塞、耳罩和抗噪声头盔等。

3. 舰艇次声与肾损伤　　海上风暴、海浪冲击、舰炮发射、舰艇内燃机和
涡轮机等大型设备工作时都会产生次声。与噪声不同，次声的声波频率固
定不变，而且人耳无法识别，故次声往往"伤肾于无形"。

次声致肾损伤的基本作用原理是生物共振。包括肾脏在内的人体腹部
内脏的脉动频率正好在次声波的频率范围内，当作用于机体的一定声压级
强度的次声频率接近或等于肾脏固有频率时，肾脏便会最大限度地吸收次
声能量，振动达到最大振幅，对肾组织、细胞、超微结构等均可造成原发损
伤。杨芳等进一步在微观层面研究了次声对大鼠肾脏的影响情况。实验者
将大鼠暴露于 8 Hz、130 dB 次声环境中，留取不同时间点肾标本，观察组织
病理改变情况，研究发现，在次声作用下，大鼠肾血管有明显的扩张充血表
现，且随时间推移其充血情况有逐渐加重的趋势，于第 7 天开始达到高峰，之
后一直处于高水平平台期。有研究者观察到，在 16 Hz、130 dB 次声作用下，
大鼠肾脏各种细胞主要以膜性结构的损伤及水肿为主，推测其作用机制可
能与体内产生氧自由基，引起脂质过氧化反应，损伤细胞膜有一定关系。陈
耀明等通过分析次声对大鼠肾脏单胺氧化酶、谷胱甘肽过氧化酶、超氧化物
歧化酶活性和丙二醛含量的影响也得出同样结论，脂质过氧化反应可能是
次声致肾损伤的重要机制。

次声的防护包括物理防护和医学防护。物理防护目前的措施主要是屏
蔽，但通常的吸音、隔音材料难以对次声形成阻挡。因此，研制新型的屏蔽
材料是解决次声防护的重要任务之一。医学防护中，主要是使用抗自由基

药物、抗氧化剂和复合抗氧化剂及应用中医中药进行防治。

4. 舰艇电磁辐射与肾损伤　电磁辐射又称电子烟雾,几乎所有的电子设备都能产生电磁辐射。随着我国海军现代化建设的不断推进,舰艇上电子、电气设备和系统大量应用,舰载飞机和导弹日益增多,无线电发信机、雷达等设备发射功率愈来愈大,频谱覆盖范围不断外扩,电磁辐射对肾脏的潜在危害也在逐渐增加。

时兰春等以电子对抗兵为研究对象,了解电磁辐射对肾脏的影响情况。研究对象根据工作岗位不同被划分为电磁辐射组和对照组,电磁辐射组在接触电磁辐射的岗位工作 1 年以上,对照组近 1 年内无电磁辐射接触史。检测发现电磁辐射组尿微量白蛋白的阳性率为 17.7%,明显高于对照组的 3.4%,提示长期的电磁辐射可能对肾功能有一定的影响。Odaci 等在大鼠怀孕 13~21 d 时,将其暴露于 900 MHz 电磁场中,每天 1 h,随后在幼鼠出生 21 d 后观察雄性幼鼠肾脏变化,光镜下可见辐照组肾小管上皮细胞退行性改变,电镜检查显示肾小管周围毛细血管及非典型顶层上皮细胞缺如。在另一项实验中,研究者以功率 65 mW/cm^2,20 min 辐照 Wistar 大鼠,3 h 后即可见肾脏部分足突肿胀,12 h 后出现部分足突融合,内皮细胞成对现象。以上动物实验证实,电磁辐射对大鼠肾脏组织有一定的损伤作用。

同次声防护一样,电磁辐射的防护亦包括物理防护和医学防护。物理防护是采用电磁屏蔽材料制成的装备,如金属混纺织物、镀金属织物、导电非金属织物,以及纳米复合纤维织物等。同时应减少在高强度场中的停留时间;进入受限区域时,停留时间不得超出容许时限。医学防护包括应用化学合成、生物提取和天然产物制备的药物,如黄酮类、多糖类、皂苷类等。

5. 舰艇空气污染与肾损伤　随着海军造船工艺的不断发展,水面舰艇舱室的封闭性越来越高,舱室空气污染物的种类和浓度也不断增加,空气污染问题也愈来愈突出。舰艇中的各种有害气体,主要来自人体、食物、材料和设备等。除了脂肪烃、芳香烃、卤代烃、含氧有机物等有机组分外,还有 NO_2、CO、SO_2、CO_2、H_2S、NH_3、O_3 等无机组分,后者与大气污染物的无机组分相近。

在美国一项有关大气污染的队列研究中,2 010 398 名参与者在 2003—2012 年接受了中位数为 8.52 年的随访。分析研究发现高浓度 CO 和高浓度 NO_2 暴露均有增加 CKD 发病的风险。Lin 等于 2020 年在中国台湾地区进行的队列研究纳入了当地 161 970 研究对象,研究发现空气中的氮氧化物:NO_x、NO 和 NO_2 每增加 1 ppb,CKD 发病风险分别会增加 0.1%、1.0% 和 3.0%,SO_2 每增加 1 ppb,CKD 发病风险就会增加 7%。Chen 等的研究结果表明,成年人 NO_2 暴露会增加 CKD 发病风险。Chin 等在中国台湾地区进行了一项针对 812 例 2 型糖尿病患者肾功能水平分析的队列研究,结果显示高浓度 CO 暴露会增加 2 型糖尿病患者的蛋白尿水平,对肾脏造成损伤。

预防舰艇空气污染关键在于:对于建造中的舰艇,应全面选择使用绿色环保型材料作为舰艇的材料;对于正在服役的舰艇,可以采用光催化技术、纳米技术、氧化技术、吸附技术、遮蔽技术、富氧技术、低温等离子体技术、微波化学技术及负离子技术等新技术,同时综合使用具有抗菌、净化、保健等多功能的环保型材料,以减少有害气体的产生、加速有害气体的吸收和清除速度。

三、舰艇社会-心理环境与肾损伤

1. 膳食状况与肾损伤　舰艇海上航行尤其是长航时,其饮食保障主要以出海前陆基供应的主副食原料、半成品为主,自补能力不足。且航行过程中,果蔬保存条件有限、食品加工困难、正常饮食难度大、饮用水质量难以保证。由此导致的膳食结构不合理、水分和营养物质摄入不足等问题与尿路系统结石、高尿酸血症与痛风等肾脏病的发生、进展密切相关。

一项有关青岛地区的舰艇人员尿路结石发病情况的普查结果显示,在由水面舰艇部队和潜艇部队组成的 2 097 名海勤人员中,共检出上尿路结石 81 例,占 3.86%,显著高于陆勤人员 1.22%(31/2 540)的检出率。王玮等对海军某部 1 483 名官兵进行了血尿酸检测,共 209 名检出患高尿酸血症,患病率 14.09%。汤晓静等调查了 1 315 名舰艇官兵体检状况,发现有肾结石或结晶共 91 名,总患病率为 6.92%,高于一般人群。该研究同时发现,饮水量少是舰艇官兵肾结石和肾结晶患病的独立危险因素。虞立霞等调查显示,舰艇部队膳食结构中的奶类摄入达标率明显偏低,不足军标的50%。既往许多大型研究已证实饮食中较高的钙摄入量(如牛奶等)可以减少肾结石的发生风险。目前,指南均推荐正常钙(1 000 ~ 1 200 mg/d)饮食以预防肾结石形成。此外,舰艇长航时运动量减少、高嘌呤及高脂肪类食物摄入过多、纤维素摄入过少、动物蛋白摄入多而植物蛋白摄入少等也是导致血尿酸水平升高、肾结石或结晶形成的直接原因。

预防上述疾病的发生,关键在于加强对海勤人员的健康宣教:培养主动饮水的意识,作业尤其是在高温、高湿环境中作业时,应保证水分的充分摄入;根据人体能量的消耗、体育锻炼、身高、体重等情况,合理摄入能量,避免能量摄入过多;控制海鲜、贝类等高嘌呤食物的摄入;控制高蛋白饮食,以植物蛋白为主,减少动物蛋白的摄入;增加蔬菜、水果、奶制品、蛋类等食物的摄入,减少高脂肪类食物摄入。

2. 抑郁与肾损伤　抑郁是舰艇官兵最常见的心理问题,这与舰艇作业环境恶劣、作业空间狭小、工作压力大、缺乏体育锻炼和社交活动等因素关系密切。长期处于这些条件的应激下,很容易产生抑郁情绪。

一项对海军某舰艇部队286名军人心理状况的调查显示,舰艇作业官兵抑郁发生率为43.0%,其中度、重度以上抑郁为19.9%,显著高于中国军人常模。长期抑郁有可能对肾功能产生不利影响。在一项基于中国健康与养老追踪调查(CHARLS)的研究中,Zhang等对4 763名肾功能正常的参与者进行了为期4年中位随访。结果表明:在肾功能正常的成年人中,高抑郁症状的存在会使肾功能快速下降的发病风险增加39%。Tuot等对3 939名21 ~ 74岁轻至中度CKD成年人进行了中位数为6.8年随访,结果发现有抑郁症状的白人CKD参与者死亡风险增加1.66倍。一项前瞻研究表明,重度抑郁症状显著增加了CKD进展及首次住院的风险。有研究推测抑郁症状可能通过如下机制来影响肾功能:抑郁症状,尤其是重度抑郁症,将显著增加炎症因子的水平,引起免疫系统功能失调,进而通过肾脏自身抗体的产生及全身免疫复合物的形成直接或间接影响肾脏;抑郁症患者大都会出现睡眠节律的紊乱,后者会影响肠道菌群的结构和多样性,菌群失调所产生的代谢产物通过促进肾小管上皮细胞产生活性氧、激活免疫调节因子、促进肾间质单核细胞/巨噬细胞浸润及使 *Klotho* 基因甲基化,削弱其对肾脏的保护作用,最终加速肾功能恶化。

对于抑郁等心理问题,可以采取合理安排作训时间、适当开展文娱活动、营造愉悦环境氛围、引导官兵自我调节等措施。同时有针对性地开展心理防治工作,以保障官兵心理健康。

第三节　潜艇作业环境与肾损伤

潜艇主要在水下作业,按动力可分为常规动力潜艇与核动力潜艇。潜艇的船体结构一般由耐压艇体和非耐压艇体构成,耐压艇体又被分为若干个密封舱室。

与水面半开放式舰艇作业环境不同的是:潜艇舱室空间密闭狭小、人员密集且设备繁多;舱室多种理化与生物有害因素来源复杂且难以消除;潜艇自身净化系统难以去除全部有害气体,极易在处理过程中形成二次污染;潜艇长期无自然光照;核动力潜艇存在电离辐射。并且,即便是同样的因素,潜艇作业环境对肾脏的损伤也远较水面舰艇严重。

下面具体阐述一下与水面舰艇相比,影响潜艇官兵肾损伤更加聚焦突出的几个环境因素。

（一）潜艇有害气体与肾损伤

潜艇尤其是核潜艇潜航期间,舱室密闭,艇内会产生多种有害气体,其中二氧化碳为主要污染气体。平均每位艇员每小时呼出二氧化碳为 20 ~ 25 L。同时舱室物质氧化燃烧也不断产生二氧化碳。理论上,舱室理想二氧化碳浓度为 0.03%,与大气中二氧化碳浓度相同,但舱室艇员多、清除效率低等原因使舱室二氧化碳浓度明显上升。长期在高二氧化碳的环境中作业会对肾脏产生不利影响。一项对覆盖 10 年北极星级潜艇艇员健康数据的分析表明,与美国水面舰艇部队人员相比,潜艇艇员泌尿生殖系统疾病的发病率更高。研究人员认为,潜艇空气中二氧化碳含量的增加可能是导致艇员输尿管结石高发病率的主要原因。Schaefer 等通过高碳酸血症动物模型证实，二氧化碳有潜在诱发肾结石的风险。研究者将豚鼠分别暴露于二氧化碳浓度为 0.5% 和 1.5% 的空气环境中 8 周，最终进行肾脏中钙的含量检测及显微组织学检查，发现高浓度的二氧化碳可以诱导肾钙化的发生。

预防高二氧化碳对肾脏及机体损伤的关键在于提高二氧化碳清除技术。一直以来，我国的常规动力潜艇主要采用碱金属过氧化物及氢氧化锂技术，核潜艇多采用乙醇胺清除技术，后者能耗高，且氨基液体易腐蚀设备、易降解造成二次污染。目前，分子筛、固态胺、复合胺、氨基酸盐、离子液体等多项二氧化碳净化新技术的研究正在国内外积极开展。

（二）潜艇辐射与肾损伤

对潜艇官兵而言，除电磁辐射外，核动力潜艇在核反应堆裂变反应过程中所产生的大量电离辐射同样无法避免。美国军方每年对 70 000 名士兵进行职业辐射暴露监测，监测结果显示海军接受的辐射剂量远高于陆军与空军，其中核潜艇艇员的个人辐射暴露剂量最高。肾脏是对辐射敏感的脏器之一。在切尔诺贝利事故发生后的 13 年里，乌克兰的肾脏恶性肿瘤发病率从 4.7/10 万人口增加到 7.5/10 万（其中男性发病率从 6.0/10 万上升到 9.8/10 万，女性发病率从 3.6/10 万增至 5.5/10 万）。有研究发现 γ 射线产生的电离辐射对肾小球、肾小管和肾间质均可造成明显损伤，但各部位对射线的敏感性存在差异。内皮细胞尤其是毛细血管的内皮细胞是血管壁对放射性最敏感的细胞，为肾放射性损伤的靶点。高林峰等应用[137]Cs γ 射线辐照经手术后暴露于体外的肾脏。照射后 1 个月肾脏即可见胶原纤维沉积，3 个月后纤维化已非常明显，6 个月后只有为数不多的正常肾单位残存。以上结果表明，电离辐射可导致肾小球及肾间质明显纤维化，且这种纤维化过程是进行性的。实验同时发现，受辐照肾脏的转化生长因子-β（TGF-β）表达明显升高，提示肾损伤机制可能与 TGF-β 参与有关。

对于电离辐射损伤，应以防为主，防治结合。主要措施包括建立和健全规章制度、建立完备的辐射监测、加强对内外照射的防护、正确处理放射性废物、对舰艇内食物及饮水进行放射卫生监督等。

（三）潜艇官兵生物钟紊乱与肾损伤

与水面舰艇相比,潜艇长期无自然光照、设备密集噪声杂多、长航时时区不断变换,更易导致生物钟紊乱与睡眠障碍。多项研究证实,生物钟紊乱和睡眠障碍与慢性肾脏病(CKD)的发生、进展密切相关。韩国的一项流行病学调查结果表明,由轮班工作引起的生物钟紊乱会增加轮班女工患 CKD 的风险。动物实验发现小鼠足细胞中生物钟基因 *Bmal* 1 可以调控肾小球滤过率。Motohashi 等发现与野生型小鼠相比,生物钟基因缺失的小鼠在腺嘌呤诱导时,更容易出现 CKD,实验同时发现生物钟的破坏会加速 CKD 进展。在作用机制方面,有理论认为肾脏自身有一个稳定的分子昼夜节律钟,多种决定肾功能的生物钟基因以昼夜节律的方式表达。当肾脏中的内源性昼夜节律与睡眠行为不同步时,有可能导致肾功能异常。Nagasawa 等发现褪黑素升高时,蛋白尿排泄受到抑制。睡眠障碍者褪黑素分泌减少,这是睡眠障碍会加速肾功能下降的原因之一。对于生物钟紊乱与睡眠障碍,可以采取药物干预及非药物干预。前者包括应用褪黑素及褪黑素能、镇静催眠等药物,后者包括光照、预防性小睡、补充酪氨酸食物、非 24 h 节律训练、心理干预等措施。

自 2015 年起,中国海军启动了新一轮的战略转型,由“近海防御型”向“近海防御与远海护卫型结合”转变。这一转变在标志海军舰艇部队由近海逐步走向深蓝的同时,也意味着舰艇官兵将要面对更多的来自新作业环境的挑战:自然环境更加恶劣,长航、远航任务不断增多、物资补给愈加困难、社会-心理问题日益突出等,这些都给舰艇官兵肾脏病的防治带来了不利的影响。

随着未来舰艇建造的大型化和舰载系统的集成化,加之新材料、新技术的不断开发应用,使得舰艇安全防护更加健全、舱室空气质量显著改善、居住舒适度不断提升。同时,多媒体的兴起为官兵提供了更多的文娱方式,有效地缓解了官兵心理压力。此外,海外军事基地吉布提的建立和大型综合补给舰的入列也为舰艇长远航补给提供了可靠的保障。这些为减少肾脏病的发生、减缓肾脏病的进展、加快肾脏病的恢复提供了积极有益的帮助。

　　囿于医疗水平和研究条件,目前大部分有关舰艇作业环境与肾损伤关系的研究仍处在早期阶段,更多的研究尚有待深入。

(王　浩　刘　军　刘宇婷)

参考文献

[1]侯建萍,黄继华,林洁,等.航海晕动病的防治[J].海军医学杂志,2006,27(2):161-162.

[2]KIM Y J,CHOI W J,HAM S,et al. Association between occupational or environmental noise exposure and renal function among middle-aged and older Korean adults:a cross-sectional study[J]. Scientific Reports,2021,11(1):24127.

[3]陈哲,郑子薇,王慧,等.职业噪声暴露与石油工人肾功能损伤的关系[J].环境与职业医学,2022,39(7):758-762.

[4]STANSFELD S,CLARK C. Health effects of noise exposure in children[J]. Current Environmental Health Reports,2015,2(2):171-178.

[5]杨芳,路国华,铁茹,等.8 Hz 130 dB次声作用对大鼠肾及肾上腺结构的影响[J].陕西医学杂志,2010,39(5):539-540,551.

[6]亢君君,王春梅,黄晓峰,等.16 Hz、130 dB次声不同作用时间对大鼠肾脏组织病理和超微结构的影响[J].中华物理医学与康复杂志,2009,31(6):370-372.

[7]陈耀明,叶琳,高双斌,等.次声对大鼠肾脏单胺氧化酶、GSH-Px、SOD活性和MDA含量的影响[J].第四军医大学学报,2003(2):113-115.

[8]时兰春,冉向阳,王缚鲲,等.电磁辐射对电子对抗部队官兵血细胞及尿液成分的影响[J].解放军预防医学杂志,2016,34(5):659-662.

[9]ODACI E,ÜNAL D,MERCANTEPE T,et al. Pathological effects of prenatal exposure to a 900 MHz electromagnetic field on the 21-day-old male rat kid-

ney[J]. Biotechnic & Histochemistry,2015,90(2):93-101.

[10] 赵洪雯,张广斌,王源,等.电磁辐射对大鼠内皮祖细胞和肾脏组织学的影响[J].现代生物医学进展,2011,11(2):262-266.

[11] BOWE B,XIE Y,LI T T, et al. Associations of ambient coarse particulate matter, nitrogen dioxide, and carbon monoxide with the risk of kidney disease:a cohort study [J]. The Lancet. Planetary Health,2017,1(7): e267-e276.

[12] LIN S Y,JU S W,LIN C L,et al. Air pollutants and subsequent risk of chronic kidney disease and end-stage renal disease:a population-based cohort study[J]. Environmental Pollution,2020,261:114154.

[13] CHEN S Y,CHU D C,LEE J H,et al. Traffic-related air pollution associated with chronic kidney disease among elderly residents in Taipei City[J]. Environmental Pollution,2018,234:838-845.

[14] CHIN W S,CHANG Y K,HUANG L F,et al. Effects of long-term exposure to CO and $PM_{2.5}$ on microalbuminuria in type 2 diabetes[J]. International Journal of Hygiene and Environmental Health,2018,221(4):602-608.

[15] 高百春,刘小冬,杨国松,等.舰艇人员上尿路结石与膳食构成关系调查[J].中华航海医学杂志,1998,5(1):8-10.

[16] 王玮,王炎焱,马红欣,等.海军某部高尿酸血症现况调查及危险因素分析[J].海军医学杂志,2017,38(4):292-294.

[17] 汤晓静,刘子毓,徐瑾,等.舰艇官兵肾结石和肾结晶流行病学调查[J].海军军医大学学报,2023,9(1):107-111.

[18] 虞立霞,王永辉,裘著革,等.海军某部舰艇官兵膳食营养调查[J].解放军预防医学杂志,2018,36(1):27-29.

[19] FERRARO P M,BARGAGLI M,TRINCHIERI A,et al. Risk of kidney stones:influence of dietary factors, dietary patterns, and vegetarian-vegan diets[J]. Nutrients,2020,12(3):779.

[20] QUHAL F,SEITZ C. Guideline of the guidelines:urolithiasis[J]. Current O-

pinion in Urology,2021,31(2):125-129.

[21]ZHANG Z X,HE P P,LIU M Y,et al. Association of depressive symptoms with rapid kidney function decline in adults with normal kidney function[J]. Clinical Journal of the American Society of Nephrology,2021,16(6):889-897.

[22]TUOT D S,LIN F,NORRIS K,et al. Depressive symptoms associate with race and all-cause mortality in patients with CKD[J]. Kidney International Reports,2019,4(2):222-230.

[23]CHIANG H H,GUO H R,LIVNEH H,et al. Increased risk of progression to dialysis or death in CKD patients with depressive symptoms:a prospective 3-year follow-up cohort study[J]. Journal of Psychosomatic Research,2015,79(3):228-232.

[24]YUAN D Z,KUAN T,LING H,et al. Serum metabolomics of end-stage renal disease patients with depression:potential biomarkers for diagnosis[J]. Renal Failure,2021,43(1):1479-1491.

[25]CHI M X,MA K,WANG J,et al. The immunomodulatory effect of the gut microbiota in kidney disease[J]. Journal of Immunology Research,2021,2021:5516035.

[26]袁海霞,潘沪湘,任小孟,等. 某型常规潜艇航行中舱室空气气溶胶状态调查分析[J]. 中华航海医学与高气压医学杂志,2016,23(5):357-359,405.

[27]TANSEY W A,WILSONJ M,SCHAEFER K E. Analysis of health data from 10 years of Polaris submarine patrols[J]. Undersea Biomed Res,1979,6(Suppl):S217-S246.

[28]SCHAEFER K E,DOUGLAS W H,MESSIER A A,et al. Effect of prolonged exposure to 0.5% CO_2 on kidney calcification and ultrastructure of lungs[J]. Undersea Biomedical Research,1979,6(Suppl):S155-S161.

[29]SCHAEFER K E,PASQUALE S M,MESSIER A A,et al. CO_2-induced kid-

ney calcification[J]. Undersea Biomed Res,1979,6(Suppl):S143-S153.

[30]VOZIANOV A F,PASECHNICOV S P,PAVLOVA L P,et al. The state of u-rologic assistance for the population of Ukraine and the ways to improve it[J]. Urology Kiev Ukraine,1998,1:3-9.

[31]JAENKE R S,ROBBINS M E,BYWATERS T,et al. Capillary endothelium:target site of renal radiation injury[J]. Laboratory Investigation,1993,68(4):396-405.

[32]朱炳钗. 核动力舰艇的核辐射及其防护问题[J]. 海军医学杂志,1998(2):101-103.

[33]UHM J Y,KIM H R,KANG G H,et al. The association between shift work and chronic kidney disease in manual labor workers using data from the Ko-rea National Health and Nutrition Examination Survey (KNHANES 2011-2014)[J]. Annals of Occupational and Environmental Medicine,2018,30:69.

[34]ANSERMET C,CENTENO G,NIKOLAEVA S,et al. The intrinsic circadian clock in podocytes controls glomerular filtration rate[J]. Scientific Reports,2019,9(1):16089.

[35]MOTOHASHI H,TAHARA Y,WHITTAKER D S,et al. The circadian clock is disrupted in mice with adenine-induced tubulointerstitial nephropathy[J]. Kidney International,2020,97(4):728-740.

[36]EGSTRAND S,OLGAARD K,LEWIN E. Circadian rhythms of mineral me-tabolism in chronic kidney disease-mineral bone disorder[J]. Current O-pinion in Nephrology and Hypertension,2020,29(4):367-377.

[37]NAGASAWA Y,HASUIKE Y,KURAGANO T,et al. Circadian rhythm and CKD:Is melatonin a key player or Bi-player? [J]. Internal Medicine,2019,58(11):1531-1532.

[38]王雯雯,赵正卿,李雁鹏,等. 海军舰员昼夜节律障碍的研究进展[J]. 海军医学杂志,2022,43(2):229-233,236.

第七章 海洋作业环境与肾损伤

我国是一个发展中的海洋大国,有 1.8 万多公里大陆岸线、1.4 万多公里岛屿岸线、6 500 多个 500 平方米以上的海岛和近 300 万平方公里主张管辖海域,拥有丰富的自然资源和矿物资源。提高海洋资源开发能力、维护国家海洋权益、建设海洋强国是我们国家的海洋战略。

为维护领海主权、实现祖国统一,也为"一带一路"发展和国际交流合作保驾护航,建设一支适应各种海洋环境下的"蓝水海军"是人民海军发展的使命所系和战略需求。

第一节 海洋作业环境特点

全球海洋面积共约 3.6 亿平方公里,覆盖 70% 以上地表,是陆地面积的 2.4 倍,为地球最广阔的自然环境之一。仅以我国领海论,北起渤海辽东湾,南至南海曾母暗沙,跨温带、亚热带和热带,毗邻海域总面积达 470 万平方公里。如此广袤的面积,也带来差异巨大的自然环境和地理条件。

一、海洋自然条件差异大

1. 压力、温度差异 全球海洋平均深度约 3 820 m,目前已知的地球最深处马里亚纳海沟深度达 11 000 m。一般来说,水深每增加 10 m,产生的压力就增加 1 个大气压,因此,海底最深处的压力可达 1 100 个大气压。同时,水温也会随着深度的增加而逐渐递减。直接观测表明,水深 3 000 m 以下,温度可从大表层的温度降至 1~2 ℃并长年保持。此外,复杂的大气环流和海洋洋流,也会对水温产生影响,造成不同海域间水温的巨大差异。

2. 水质条件差异 盐度方面,太平洋海水盐度为 3.50% ~ 3.65%,印度洋为 3.48% ~ 3.60%,大西洋为 3.54% ~ 3.79%,北冰洋的海水盐度则在 3.5% 以下。同时,受地理位置、季节等影响,海水的含氧量也会有所差异。例如赤道附近海域,由于温度高等因素,溶解氧减少;而在极地海域,由于温度相对低,溶解氧相对较高。此外,海洋生物(例如藻类)等也会导致含氧量的不同。

二、海洋生态系统多样、复杂

伴随温度、压力、盐度等物理环境差异带来的是海洋之间生态系统的多样复杂性。海洋生态系统主要分为五大系统:沿岸海域、表层海域、深度海域、大洋开阔区及极地海域,其中的微生物、浮游生物、鱼类群落各不相同,并形成了多种多样的复杂生物链和生态圈。

海洋作为世界生物多样性的主要存储库之一,拥有的已知物种约 25 万种,且至少有 2/3 的海洋物种还未被识别。生物形态多样,从微观的单细胞原生动物一直到高等哺乳动物——鲸类等,且分布广泛,从赤道到两极海域,从海面到海底深处,从海岸到超深渊的海沟底,都有其代表。

在长期的生物演化过程中,海洋生物出于自我保护或捕食需要,进化出各种独特的功能:如刺胞动物中的水母、海葵等可以通过触手上的刺丝把毒素射入敌害或捕获物中,使之麻醉或死亡;海蛇锋利的牙齿和剧毒的毒液成为它们捕食的利器;河豚、西加贝等因自身剧毒让许多捕食者望而却步(图 7-1)。

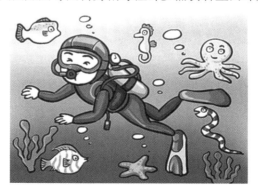

图 7-1 潜水作业可能面临的"海洋生物伤"

三、海洋作业环境对肾脏的损伤威胁

在复杂环境下,海洋作业人员,特别是需要长时间、大深度潜水的深海作业人员往往需要经受各种环境变化和海洋生物带来的威胁(见彩图16)。

1.海洋自然环境与肾脏病理性损伤　长期海上作业,高温酷热下水分快速流失,且由于淡水资源宝贵,往往得不到及时、充分的补充,造成人体长期处于缺水状态,引发肾脏负荷极大增加,此外,压力变化、昼夜温差变化及昼夜时长变化等,也会导致人体生理功能紊乱,进而对脏器产生压力,导致肾脏病的发生。

2.海洋生物环境与肾脏病理性损伤　海洋生物环境致肾损伤主要与以下途径有关。①海洋生物攻击:如被水母、海葵等刺胞动物蜇伤或被海蛇咬伤。②食物中毒:如食用河豚、鱼胆等有毒的海洋生物及海洋产品。③微生物侵袭:如被海洋创伤弧菌等海洋微生物感染。以上各种因素都可能导致肾脏遭受直接或间接损伤。

接下来我们介绍海洋作业环境下几种常见海洋生物导致的肾损伤。

第二节　水母蜇伤致肾损伤

水母(学名 Medusozoa),是一种低等无脊椎浮游动物,属刺胞动物门,钵水母纲,其适应力强,无论热带、温带,浅水区、深海区,均有其种群的存在,广泛分布于全球各地的海洋中。目前已发现的水母有250余种,200余种含有毒性,包括箱水母、曳手水母、霞水母等在内的70余种水母可对人体造成伤害。在我国海域,已知常见有毒水母约20种,其中白色霞水母是主要蜇人水母之一。

【流行病学】

20世纪80年代以来,全球许多海域水母数量急剧上升。水母蜇伤人事件也频频发生。仅我国,每年就有数万人遭受水母蜇伤的痛苦。近年来,随

着我国海军战略转型的推进,广大官兵在海上作业和海上训练的频次和强度不断增加,水母蜇伤的发病率也呈上升趋势。在一项军事训练伤调查中,研究者在海军某士官学校学员中抽取 500 名研究对象,调研其在基层部队服役期间训练伤的发生情况,发现海洋有毒生物伤中以水母蜇伤占比最高,占总海洋生物伤的 30.16%。另一项研究调查了海军陆战队某部医院收治的 126 例海洋生物致伤人员,其中水母蜇伤 104 例,占总伤员 82.5%,位居第一。钟文等对南海海域周边 10 所医院、卫生所 2002—2006 年收治的落水人员继发海洋生物伤害病例汇总分析也显示水母蜇伤是最常见的海洋生物伤。

【临床表现】

水母蜇伤后,皮肤立即有灼烧、刺痒、刺痛感,局部出现红斑、丘疹甚至表皮坏死。大部分水母蜇伤并不严重,但有一部分患者会出现迟发的多器官功能损伤,其中以肾损伤较为常见,少数病情严重者甚至可能出现肾衰竭。王兵等研究分析了 2011—2014 年某海军医院收治的 28 例重症海蜇伤患者情况,发现大部分患者均并发急性肾损伤,其中合并急性肾衰竭的有 16 例,占比 57.1%。该研究提示肾脏可能是水母毒素的重要靶器官之一。

【发病机制】

水母蜇伤致肾损伤的作用主要与水母触手的刺丝刺入皮肤后所注入的水母毒素有关。在动物实验中,有研究者观察了白色霞水母刺细胞毒素(CNV)对小鼠肾脏的作用情况,注入 33.64 mg/kg CNV 的实验组小鼠的肾脏细胞核皱缩、部分内质网扩张水肿、大量线粒体肿胀、部分线粒体出现髓样结构、外膜部分溶解,表明 CNV 对小鼠肾组织有损伤作用。Li 等以 2.92 mg/g(鼠体重)的沙海蜇生物毒素注入小鼠体内,小鼠的近端肾小管出现严重的退行性改变,部分肾小管上皮细胞完全坏死,提示该种水母毒素对小鼠肾脏有很强的毒性。Wang 等研究发现发形霞水母触手提取物(TE)可以诱导模型动物的肾损伤。在 TE 作用后,大鼠肾脏皮质部分肾小球囊腔以及肾小管腔内出现大量空泡及透明质样物质,肾小管上皮细胞脱落坏死。电镜显示肾小球滤过膜无明显变化。张博的研究进一步发现,TE 对肾脏的损伤可能同水母毒素在肾小管细胞膜上形成的特殊孔道有关,孔道形成后,可以通过引起钙超载以及提高活性氧簇水平激活线粒体凋亡通路诱导细胞死亡。

目前,有关水母蜇伤致肾损伤的研究多集中于水母触手刺丝囊所提取的复合物方面,而关于某单一成分对肾损伤的研究甚少。一方面是由于水母毒素组分比较复杂,其中包含类蛋白毒素和多肽、酶类以及组织胺、5-羟色胺等多种生物活性介质,致肾损伤可能是其中多种毒素联合作用的结果。另一方面,目前对多种单一组分的研究已证实,水母毒素具有抗氧化活性、多种酶活性、溶血毒性、细胞毒性等全身效应。这些效应在影响全身的同时,也必然直接或间接对肾脏产生一定的影响。相信未来随着水母毒素提取、纯化、分离技术的提高,有关水母毒素对肾损伤影响的研究也必将更加深入。

【治疗】

水母蜇伤往往症状明显、病程较长,容易造成部队非战斗减员。早期合理有效的救治可以极大减轻患者的痛苦,提高临床治愈率。

1. 局部处理 就地海水冲洗蜇伤处,并尽快到医院就诊,用5% ~10%碳酸氢钠溶液(或饱和明矾溶液)冲洗,患处以碳酸氢钠溶液湿敷,每次0.5 h以上,每日数次;或用炉甘石洗剂、糖皮质激素类软膏局部外涂;有明确伤口者,还应考虑注射破伤风抗毒素。

2. 抗过敏治疗 水母蜇伤患者可以根据情况选择氯雷他定、西替利嗪、咪唑斯汀、阿司咪唑等抗过敏类药物。

3. 对症治疗 疼痛剧烈时可予吗啡、哌替啶等镇痛治疗;严重肌痉挛者可给予地西泮等镇静药物对症治疗;合并心律失常者积极抗心律失常治疗;对容量不足导致的低血压者应立即快速补液;并发支气管痉挛和呼吸困难者,使用肾上腺素、糖皮质激素、支气管扩张剂等,以及面罩给氧或气管插管行机械通气以缓解症状;急性肺水肿者,在应用肾上腺素和糖皮质激素等抗过敏治疗的基础上,可考虑应用氢溴酸东莨菪碱或阿托品等抗胆碱能药物,以减少肺部渗出。必要时给予气管插管和呼气末正压通气。心源性肺水肿者可考虑吸氧,静脉注射吗啡、呋塞米、毛花苷 C 及血管扩张剂等药物;合并急性肝肾等器官功能衰竭者,可选择血液净化治疗。

4.过敏性休克处理　迅速停止进入并移出蜇伤的环境;皮下或肌内注射 1∶1 000 肾上腺素 0.2 ~ 0.5 mL 或每次 0.02 ~ 0.03 mL/kg,可重复用药。若休克持续不见好转,应及早静脉注射地塞米松 10 ~ 20 mg 或氢化可的松 200 ~ 400 mg,也可酌情选用去甲肾上腺素、间羟胺等血管活性药物;尽早、足量补液,提倡优先选择晶体液;用止血带紧缚蜇伤肢体近心端,以减缓有害毒液吸收和限制其扩散的速度;出现呼吸困难或发绀时,可尽早给予氧气疗法,必要时进行人工通气。

【防治研究进展】

在水母毒素致肾损伤的防治研究方面,近年来相继取得了一些进展。既往已有研究证实,表没食子儿茶素没食子酸酯(EGCG)具有抗菌、抗病毒、抗氧化、抗血栓、抗炎和抗肿瘤等一系列生物活性。在新近的一项研究中,Li 等发现,预防性给药 EGCG 可以有效拮抗野村水母毒素(NnV)的毒性作用,不同给药浓度均可延长小鼠生存时间,当 EGCG 用量达到 20 mg/kg 时,所有小鼠均存活,并且 EGCG 对 NnV 诱导的小鼠肾损伤也有显著减轻作用。膜促溶剂聚乙二醇(PEG)能够从上游干预水母毒素在肾小管细胞膜上形成的特殊孔道,从而抑制钙超载、活性氧簇堆积等下游反应,对水母毒素的损伤效应可起到保护作用,有潜力成为水母毒素肾损伤的治疗药物,但鉴于水母毒素的肾脏毒性作用机制复杂,可能需要与其他药物联合作用,有待进一步深入研究。临床治疗方面,王兵等采用一种特殊的血液净化模式——序贯透析治疗了 16 名合并肾衰竭的重症海蜇伤患者,取得了不错的疗效,为临床救治水母中毒所致的急性肾衰竭提供了有益的经验和积极的探索。

【预防措施】

首先,应对官兵进行个人防护的宣传教育,在作业训练时尽量避开海洋生物,切勿用手推碰。受伤后要避免恐惧和慌乱,应及时呼叫周围人帮助,并寻求治疗。其次,海洋环境作业训练时做好相关的卫勤保障准备,备齐相关急救药品,对被海洋生物致伤的人员均应现场采取应急治疗措施。最后,慎重选择训练和活动的海域,尽可能选择少或无水母和其他致伤海洋生物的海域进行作业训练。标记水母出没的海域,并用打捞网打捞海域内海蜇等海洋浮游生物。

第三节　鱼胆中毒致肾损伤

鱼胆中毒是由于食用鱼胆引起的急性中毒。鱼胆中毒在我国动物性自然中毒的案例中,其中毒人数及死亡率多年来一直居高不下,仅次于河豚中毒而居第二位。临床鱼胆中毒者多为经口中毒,包括生食、熟食(如蒸、煮、油炸后吞服)、伴糖服、酒浸泡后服用或直接酒水送服。因胆汁毒素的毒性不易被加热或被乙醇破坏,故不论何种加工、进食鱼胆方式,都有可能导致不同程度的中毒症状。

【流行病学】

一般来说,鱼胆中毒多是由于误信民间偏方食用鱼胆所致,在军队严格的后勤保障体系下较少发生此类事件。但由于军事任务的多样性和复杂性,在进行特殊任务时,例如无后勤保障条件下进行远海岛屿渗透侦查或单兵野外生存训练时等,可能因条件限制或经验不足而误食鱼胆导致中毒。此外,一些部队炊饮人员对鱼类产品加工经验欠缺,也可能导致此类事件的发生。有文献报道,驻高原边防某部 24 名官兵曾发生一起集体食物中毒事件,经流行病学调查证实为食用高原鱼胆中毒,原因是炊饮人员将鱼胆、鱼仔同时煎炸供官兵食用。从现有资料来看,集体中毒事件极为罕见,鱼胆中毒多呈偶发、散发状况,一旦发病,往往病情比较严重。

鱼胆中毒可致全身多器官和组织损伤,作为容易受累的器官之一,肾脏受损也最为严重。在一项回顾性研究中,Yan 等荟萃分析了中国 1973—2018 年文献所报道的 376 例轻、重症鱼胆中毒患者的肾损伤情况,其中伴少尿、无尿的肾损伤患者共 242 例,占 64.36%,还有部分患者出现血尿及肾区叩痛。一些小样本、单中心的研究结果也基本与其一致。彭晓波等对 19 例急性鱼胆中毒患者临床资料回顾分析,其中 17 例出现肾损伤,占 89.5%。胡祥仁等报道了 86 例急性鱼胆中毒病例,62 例并发急性肾衰竭,占 72.1%。急性肾衰竭通常也被认为是鱼胆中毒死亡的主要原因。有资料显示,重度鱼胆中毒大都伴有急性肾衰竭,其致死率占鱼胆中毒死因超过 90%。

【发病机制】

鱼胆中的胆汁毒素是鱼胆毒性的直接成因。在常见鱼类中,草鱼、青鱼、鲢鱼、鳙鱼、鲤鱼等鱼胆中均含有胆汁毒素,其成分复杂,主要包含了鲤醇硫酸酯钠(SCS)、氢氰酸、胆酸及组织胺等生物毒性成分。目前,鱼胆中毒致肾损伤机制尚未完全明确,一般认为与鱼胆汁毒素直接损伤线粒体、溶酶体,影响机体细胞能量代谢,组胺类物质导致机体过敏及抗氧化物质减少、氧自由基增多相关。氧自由基增多会导致蛋白质构形、酶活性、离子传递、核酸基团等生物膜基本特性改变,肾脏等组织器官出现功能障碍;鱼胆汁中氢氰酸能够抑制细胞内如细胞色素氧化酶等多种酶反应及功能,致细胞呼吸障碍,细胞变性、坏死;鱼胆汁中的各种胆酸可与钾离子结合形成胆盐而导致细胞膜破坏。

自 1991 年野口玉雄等成功从鲤鱼胆汁中分离出 5α-SCS 并验证其为致毒物质以来,有关 SCS 肾毒性和全身毒性的研究就一直是鱼胆中毒研究领域的热点之一。Yeh 等在给大鼠饲喂 5α-SCS 和 5α-鲤醇两种胆汁提取物 19 d 后,大鼠血肌酐、尿素氮明显升高,肾细胞体积增大、细胞受损。Hwang 等进一步研究发现,与 5α-鲤醇相比,5α-SCS 不仅在鱼胆汁中含量高,毒性更强,推测其是主要的致病因子。伍林等比较了单次给药和分次重复给药时,5α-SCS 对大鼠肾脏的影响情况,结果显示:5α-SCS 染毒时间越长或死亡越迟,肾脏病变也越严重。在体外试验中,5α-SCS 可以导致 HK-2 细胞(人近端肾小管上皮细胞株)凋亡坏死。杨蝶等进一步研究发现,HK-2 细胞存活率随着 5α-SCS 浓度增加和时间延长而降低,呈时间、剂量依赖性,与临床鱼胆中毒患者的表现相一致。

【病理特点】

鱼胆中毒所致肾损伤主要累及肾小管和肾间质,尤其是近曲小管变化最为显著。动物实验病理显示,中毒鼠肾组织光镜下可见近曲小管上皮细胞明显肿胀,部分空泡变性及坏死,间质明显充血、水肿,远曲小管亦有坏死。电镜下可见近曲小管上皮细胞内溶酶体明显膨大变性,溶酶体膜破裂,线粒体空泡样变性,嵴减少或消失。Yuan 等对 12 例鱼胆中毒合并肾损伤患者进行了肾活检,所有患者肾组织均可见明显的肾小管水样或空泡样变性及局灶性坏死,以近端肾小管上皮细胞最为严重。

【临床表现】

一般会表现出腹痛、恶心、呕吐和腹泻等胃肠道症状,且为首发症状。如出现肝区疼痛、肝大、黄疸、血清转氨酶升高,镜下血尿、蛋白尿、少尿和无尿、全身水肿、肾区疼痛等,则提示出现肝肾损害。部分患者还伴随低血压和休克,心电图可有不同程度的房室传导阻滞,头昏、头痛、烦躁不安,重者可有神经麻痹、昏迷、抽搐等心脏、神经损害表现。

鱼胆中毒的严重程度与服用量呈正相关。前文所述鱼胆集体中毒事件中 24 名官兵以消化道症状为主,未出现严重的肝、肾损伤,可能与食入量较少有关。

【治疗】

鱼胆中毒的治疗原则是早发现、早诊断、早治疗。采用防治 ARF 为主、多脏器兼顾的综合治疗。特别注意的是,对于不具备后续救治条件的卫生所(队),经前期紧急救治后,应及时后送,以免贻误最佳治疗时机。

（一）一般治疗

鱼胆中毒没有特效解毒剂。对鱼胆中毒者,应首先进行彻底的洗胃治疗,随后每 2 h 用 100～150 mL 5% 碳酸氢钠溶液灌胃,直至患者呃逆、干呕消失。对吞服鱼胆已超过 24 h 的患者,也需要进行洗胃,同时给予补液、利尿,以促进毒素排出体外。治疗中,应尤其注意避免使用可能导致肾损伤的药物。早期、足量静脉应用激素冲击治疗可降低机体对毒素的敏感性、稳定溶酶体膜、拮抗组织胺、预防或减轻肾小管上皮细胞损伤和肾间质水肿。对于病情进展迅速的患者,应尽早进行血液净化治疗。

（二）血液净化技术在鱼胆中毒救治中的应用

ARF 是鱼胆中毒最重要的并发症和死亡原因，主要病变在肾小管间质，特别是近曲小管，其损伤一般是可逆的。因此，防治 ARF 是救治鱼胆中毒的关键。对于病情进展迅速、有可能发展为 ARF 或 MOF 的，应尽早行血液净化治疗。

血液净化既可清除进入血液循环中的毒素，维持机体内环境的相对稳定，又可暂时代替肾、肝等脏器的部分功能，为中毒脏器的自身修复创造条件。

1. 血液净化治疗的启动时机　对于食用鱼胆量较大的患者，应尽早启动血液净化治疗，不必等到出现肾损伤后再被动进行。早期启动有助于缩短治疗病程、加快肾功能恢复、改善患者预后。胡庆等研究显示，在服用鱼胆后 12 h 内给尚未出现肾功损害患者提早进行血液净化治疗，可有效防治急性肾衰竭、改善患者预后。

2. 血液净化模式的选择　根据病情，合理选择血液净化模式同样至关重要。

（1）血液透析：血液透析（HD）是最常见的血液净化模式。单纯采用 HD 在鱼胆中毒的救治中并不占优势。尽管 HD 能较好地清除鱼胆汁里小分子的毒性成分（如 SCS），但对胆汁中的各种胆酸成分及蛋白结合毒素等中大分子物质清除效果差，因而作用有限。

（2）连续静脉－静脉血液滤过（CVVH）：作为连续性肾脏替代治疗（CRRT）模式的一种，CVVH 是通过对流的方式持续且缓慢地清除血液中的毒物及中、小分子物质。CRRT 可有效地去除生物体内的 SCS。杨建伟等报道采用 CVVH 治疗 11 例重度鱼胆中毒患者，治疗后病情明显好转，全部治愈出院。

（3）血浆置换：血浆置换不仅可以清除体内中、小分子毒素和多种炎症介质，阻断恶性循环，还可清除免疫复合物等大分子物质，尤其是血液浓度高、毒性大、与蛋白结合率高的毒物，对有害物质的清除率远比血液透析、血液灌流、血液滤过为好。国外有研究机构将血浆置换列为抢救急危重症的有效手段之一。

（4）联合血液净化：血液灌流（HP）联合 HD、HP 联合 CRRT 等联合血液净化治疗目前已广泛应用于鱼胆中毒的救治。联合血液净化治疗可克服单一净化模式的弊端，清除血液中的不同分子类型的毒素、快速改善机体内环境，阻断全身炎症反应综合征和多器官功能障碍综合征发生，提高救治成功率。联合血液净化的疗效已得到大量临床验证，未来可能是鱼胆中毒治疗的主要研究方向。

3.血液净化治疗的终止时机　需要注意的是，血液净化治疗应在患者肾功能正常、病情稳定时方可终止，否则由于部分毒素在内脏、肌肉和脂肪组织中残留，过早终止透析（如在尿量正常时即终止），可能导致病情反复。

鱼胆中毒虽不常发，但极易合并肝肾衰竭等急危重症，应引起高度重视。在部队中应广泛开展食品卫生宣传教育，尤其对炊事员要讲明鱼胆中毒的危害性，避免随便食用任何鱼胆。特别是偏远部队，受检测、救治条件限制，后送困难，更应注意鱼类食品的加工制作，防止鱼胆中毒事件发生。

第四节　其他海洋生物致肾损伤

除水母蜇伤和鱼胆中毒外，海军在滩涂作业、登陆、抗登陆训练及生活保障过程中，还可能出现因其他海洋生物所致的创伤，如被海蛇咬伤、被鲉鱼和鲇鱼等的毒棘刺伤，被海胆、海星、海参等棘皮动物刺伤。食用有毒海洋生物，如河豚、西加鱼、有毒贝类等也可导致中毒。此外，还有广泛分布于海洋中、肉眼难以发现的微生物，如海洋创伤弧菌等，也会对人体及肾脏造成潜在威胁（见彩图 17）。

一、海蛇咬伤致肾损伤

【流行病学与发病机制】

世界上已知约有 50 种海蛇，在我国沿海地区分布了 10 属 16 种海蛇，以青环海蛇、长吻海蛇、环纹海蛇等最为常见。海蛇一般性情温顺，不会主动攻击人类,但在受到惊吓、刺激时会进行防御性攻击。近年来随着海上作训活动日益增多,遭遇海蛇及被海蛇咬伤案例也频频出现。一项调查发现某部参加南海海训任务的 222 名官兵中有 41 名曾遭遇海蛇,占比 18.47%。张黎明等对沿海主要海洋有毒有害生物调研的结果亦表明,海蛇伤是常见、严重的海洋生物伤之一。

海蛇均为毒蛇,其毒液毒性非常强烈,远比陆地毒蛇的毒性大。通常纯海蛇毒素的 LD_{50} 均小于 0.10 mg/kg。海蛇毒与陆地蛇毒类似,也是多种蛋白的混合物,主要含有神经毒素和肌肉毒素。与大多陆地蛇毒不一样的是,海蛇毒不含心脏毒素,对心脏没有直接作用,也不影响血液凝固。被海蛇咬伤后的人和动物多会出现肌肉麻痹,严重者因呼吸肌麻痹导致窒息死亡。

目前认为,海蛇咬伤致肾损伤的主要机制为:海蛇毒素中所含的磷脂酶A 有肌肉毒性,可以破坏横纹肌,释放肌红蛋白和钾离子,进而造成急性肾损伤。

【临床表现及诊断】

有海蛇咬伤史、咬伤部位可见牙痕、咬伤后全身出现中毒表现,再结合相关的实验室检查,不难做出海蛇咬伤的诊断。海蛇咬伤导致肾损伤可出现一系列临床表现,以 AKI、肉眼血尿、镜下血尿及蛋白尿为主。具体临床表现参见本书第九章第三节。

【治疗】

一般治疗参见本书第九章第三节。抗海蛇毒血清是公认的治疗海蛇咬伤最有效的药物。澳大利亚、印度、日本等国已相继研制出本国海域优势品种海蛇抗毒血清。国内广西医科大学蛇毒研究所曾与日本蛇类学术研究所联合研制抗青环海蛇毒血清,中国人民解放军海军军医大学也已研制出高效价的抗青环海蛇毒血清并成功进行动物实验,但上述血清均未正式投产商用。在缺乏特异性抗海蛇毒血清时,海蛇伤选用同科属毒蛇的抗眼镜蛇和抗银环蛇血清也有一定效果。但因其为非特异抗蛇毒血清,故疗效仍欠满意。曾仲意等据经方配制出蛇毒清合剂治疗 22 例海蛇伤患者,取得了不

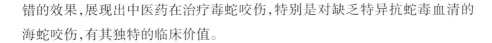

错的效果,展现出中医药在治疗毒蛇咬伤,特别是对缺乏特异抗蛇毒血清的海蛇咬伤,有其独特的临床价值。

二、河豚毒素中毒致肾损伤

【流行病学与发病机制】

河豚是鲀形目鲀科暖水性海洋底栖鱼类,由于有江海洄游习性,常见于江中,外形似豚,因此得名河豚。食用河豚中毒,主要是河豚体内存在河豚毒素(TTX)。TTX 是自然界中毒性比较强的非蛋白类毒素之一,对人类的最低致死剂量约为 2 mg。TTX 主要富集在螺类和河豚体内,在其他动物如蝾螈、虾虎鱼、青蛙、章鱼、海星、螃蟹等体内也有检出。自 1998 年我国禁止食用河豚以来,食用螺类尤其是织纹螺引发的 TTX 中毒事件呈递增趋势。所以,野外生存、后勤保障中如需食用相关海产品,应特别注意 TTX 的防范。

目前,TTX 直接致肾损伤的报道并不多见。在动物实验中,任新林等以提取后的河豚鱼干含毒浸出液制作小鼠 TTX 中毒模型,在中毒后 3 h 内死亡小鼠的肾实质细胞出现明显的变性、坏死,提示 TTX 可能有直接的致肾损伤作用。张桦等曾报告了 5 例河豚毒素中毒致急性肾损伤病例。除一般临床表现外,患者中毒后主要表现为多尿及低张尿,肝、肾功能均正常,诊断考虑为继发性肾性尿崩症,推测其发病机制可能与 TTX 对肾脏的直接毒性作用有关。

【临床表现及诊断】

TTX 具有箭毒样作用,对胃肠道有局部刺激作用,出现腹痛、恶心、呕吐、腹泻。吸收后主要阻断运动神经肌肉接头的传导,先引起感觉障碍,出现唇舌、肢端及全身麻木,以后引起运动神经麻痹,出现四肢乏力、眼睑下垂、肌肉软瘫、腱反射消失,严重者脑干麻痹导致呼吸、循环衰竭。

【治疗】

(1)催吐。

(2)洗胃:用生理盐水洗胃至洗出液无异味为止。

（3）导泻：洗胃后可用中草药制剂导泄，促进毒素排泄。联合使用甘露醇，在促进排毒的同时可预防脑水肿。

（4）补液、利尿：建立静脉通路，给予大量补液（补液量 3 500 ~ 5 000 mL/d）及利尿，以加速毒素排泄。

（5）肾上腺糖皮质激素应用：早期应用大剂量糖皮质激素，地塞米松 20 ~ 50 mg/d，连用 3 d，3 d 后渐减量。

（6）呼吸支持：运用莨菪类药物以兴奋呼吸循环中枢；如已出现呼吸困难、呼吸不规则或呼吸骤停，立即予以人工呼吸、气管插管辅助呼吸等治疗。

总体来说，TTX 致肾损伤案例较少，但考虑其毒性较大、发病迅速、致死率高，仍需要重视。对作战部队应加强宣传说明，熟悉 TTX 的危害和急救方法；后勤保障中应尽量避免食用相关海产品或采取规范方式进行处理。TTX 中毒如出现明显的肝、肾损伤，应迅速转移至有条件的医院治疗。

三、海洋创伤弧菌致肾损伤

【流行病学与发病机制】

在看得见的危险之外，还有许多看不见但广泛存在、伤害性极大的危险，例如海洋创伤弧菌，这是一种自然生长在温暖海水中的革兰氏阴性弧菌，分布极广，在近海、海湾及海底沉积物中都可能存在。目前，创伤弧菌已成为全球最危险的海产食品病原体。随着全球变暖加剧，创伤弧菌分布和感染概率逐渐上升。对国内某沿海城市 2021—2022 年所采集的市售生鲜水产品检测中发现，210 份抽检样品中检出创伤弧菌 69 例，检出率达 32.85%。

人感染创伤弧菌的途径主要为生食被创伤弧菌污染的海产品和伤口接触。海训中如果不慎被带有创伤弧菌的海洋生物、礁石刺破肌肤，或者开放性伤口暴露于有创伤弧菌的海水中或与被创伤弧菌污染的海产品相接触，都有可能导致创伤弧菌的感染。

创伤弧菌感染往往起病迅猛，极易误诊，由其引发的脓毒症病死率极高。据报道，在美国与海产品相关的死亡病例中，创伤弧菌感染占 95% 以上，并且创伤弧菌脓毒症的平均病死率超过 50%。国内 Chao 等报道的

1998—2011 年 121 例创伤弧菌感染患者中,即使所有患者都接受了抗生素治疗和外科干预,病死率也高达 28.9%。

有资料显示,40% 的脓毒血症患者可在早期并发 AKI,一旦发生 AKI,其病死率可高达 70%。创伤弧菌引发的脓毒症也不例外,Nawarat 等报道了 8 例创伤弧菌感染脓毒症患者,有 6 例并发肾衰竭,其中 4 例患者入院不久后即死亡。

发病机制方面,目前认为创伤弧菌感染致脓毒症产生的细胞因子和炎症介质可引起肾血流动力学改变,同时弥散性血管内凝血、低血容量及血管通透性的增加,进一步导致了肾血流量的减少。此外,创伤弧菌还可通过溶细胞素、MARTX 毒素、荚膜多糖、金属蛋白酶和磷脂酶等作用引起细胞损伤,进而导致肾损伤。

【临床表现】

创伤弧菌感染可分为多个临床亚型,其中原发性脓毒症(43.1%)、创伤感染(45.9%)为最主要的 2 个亚型。

原发性脓毒症主要表现为急起发热、寒战、休克和典型血性大疱样皮损。明显的皮损往往从下肢远端开始,包括斑丘疹、荨麻疹、多形性红斑和蜂窝织炎,伴张力性水疱并迅速转为典型的紫色血性大疱,数小时内可累及整个下肢,甚至躯干。迅速恶化的全身状态和局部典型的血性大疱样皮损是诊断原发性脓毒症的重要线索。

创伤感染多是由于身体原有伤口接触带菌海水或被海生动物刺伤而感染,表现为肢体局部的皮肤、肌肉坏死等,亦可迅速发展为继发性脓毒症,危及生命。

【治疗】

创伤弧菌早期治疗尤为重要,包括以下内容。①早期、联合、足量使用抗菌药物抗感染治疗:我国 2018 版《创伤弧菌脓毒症诊疗方案》推荐早期足量静脉使用喹诺酮类药物(左氧氟沙星等)联合三代头孢菌素(头孢哌酮钠舒巴坦钠等)以期待达到最佳疗效。②早期外科手术干预:对怀疑创伤弧菌感染的患者无须等到细菌培养结果或者组织坏死严重后再进行清创。③对症支持治疗:早期连续性肾脏替代治疗(CRRT)有助于清除炎症介质、减轻多脏器功能损伤、提高脓毒症的临床疗效及改善预后。其他方面如抗休克、机械通气、防治 DIC、纠正酸中毒、营养支持等综合治疗也是重要治疗手段。

第五节　潜水致肾损伤

潜水是指在携带或不携带专业工具的情况下,进入水面以下进行查勘、打捞、修理和水下作业等的活动。潜水在我国具有悠久的历史,早在公元前 4 500 年就已有采珠人屏气潜入水中采撷珍珠。随着社会科学和军事技术的发展,潜水在工程救护、医疗卫生等方面作用日益明显。在军事领域,潜水在援潜救生、水下查勘、军事水下工程建设、水下特种作战等方面也发挥着越来越重要的作用。

潜水分为轻潜和重潜,轻潜一般潜水深度在 40 m 以浅,重潜一般在 60 m 以浅。此外还有饱和潜水,是指大深度潜水,潜水深度可达到 400 多米。潜水是一项高风险作业,潜水员在海军中属于专业兵种,其面临的工作环境及洋面环境与陆地环境截然不同。潜水时要面对高压、低温、水流、黑暗、海洋动物攻击等各种不利环境因素,出水时及出水后还要进行减压以避免潜水相关疾病的发生。若过程中防范保护或应急处置措施欠缺,极易出现减压不当、高气压暴露及缺氧等意外情况,导致机体和肾功能受损。

一、减压不当致肾损伤

潜水员在水下(高气压)停留一定时间后,在回到水面(常压)的过程中,应按规定进行减压操作。若操作不当,如上升(减压)幅度过大、速度过快,易导致溶解于机体的气体来不及随呼吸排出体外,在组织和血液中形成气泡,继而造成组织器官功能受损。

【发病机制】

血管内气泡可能通过以下机制导致急性肾损伤(图 7-2)。

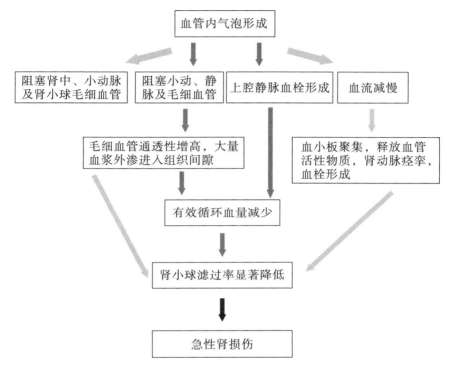

图 7-2 血管内气泡致急性肾损伤的机制

除上述机制外,2015 年 Gleeson 等首次报道了一例经临床及影像学证实的继发于动脉气体栓塞(AGE)的急性肾损伤病例(图 7-3、图 7-4),值得借鉴。该患者最终被诊断为肺气压伤致肾损伤。肺气压伤和减压病都因上浮过程中减压操作不当造成。与后者不同的是,肺气压伤是因压力变化过快导致肺内气体急速膨胀,致肺泡破裂,引发气胸、纵隔气肿或动脉气体栓塞。在 AGE 中,空气从破裂的肺泡通过肺静脉系统进入左心室,然后进入组织和器官致其损伤。

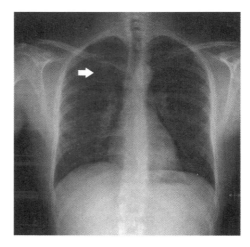

患者仍着潜水服时拍摄的入院胸部 X 射
线片显示右上区（箭头）因肺气压伤而增加的
不透明区域。

图 7-3　肺气压伤患者胸部 X 射线片

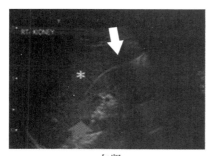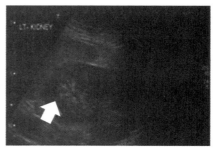

右肾　　　　　　　　　　　　　左肾

图 7-4　肺气压伤患者肾脏超声影像

【治疗】

减压不当致急性肾损伤，应尽早积极治疗，治疗措施包括：①加压；②纠正血容量不足；③抗凝及改善微循环；④应用钙通道阻滞剂；⑤纠正电解质、酸碱平衡紊乱；⑥选择敏感抗生素防治感染；⑦应用呋塞米。并发 ARF 时，提倡尽早进行血液净化治疗。

二、高气压暴露致肾损伤

潜水员进行潜水作业尤其是深潜作业时,随着作业深度的增加,水压也在逐步增大。为此,潜水员需要着抗压潜水服、头盔、领盘等以抵抗水压、保持潜水服内外压力的平衡,防止人体脏器受到挤压损伤。若水下作业过程中,下潜速度太快或出现突然坠入海底、供气中断、排气过度、潜水服破损等意外情况时,会导致潜水服内的气压低于外界水压,此时软质的潜水服难以对抗水压,使得人体直接暴露于深水高压之下。

【发病机制】

高气压暴露属于严重的潜水事故,其造成的后果与暴露部位内外压力差呈正相关。即差值越大,造成的后果也往往越严重。高气压暴露对机体最直接的损伤就是因压力差而造成的挤压伤,除此之外,高气压暴露还经常伴发减压病、肺气压伤等疾病。

多数挤压伤患者在致伤压力释放后,会并发肌红蛋白尿、酸中毒、高钾血症和急性肾损伤。挤压伤致急性肾损伤发病机制非常复杂,至今尚未完全阐明,目前认为主要包括横纹肌溶解及缺血再灌注损伤两方面。挤压伤时,大量肌红蛋白释放导致肾小管堵塞、肾缺血,引起急性肾小管坏死;缺血再灌注损伤导致大量活性氧产生、细胞内钙离子超载、炎症反应、细胞自噬及细胞坏死等(详见第十三章第三节)。

除全身性的挤压伤外,因肾小球和肾脏大部分的血供都集中于肾皮质,高气压暴露尤其是腹部高气压暴露时,会导致局部肾动脉受压、肾皮质表面血流减少、肾小球滤过率下降,从而诱发急性肾损伤。同时,腹压增高时,中心静脉压和肾静脉压均会增高,易导致肾脏血液回流受阻,进一步加重肾损伤。动物实验中,Toens 等以 30 mmHg 的较高腹压持续维持 24 h,模型猪尿量明显减少、血肌酐显著上升,病理显示近端肾小管坏死。

【治疗】

高气压暴露时,首先应立即将患者抢救出水,以减轻挤压伤所致组织的损害程度,避免窒息,同时积极救治。关键仍在于预防:下潜前必须认真检查潜水设备;要控制下潜速度,严禁直接跳入水中;潜水员在水下工作时,应控制好潜水服内的气体量,使负浮力不致过大;在复杂海底作业时应小心谨慎,防止坠入深渊;如遇潜水衣破损或排气阀损坏,水面应大量供气,潜水员则应立即出水;如发生供气中断,潜水员应停止排气,立即出水,并进行预防性加压。

三、缺氧致肾损伤

潜水根据是否提供外部供气,可分为供气潜水和屏气潜水。供气潜水可以通过管道或自身携带的设备得到持续的气体供应,故能够进行长时、深潜作业。而屏气潜水则不借助任何呼吸装具,潜水时吸一口气后暂停呼吸动作,依靠自身存储的气体进行潜水,因此只能进行短时的浅水作业。无论是供气潜水还是屏气潜水都可能遇到一个共同的问题——缺氧。一般来说,在供气潜水中出现缺氧甚至断氧状况,多为非自愿的,属被动型,往往由事故引发,对机体和肾脏造成的损伤也比较严重;屏气潜水中的缺氧则多为自愿的,属主动型,对组织和脏器功能的影响缓慢而长期。但无论是主动型缺氧,还是被动型缺氧,都会导致身体产生相应的生理变化。这些变化在发挥保护机体效应的同时,也可能对健康产生不利的影响。

在一项横断面调查中,Yun 等选取女性屏气潜水员和非潜水员各715 名,评价长期、反复屏气潜水对肾功能的影响状况。被选择的潜水员从事海产品收获工作,为专业的屏气潜水员,平均职业生涯 40~50 年,平均作业深度 5~10 m,平均屏气时间 30 s。调查发现,与非潜水者相比,屏气潜水者的 CKD 患病率明显增高(8.0% vs 12.6%)。多变量分析结果显示,屏气潜水是 CKD 的独立危险因素。该研究表明,对于屏气潜水者,长期浅而频繁的间歇性呼吸暂停,可能会导致肾功能恶化。

【发病机制】

有研究认为可能与以下机制有关:屏气潜水期间的主动性缺氧可诱导心动过缓、心输出量减少、外周血管收缩、血压升高等心血管反应,此种反应又称为潜水员反应。潜水员反应是把双刃剑:一方面,心动过缓减少了心脏的耗氧量,选择性血管收缩主要将减少的心输出量重新分配给对缺氧最为敏感的心脏和大脑,保证了重要脏器的血供;另一方面,血液的再分配使得包括肾脏在内的其他器官的缺氧状况更加严重,加重了肾损伤。此外,有研究证实,长期屏气潜水者体内的氧化应激水平明显增高,氧化应激目前已被证实深度参与了肾损伤的发生、进展。还有研究者分析对比了阻塞性睡眠呼吸暂停(OSA)与屏气潜水,发现二者都有一个重要的共同点:反复暴露于间歇性呼吸暂停引起的缺氧。而既往研究已证实 OSA 是 CKD 的独立危险因素,研究者推测屏气潜水可能与 OSA 有相近的肾损伤机制,不过尚有待进一步证实。

【治疗】

在潜水尤其是供气潜水过程中,潜水员发生缺氧时,常无任何先兆症状且发展速度快、病情严重。水面医学保障人员应始终密切注意潜水员在水下的情况,一旦有缺氧迹象发生,应及时、迅速抢救出水。下潜前潜水干部或潜水医生应严格监督潜水装备的检查,确认符合要求后,方可允许下潜。潜水现场要组织严密,各级人员要坚守岗位,高度负责,严格遵守潜水规则,潜水员一旦发生了缺氧症,应及时处置、积极救治。

长期从事屏气潜水作业的人员,应根据自身状况,科学合理选择屏气作业时间。当身体出现不适时,应及时上浮。定期体检,加强随访,预防慢性疾病的发生。

(邵 青 王 浩 叶 丹 陈泽伟)

参考文献

[1]卢畅,费文超,纪世召,等.海军某士官学校学员基层部队服役期间训练伤发生情况调查[J].解放军预防医学杂志,2017,35(1):16-18.

[2]周剑峰,陈洋华,杨强.海军陆战队某部游泳训练海洋生物致伤 126 例分

析[J].海军医学杂志,2012,33(6):382-384.

[3]钟文,谢国乾,曾国强.南海海域落水人员继发海洋生物伤害的分析[J].中华航海医学与高气压医学杂志,2008,15(3):175-177.

[4]王兵,陆冬良,鞠衍馨.序贯透析治疗海蜇蜇伤致心衰或伴多脏器功能衰竭28例临床观察[J].中华航海医学与高气压医学杂志,2015,22(5):389-392.

[5]WANG B L,ZHANG L,ZHENG J M,et al. Multiple organ dysfunction:a delayed envenomation syndrome caused by tentacle extract from the jellyfish Cyanea capillata[J]. Toxicon,2013,61:54-61.

[6]D'AMBRA I,LAURITANO C. A review of toxins from Cnidaria[J]. Marine Drugs,2020,18(10):507.

[7]张重阳,孟庆义,邱泽武.2014年中国海蜇蜇伤救治专家共识[J].临床误诊误治,2014,27(10):1-5.

[8]CHANG C W,HSIEH Y H,YANG W E,et al. Epigallocatechin gallate inhibits migration of human uveal melanoma cells via downregulation of matrix metalloproteinase-2 activity and ERK1/2 pathway[J]. Biomed Research International,2014,2014:141582.

[9]LI J,WANG Q Q,ZOU S J,et al. Protective effects of Epigallocatechin-3-gallate(egcg)against the jellyfish Nemopilema nomurai envenoming[J]. Toxins,2023,15(4):283.

[10]YAN W T,WANG Z,LU S,et al. Analysis of factors related to prognosis and death of fish bile poisoning in China:a retrospective study[J]. Basic & Clinical Pharmacology & Toxicology,2020,127(5):419-428.

[11]胡祥仁,陆林,王云生,等.急性鱼胆中毒86例临床分析[J].中华内科杂志,2000,39(4):273-274.

[12]邓跃林,肖桂林,金益强,等.鱼胆中毒致急性肾功能衰竭的临床研究[J].中华内科杂志,2001,40(7):480-481.

[13]ASAKAWA M,NOGUCHI T. Food poisonings by ingestion of cyprinid fish[J]. Toxins,2014,6(2):539-555.

［14］LIU Z N,ZHAO M. Continuous renal replacement therapy for multiple organ injury induced by raw fish gallbladder poisoning［J］. American Journal of Therapeutics,2017,24(6):e773-e774.

［15］杨建伟,余成敏. 连续静-静脉血液滤过治疗重度鱼胆中毒临床分析［J］. 中国急救医学,2006,26(9):716-717.

［16］SINGH N S,SINGH L K,KHAIDEM I,et al. Acute renal failure following consumption of raw fish gall-bladder from Manipur［J］. The Journal of the Association of Physicians of India,2004,52:743-745.

［17］柳国艳,赵艳芳,周永红,等. 某部官兵海训期间遭遇海洋生物致伤的调查分析［J］. 海军医学杂志,2020,41(6):672-674.

［18］NOGUCHI T,ONUKI K,ARAKAWA O. Tetrodotoxin poisoning due to puffer-fish and gastropods,and their intoxication mechanism［J］. ISRN Toxicology,2011,2011:276939.

［19］BAKER-AUSTIN C,OLIVER J D. Vibrio vulnificus:new insights into a deadly opportunistic pathogen［J］. Environmental Microbiology,2018,20(2):423-430.

［20］JONES M K,OLIVER J D. Vibrio vulnificus:disease and pathogenesis［J］. Infection and Immunity,2009,77(5):1723-1733.

［21］CHAO W N,TSAI C F,CHANG H R,et al. Impact of timing of surgery on outcome of Vibrio vulnificus-related necrotizing fasciitis［J］. American Journal of Surgery,2013,206(1):32-39.

［22］SKUBE S J,KATZ S A,CHIPMAN J G,et al. Acute kidney injury and sepsis［J］. Surgical Infections,2018,19(2):216-224.

［23］郭玉坤,朱遇安,范晓明,等. 创伤弧菌致病机制的研究进展［J］. 中华损伤与修复杂志(电子版),2022,17(1):81-84.

［24］SHAPIRO R L,ALTEKRUSE S,HUTWAGNER L,et al. The role of Gulf Coast oysters harvested in warmer months in Vibrio vulnificus infections in the United States,1988-1996.［J］. Journal of Infectious Diseases,1998,178(3):752-759.

[25]洪广亮,卢才教,赵光举,等.创伤弧菌脓毒症诊疗方案(2018)[J].中国急救医学,2018,38(7):575-580.

[26]GLEESON P J,KELLY Y,SHEAGHDHA E N,et al. A SCUBA diver with acute kidney injury[J]. BMJ Case Reports,2015,2015:bcr2014206345.

[27]常靖,邱晓军,宋修芹.急性重型减压病并急性肾功能衰竭20例救治体会[J].中华航海医学与高气压医学杂志,2012(1):51-52.

[28]MENSHIKH A,SCARFE L,DELGADO R,et al. Capillary rarefaction is more closely associated with CKD progression after cisplatin,rhabdomyolysis,and ischemia-reperfusion-induced AKI than renal fibrosis[J]. American Journal of Physiology,2019,317(5):F1383-F1397.

[29]GARDECKI J,PARIKH N,BAIRD J F. Massive pneumoperitoneum causing abdominal compartment syndrome[J]. American Journal of Emergency Medicine,2020,38(8):1700. e5-1700. e6.

[30]TOENS C,SCHACHTRUPP A,HOER J,et al. A porcine model of the abdominal compartment syndrome[J]. Shock（Augusta,Ga.）,2002,18(4):316-321.

[31]OH Y J,JUNG J Y,KIM S S,et al. The association of kidney function with repetitive breath-hold diving activities of female divers from Korea,Haenyeo[J]. BMC Nephrology,2017,18(1):75.

[32]HONG S K,HENDERSON J,OLSZOWKA A,et al. Daily diving pattern of Korean and Japanese breath-hold divers（ama）[J]. Undersea Biomedical Research,1991,18(5/6):433-443.

[33]LINDHOLM P,LUNDGREN C E G. The physiology and pathophysiology of human breath-hold diving[J]. Journal of Applied Physiology,2009,106(1):284-292.

[34]THEUNISSEN S,SPONSIELLO N,ROZLOZNIK M,et al. Oxidative stress in breath-hold divers after repetitive Dives[J]. Diving and Hyperbaric Medicine,2013,43(2):63-66.

第八章　严寒作业环境与肾损伤

　　中国的黑龙江、内蒙古、新疆和吉林等地区,冬季极为寒冷,并经常出现低于 $-40\ ℃$ 的极端气温。其中,内蒙古的根河市因其 1 月份平均气温的最低值($-37.2\ ℃$)和平均最低气温的最低值($-43.5\ ℃$)是全国的最低值,被授予"中国冷极"的国家气候标志。基于战略位置的需要,这些地区仍有部队官兵常年驻守,他们需要在严寒环境下站岗放哨、作业训练、边界执勤。例如位于黑龙江省漠河市的北极村,也称"北极哨所",冬季长达 8 个月,最低气温达到 $-50\ ℃$ 以下;再如位于喀喇昆仑山脉中段新疆皮山县赛图拉镇南部的神仙湾哨所,那里年平均气温低于 $0\ ℃$,昼夜最大温差约 $30\ ℃$,冬季长达 6 个多月。可爱的解放军战士们常年驻守在这里,守一国疆土,护一方平安。一些林业工人、矿业工人、渔民等也需要长期在严寒环境中作业生活(见彩图 5、彩图 18)。

　　严寒环境会对人体产生生理、心理和行为等多方面的影响。在生理方面,极端寒冷环境会导致人体体温下降,从而影响多个器官和系统的正常功能。我们最为熟知的是软组织受冻并局部血供减少形成冻伤(或称冷伤)。本章即对严寒环境下的冻伤和低温可能导致的肾损伤问题进行阐述。

第一节　严寒作业环境特点

一、中国严寒地区主要分布

严寒是指气温在 $-29.9\sim-20\ ℃$ 变化的寒冷天气,根据形成因素,分为高纬度寒区和高海拔寒区两类气候区。

高纬度寒带是指南北纬 66.5° 到南北纬 90° 之间,中国最北端为北纬 53°34′N,因此就地理区划而言,我国并没有真正意义上的寒带地区。中国自北而南有寒温带、中温带、暖温带、亚热带、热带等温度带,在各温度带中,寒温带占国土总面积的 1.2%,主要包括黑龙江北部和内蒙古自治区的东北部,具有冬季严寒、昼夜温差大及降水集中的特点,我们称之为高纬度寒区。其 1 月平均气温为 $-31 \sim -15$ ℃,极端最低气温达 -52.3 ℃(1969 年 2 月于黑龙江漠河测得),无霜期仅 3 ~ 4 个月,平均年降水量为 300 ~ 700 mm。

高海拔寒区,又称高山气候区或高原山地气候,主要分布在我国的甘肃、青海、新疆,西南的西藏,四川西部的阿坝、甘孜,云南的滇北、玉龙雪山和高黎贡山的北部;东北黑龙江的东北部和西北部,以及内蒙古东北部地区。这些地方由于海拔较高,终年低温,形成了高原山地气候。在气候上,高海拔寒区的主要特点为气温低、气压低。自海平面起,海拔每升高 100 m,温度下降大约 0.6 ℃,气压降低约 5 mmHg。由于海拔高,也形成了一些高海拔寒区特有的自然环境,如气压低、氧分压低、寒冷与大风、湿度低、太阳辐射强(紫外线与电离辐射)等,会对人体生理功能产生综合性影响。

二、严寒作业环境对人体的影响

(一)严寒自然环境对作业人员的影响

1.低温　严寒作业环境的最大特点就是低温,当人体长时间暴露在低温环境中,会对人体产生如下危害。①冻伤与低体温症:冻伤是指人体局部或全身因寒冷潮湿作用而引起的损伤,轻者可能导致皮肤一过性损伤,重者则可能导致永久性功能障碍;低体温症可能是由于人体暴露在极低温环境中导致人体核心温度低于 35.0 ℃ 的现象。两者是严寒环境下对人体健康造成威胁的常见问题,遇到疑似问题时必须及时就医,切勿掉以轻心。②导致心血管系统问题:严寒环境会导致血管收缩,增加心脏负担,使心脏供血不足,容易引发心绞痛、心肌梗死等心血管疾病。③增加感染风险:低温环境下,人体免疫力下降,容易感染各种病原体,尤其是呼吸道感染和尿路感染。

④诱发关节炎和肌肉损伤:低温会导致关节僵硬、肌肉痉挛,容易引发关节炎和肌肉损伤。⑤影响呼吸系统:低温会导致呼吸道黏膜收缩,引起呼吸困难或咳嗽等呼吸系统问题。

2. 大风　严寒环境下,风力往往会增强,这对户外作业人员是一种额外挑战,强风不仅增加作业难度,还可能对人身安全构成威胁。强风可导致树木、建筑物或其他大型设施倒塌,从而威胁人们的生命安全,同时,强风还可能使人们受伤或被飞来的杂物砸伤,产生各种危险情况。

3. 积雪冰冻　积雪和冰冻是严寒环境下常见的自然现象,它们会增加地面的摩擦力,使作业人员行走和移动变得困难,增加了滑倒和摔伤等意外伤害的发生率。冰面或雪地反射紫外线会造成眼角膜损伤,使人产生流泪、刺痛、畏光等症状。

4. 日照不足　由于地理纬度影响,高纬度寒区尤其是冬季日照时间短,光照强度弱,长时间的日照不足会对作业人员产生如下影响。①长期缺乏日光照射会影响钙和维生素 D 的吸收,可能导致骨质疏松、佝偻病、软骨病等健康问题。还可能引起皮肤干燥、皮炎、长痘等皮肤问题。②长期缺乏日光照射可能导致皮肤新陈代谢减慢,容易出现色素沉着、皱纹、皮肤松弛等问题,甚至增加患皮肤癌的风险。

5. 湿度　严寒环境中的湿度通常较低,长期在此环境中作业、生活会导致皮肤水分快速蒸发而严重流失,皮肤变得干燥、粗糙、衰老。干燥的空气会带走呼吸道的大量水分,呼吸道黏膜缺水之后,分泌的各种黏液中的抗体会减少,防御力就会明显下降;也会影响呼吸道黏膜的一些保护性机制,导致咳痰困难,造成病原微生物的清除障碍,导致感染且不利于控制。

6. 植被海拔情况　严寒环境中的植被通常较少,高海拔寒区更是如此,这可能影响作业人员的食物供应和生态环境。

(二)严寒引发的次生灾害对人体的影响

1. 严寒干燥引发火灾　干燥寒冷的气候下的作业官兵需要消耗大量的热量,用火用电的需求量随之增加,一旦疏于管理,用火不慎,电气短路,加上周围可能存在的易燃物,一般物品也处于干燥状态,极易引发火灾。而寒冷气候下的灭火救援工作也面临许多困难,诸如人员车辆行动不便、器材装备易冻、战法实施受限等,直接影响灭火效能。这些诸多因素导致寒区一旦发生火灾,其破坏性可能会非常大。

2. 交通运输的影响　道路结冰、积雪堆积等问题会导致作业车辆漂移、侧滑甚至倾覆等危险情形发生,给任务官兵的出行安全造成很大隐患。冰雪覆盖的道路和铁路导致的交通运输中断也会给驻守官兵的日常补给带来很大的困扰,特别是新鲜食材的供给,影响官兵健康。

3. 雪崩的灾害性影响　高寒地区的积雪若雪层表面没有融化或融化很微弱,雪层中缺少液态水,雪颗粒之间就像沙子一样疏松。当山坡积雪内部的内聚力抵抗不了它所受到的重力拉引时,便向下滑动,引起大量雪体崩塌。一旦发生雪崩,带来的危害非常惨烈,常常是"全军覆没"。这就要求官兵在行军作业时尽量走山脊线,走在山体最高处,且不要大声说话,以减少因空气震动而触发雪崩,且每名作业官兵最好身上系一根红布条,以备万一遭雪崩时易于被救援人员发现。

4. 作业官兵的心理问题　严寒作业环境常常是白雪覆盖,周围景物单一,而且可能较长时间与相同人员共处,无法进行正常社会交往,信息来源渠道少,长期处于这种环境中,容易导致心理失衡,官兵会有孤独空虚、焦虑烦躁心理。

三、严寒作业环境可能带来的泌尿系统问题

1. 肾功能受损　严寒环境下作业官兵体温降低,轻度低体温时,可出现多尿,一方面与低体温时血管收缩、血压升高、肾脏灌注增加有关,另一方面与低体温时机体分泌抗利尿激素减少有关。中、重度低体温时,心输出量减少,肾脏灌注不足,肾小球滤过率下降,体温在 $27 \sim 30\ ^{\circ}\text{C}$ 时,肾小球会降至只有正常的一半,患者可出现少尿,甚至肾衰竭,肾小管重吸收水、电解质、葡萄糖和分泌氢离子能力下降。

2. 尿路感染　寒冷环境中的诸多问题均增加作业官兵尿路感染的风险:①低温导致人体的免疫功能低下,病原微生物在泌尿系统生长繁殖导致尿路感染发生;②严寒环境下,人体会通过出汗来保持体温,这会导致尿液

中的水分减少,浓缩的尿液会增加尿路感染风险;③严寒可导致尿道收缩,尿液排出困难,尿液潴留,增加尿路感染的风险。

3. 尿路结石形成与发作　在寒冷环境下,尿液中的某些物质可能会结晶形成结石。原有尿路结石的官兵,在寒冷环境下因尿液浓缩会使结石体积增大,导致病情发作。

第二节　冻　伤

冻伤是由于寒冷作用引起的人体局部或全身损伤。冻伤程度与寒冷的强度、风速、湿度及受冻时间、人体局部和全身状态等有直接关系。绝大多数冻伤发生在冬季冷暴露后,尤其当气温≤−20 ℃时多发,冻伤的平均冷暴露时间为0.5~2.0 h。少数伤员在环境温度略高于0 ℃,但有大风的冷暴露情况下也可发生冻伤。冻伤多发生在身体的末梢部位,主要为四肢末端,以下肢冻伤最为常见,其次是双手和颜面部等暴露部位。

【流行病学】

寒冷地区作业官兵在战时和平时均可发生冻伤,尤其是当战斗或军事活动持续时间较长、夜间长途行军、御寒设备不足或鞋袜不适、饥饿疲劳等情况下,冻伤发生率会急剧增加,甚至出现大批量冻伤伤员。严重冻伤可造成非战斗减员,对部队战斗力造成极大不良影响。

1. 战时冻伤经典战例　冻伤的第一个物证是在安第斯山脉发现的一具5 000 年前哥伦布前期的木乃伊。在世界历史战争中,冻伤是导致死亡和伤病的重要原因。公元前218 年,汉尼拔穿越阿尔卑斯山,38 000 人中只有19 000 人幸存。美国独立战争中,乔治·华盛顿军队的冻伤死亡率高达10%。而拿破仑率军在1812—1813 年冬天入侵俄罗斯时,由于对莫斯科极度寒冷天气的估计不足,法军保暖装备不足,出现大量冻伤减员,60 万法军仅剩下不到1 万人,最终被迫从莫斯科撤退。第二次世界大战期间,希特勒也重蹈覆辙,原本计划在10 d 内攻占莫斯科的"飓风"战斗,苏联军队利用纵深换取时间将战斗拖至寒冬，-30 ～ -20 ℃的严寒气候下，德军在此次战役中因没有充足的保暖衣物，冻伤近 15 万人，冻死约 8 万人，而且飞机、坦克等也因燃油冻结无法启动，与此同时苏军却装备齐全，身着棉衣、皮靴，佩戴棉帽、护耳发动反击，最终取得了莫斯科保卫战的胜利。即使是适应环境、拥有充足保暖装备的苏军也同样出现了较多的冻伤伤员。据不完全统计，第二次世界大战中的冻伤伤员总数超过了 100 万人。

我军也有不少在严寒地区作战的经典战役。抗美援朝战争期间，由于时间仓促，我志愿军入朝时御寒服装来不及发放，加上对战区气候和地理环境不熟悉，防寒准备严重不足，出现了我军历史上最为严重的冻伤减员，电影《长津湖》就重现了这段悲壮的历史。我们能够及时总结经验教训，在1969 年的珍宝岛自卫反击战中，根据当地冬季作战特点，总结出了"耳戴套，脸戴帽，裤袋扎棉袄，手往怀里抄，夜里执勤别偷懒，困了喝酒别睡觉"这一著名的防寒顺口溜。在某次潜伏战斗中，官兵将凝固好的猪油收集起来，将贴身内衣裤内全部灌满起到隔绝寒冷的作用，在 -40 ℃的环境下进行潜伏时，创造了无一人冻伤的奇迹。

2. 平时冻伤　平时严重冻伤的发生，主要见于以下几种情况。一是驻守寒区官兵在作业训练时，低温、高湿、强风的综合作用容易引起肢体冻伤，尤其是身体外露部分。根据董红让等人对某高原部队新兵进行训练伤流行病学调查显示冻伤发生率占训练伤的 15% 左右。二是登山、探险、极地科考等相关需要长时间在寒冷环境中作业的人员。一项横断面调查显示，每年每 1 000 名高峰攀登者中有 366 人发生冻伤。英国南极调查局发现，在极地环境中每年每 1 000 人中有 65.6 人发生冻伤。在德纳利（美国最高峰麦金利山所在地），冻伤是医疗机构最常见的个人诊断（约为 18.1%）。对所谓"珠穆朗玛峰急诊室"的近 10 年流行病学回顾性调查发现，冷暴露占所有创伤就诊的 18.4%，其中 83.7% 是冻伤。三是精神状态异常、醉酒或突发疾病丧失意识的人员，在寒冷环境下长时间暴露。国外文献报道，近年来冻伤病例主要发生在一些无家可归的流浪人员、社会劣势群体、有身体残疾或精神障碍的群体。2012 年欧洲东部、中部和北部地区出现强降雪和极端严寒天气。乌克兰有 151 人冻亡，近 500 人因冻伤和体温过低到医院接受治疗，其中 404 人因严

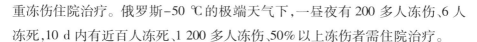

重冻伤住院治疗。俄罗斯−50 ℃的极端天气下,一昼夜有 200 多人冻伤、6 人冻死,10 d 内有近百人冻死、1 200 多人冻伤、50% 以上冻伤者需住院治疗。

因此,冻伤的防治必须受到高度重视。

【分类、分级】

根据损伤范围分类,冻伤可分为全身性冻伤和局部性冻伤,前者主要包括冻僵和冻亡,而后者包括各部位的冻伤、冻疮、战壕足、浸渍足(手)等。局部冻伤根据损伤深度可分为 4 度,有助于根据初步检查结果提供即时指导(表 8−1)。而 Cauchy 等人提出了一种新的四级分级方案,重点在于关注寒冷所致皮肤损伤的解剖层次和第 2 天的骨扫描结果,该方案的优势在于可以更好地预测最终的截肢平面。全身冻伤开始时有寒战、苍白、发绀、疲乏、无力、打呵欠等表现,继而出现肢体僵硬、幻觉或意识模糊甚至昏迷、心律失常、呼吸抑制,最终心搏、呼吸骤停。患者如能得到抢救,其心搏、呼吸虽可恢复,但常有低血压、休克、呼吸道分泌物多或肺水肿,少尿或急性肾衰竭,其他器官也可发生功能障碍。

表 8−1　冻伤的四级分级方案

分级方案		级别			
		Ⅰ度	Ⅱ度	Ⅲ度	Ⅳ度
临床分级方案	冻伤深度	浅表,可能包括不属于冻伤的冷伤	真皮内	全皮层	皮下组织,包括肌腱和骨骼
	初步检查结果	感觉减退、红斑和复温后烧灼感	透明水疱,之后坏死皮肤脱落,复温时疼痛	皮肤变成蓝灰色;透明水疱、出血性水疱或两种同时存在的水疱;复温时疼痛	皮肤变成蓝灰色,复温时无疼痛
	后遗症	无	可能出现持久的冷敏感	全皮层损伤,儿童生长板损伤	全皮层损伤、下方骨骼和深层组织坏死

续表 8-1

分级方案		级别			
		Ⅰ度	Ⅱ度	Ⅲ度	Ⅳ度
Cauchy 分级 方案	初始 损伤 程度	无损伤	远节指骨（趾骨）损伤	中节和近节指骨（趾骨）损伤	腕骨或跗骨区域损伤
	第2 天骨 扫描	无须扫描	放射性示踪剂固定不足	手指（足趾）对放射性示踪剂无摄取	腕骨或跗骨区域对放射性示踪剂无摄取
	第2天 水疱 情况	无	透明水疱	出血性水疱	出血性水疱
	第2天 预后	无后遗症	组织离断	手指（足趾）骨离断	肢体骨离断

根据损伤性质,冻伤分为非冻结性冻伤和冻结性冻伤。非冻结性冻伤多是由于长时间暴露在 0 ~ 10 ℃ 的低温、潮湿环境中所导致的局部损伤,通常发生在暴露的皮肤(如颜面部器官),一般不会导致组织损伤,可能发生在冻结性冻伤之前。而冻结性冻伤则常见于暴露于 0 ℃ 以下的低温(一般在 −5 ℃ 以下,尤其多见于 −20 ℃ 以下)环境中,伤员出现组织冻结,常可致残或发生冻亡。

【病因及危险因素】

1.环境因素　冻伤的发生除与气温相关,还与风速、湿度、冷接触时间等因素密切相关。

(1)气温:长时间处于寒冷环境或浸泡在冷水中是发生冻伤的直接原因。

(2)风速:风是导致冻伤的重要因素。风能够加速人体与环境的热量交换,风速越大,热的对流越快,人体表面的水分蒸发速度也就随之加快,导致体温下降加速;同时风速增大会使得衣物与皮肤之间的空气层变薄,降低衣物保暖效果,从而增加发生冻伤的风险。

(3)湿度:潮湿是加重冻伤的另一个重要因素。在干燥的环境中,空气是一种不良的热导体,因此如果受冻的部位保持干燥,热量的散发速度会减慢,消耗的热量也会减少。当衣物和鞋袜保持干燥时,冻伤的发生概率较低;相反,如果局部处于潮湿状态,由于水具有良好的导热性能,热量的消耗速度会加快,更容易导致冻伤发生,我们应该尽量避免受冻部位的潮湿。作业官兵在寒冷环境中选择透气性好、吸湿性强的衣物和鞋袜,以减少汗水的积聚和蒸发。同时,定期更换干爽的衣物和鞋袜也是必要的。对于长时间暴露在潮湿环境中的人群,应加强防湿保暖措施,并注意保持身体各部位的干燥。

(4)接触特殊物质:当人体局部与极冷的金属、石块等具有极高导热性能的物体直接接触时,机体局部温度会迅速下降导致冻伤的发生。例如,干冰、液氮、液氨和氟利昂等物质都具有瞬间汽化蒸发的特性,其降温速度非常快,能够迅速导致组织损伤。接触这些物质的时间越长,冻伤的程度就越严重。

2. 个体因素

(1)末梢循环:人体暴露在严寒环境中,末梢循环不佳的部位,如耳、鼻、手、足等部位更易受低温影响而发生冻伤。

(2)生理异常:疲劳、虚弱、紧张、饥饿、年老或年幼等因素都会减弱人体对外界温度变化调节和适应能力,增加冻伤的发生概率,其机制可能与机体代谢率下降、血管收缩及神经传导受损等因素有关。

(3)疾病和醉酒:精神分裂症、癌症、智力障碍及脑血管疾病等疾病状态,以及醉酒状态,都会削弱人体的自我保护能力,使其更容易受到寒冷环境的伤害。而且这些情况下,机体的神经系统和免疫功能可能受到抑制,导致机体对寒冷环境的适应能力下降,这些均增加了冻伤发生风险。

(4)合并创伤:在常规武器战争中,四肢战伤最为多见,占伤员总数的40%～70%,在此基础上受寒冷刺激极易发生冻伤。其可能的原因包括:四肢末端脂肪组织较少,局部自身保暖效果差;下肢血管有静脉瓣,远端血管细,当创伤肢体遇寒冷刺激时,极易发生血管痉挛。

【**病理生理改变**】

1. 组织细胞学变化　当组织暴露于低于冰点的温度时就会发生冻伤，病理变化可分为直接细胞损伤和间接细胞损伤。当冻伤尤其是冻结性冻伤发生时，机体会因寒冷刺激发生强烈的血管收缩反应，如果接触时间较长或温度极低，则细胞外液甚至连同细胞内液会冻结形成冰晶，进而引起细胞脱水和收缩、电解质紊乱、脂质-蛋白质复合物变性和热休克，最终导致细胞损伤甚至死亡。事实上，冻伤损害更主要发生在冻融后，也就是间接细胞损伤，带来的危害比直接细胞损伤更为严重。机体在复温时局部血管扩张、充血、渗出，并可有微血栓形成，组织细胞内的冰晶融化会造成细胞坏死、组织破坏，释放炎症介质和细胞因子，诱发炎症反应。与此同时，组织也会因缺血-再灌注损伤造成细胞凋亡。

2. 器官改变

（1）冻伤：绝大多数发生于体表器官及肢体，但在某些特殊情况下，也可以发生内脏冻伤的情况，如战争情况下开放性战伤的伤员，由于脏器外露，在寒冷环境下可发生内脏冻伤。内脏冻伤极罕见，发生者死亡率极高，临床上尚无专门对内脏冻伤的描述，内脏冻伤的研究领域多限于对冻亡者的法医学探索。

（2）冻亡：是指人体长时间处于寒冷环境中，因个体保暖不足，散热量远超过产热量超过人体体温调节的生理限度，物质代谢和生理功能发生障碍所引起的死亡。低温环境下，脑是最敏感的器官，当体温低于32 ℃时即可出现大脑功能障碍，表现为痛觉消失、意识模糊、反射迟钝、产生幻觉，30 ℃时即会意识丧失。当体温进一步降至29 ℃时血压即测不出，低至27 ℃时人体反射消失，26 ℃时瞳孔反应也会消失。冻亡者常衣着单薄，并可因低温作用下体温调节中枢麻痹产生幻热感，发生"反常脱衣现象"。冻亡者的面部常表现为苦笑面容，内脏器官则表现为：①脑及脑膜充血水肿，如发生颅内容物冻结，可出现颅骨骨缝开裂现象；②心外膜下点状出血，左心室血液呈鲜红色、右心室为暗红色是冻亡者的特征性表现；③80% ~90%的冻亡者胃黏膜下可出现弥漫性斑点状出血，沿血管排列，称为"维希涅夫斯基斑"，可视为生前冻亡的特有征象。

【治疗】

非冻结性冻伤患者,一般通过保温、涂抹冻伤膏等治疗即可起到不错效果。治疗的关键在于使患者脱离湿冷环境,保持局部温暖和干燥,避免再次寒冷损伤。而冻结性冻伤则需紧急治疗,帮助患者脱离低温或导致冻伤的环境,对患者因冻伤引发的各种异常展开救治(图8-1)。

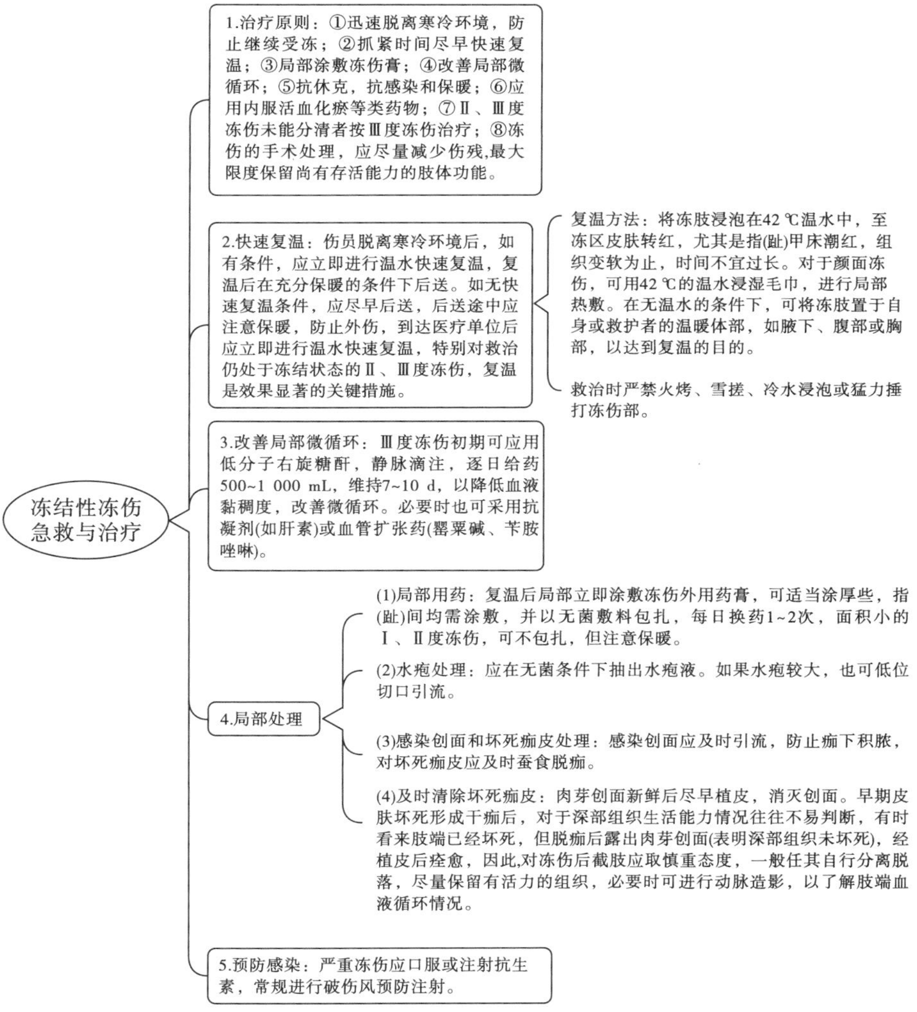

1.治疗原则：①迅速脱离寒冷环境,防止继续受冻；②抓紧时间尽早快速复温；③局部涂敷冻伤膏；④改善局部微循环；⑤抗休克,抗感染和保暖；⑥应用内服活血化瘀等类药物；⑦Ⅱ、Ⅲ度冻伤未能分清者按Ⅲ度冻伤治疗；⑧冻伤的手术处理,应尽量减少伤残,最大限度地保留尚有存活能力的肢体功能。

2.快速复温：伤员脱离寒冷环境后,如有条件,应立即进行温水快速复温,复温后在充分保暖的条件下后送。如无快速复温条件,应尽早后送,后送途中应注意保暖,防止外伤,到达医疗单位后应立即进行温水快速复温,特别对救治仍处于冻结状态的Ⅱ、Ⅲ度冻伤,复温是效果显著的关键措施。

复温方法：将冻肢浸泡在42℃温水中,至冻区皮肤转红,尤其是指(趾)甲床潮红,组织变软为止,时间不宜过长。对于颜面冻伤,可用42℃的温水浸湿毛巾,进行局部热敷。在无温水的条件下,可将冻肢置于自身或救护者的温暖体部,如腋下、腹部或胸部,以达到复温的目的。

救治时严禁火烤、雪搓、冷水浸泡或猛力捶打冻伤部。

3.改善局部微循环：Ⅲ度冻伤初期可应用低分子右旋糖酐,静脉滴注,逐日给药500~1 000 mL,维持7~10 d,以降低血液黏稠度,改善微循环。必要时也可采用抗凝剂(如肝素)或血管扩张药(罂粟碱、苄胺唑啉)。

4.局部处理
(1)局部用药：复温后局部立即涂敷冻伤外用药膏,可适当涂厚些,指(趾)间均需涂敷,并以无菌敷料包扎,每日换药1~2次,面积小的Ⅰ、Ⅱ度冻伤,可不包扎,但注意保暖。

(2)水疱处理：应在无菌条件下抽出水疱液。如果水疱较大,也可低位切口引流。

(3)感染创面和坏死痂皮处理：感染创面应及时引流,防止痂下积脓,对坏死痂皮应及时蚕食脱痂。

(4)及时清除坏死痂皮：肉芽创面新鲜后尽早植皮,消灭创面。早期皮肤坏死形成干痂后,对于深部组织生活能力情况往往不易判断,有时看来肢端已经坏死,但脱痂后露出肉芽创面(表明深部组织未坏死),经植皮后痊愈,因此,对冻伤后截肢应取慎重态度,一般任其自行分离脱落,尽量保留有活力的组织,必要时可进行动脉造影,以了解肢端血液循环情况。

冻结性冻伤急救与治疗

5.预防感染：严重冻伤应口服或注射抗生素,常规进行破伤风预防注射。

图8-1　冻结性冻伤急救措施

由于冻伤后机体的特殊性,救治冻伤患者的以下几项措施需特别强调。

(1)在处理显著低体温患者时,应牢记低体温的心脏对移动非常敏感,粗暴处理患者可能诱发心律失常,包括心室颤动。因此在对冻伤患者体格检查或必要操作时,应注意避免推挤患者。

(2)保持气道通畅:需及时对冻伤低体温患者进行气道、呼吸的评估与支持。出现呼吸窘迫或不能保护气道的患者需要气管插管。对于神志改变或咳嗽反射减弱的患者,也建议早期气管插管,有助于及时清理冷诱导的气道过多分泌物。如有必要,可使用标准药物快速诱导气管插管,阿托品不应作为减少气道分泌物过多的预处理药物。

(3)心肺复苏:对于心搏骤停的意外低体温患者,应进行包括胸外按压的 CPR。胸外按压的禁忌证包括:有明显的致死性损伤,胸壁冻结不能压缩。只要有生命迹象,就应假定有一定的灌注,瞳孔固定和散大不是开始 CPR 的禁忌。

(4)低血压:中度或重度低体温患者在复温过程中经常出现不相称的低血压。应建立大的外周静脉通道输注温热(40~42 ℃)等张晶体溶液维持血压。使用温热晶体溶液至关重要,室温输液可加重低体温。低体温患者的骨内通路可能比静脉通路更容易建立。骨内管路应在插入后立即预充 10 mL 等张晶体溶液(含或不含利多卡因),以打开骨髓腔并帮助确保良好的流动。留置导尿管有助于评估尿量和液体转移。

(5)复苏持续时间:由于低体温的神经保护作用,低体温且心搏骤停患者仍有可能完全恢复。只有在出现无法存活的损伤或有致命疾病、身体冻僵严重而无法进行胸外按压或口鼻被冰雪堵塞的情况下,才不进行复苏。与温度正常的心搏骤停者不同,低体温的心搏骤停患者即使呼气末 CO_2 偏低(<10 mmHg)也不要终止复苏,因为呼气末 CO_2 偏低可能反映代谢率低,而非灌注不良。

第三节 低温与急性肾损伤

低温是指核心体温(直肠、食管温度)下降到 35 ℃以下的情况。美国外科医师学会根据低体温的程度,将低温分为轻度(32～35 ℃)、中度(28～32 ℃)、重度(20～28 ℃)和深度(<20 ℃)。根据其发生原因又可将其分为:意外低温(冷暴露、冻伤)、自发性低温(创伤后)、医源性低温及治疗性低温等多种类型。长期的中度和重度意外低温或自发性低温可引起多器官功能衰竭、昏迷甚至死亡;而医源性及治疗性低温可以改善缺血及缺血再灌注损伤类疾病预后,减轻氧化应激及炎症反应。肾脏是人体重要的代谢器官,低温对肾功能会产生一系列的影响,本节将对低温与肾损伤,尤其是急性肾损伤进行阐述。

一、冻伤/意外低温与急性肾损伤

【发病机制】

如前文所述,冻伤好发于体表器官,对于脏器损伤的研究一直比较滞后,直到 1978 年才有苏联学者对冻伤时的急性肾损伤进行了较为系统的研究和报道。此前无论是冻伤患者临床检查还是法医对冻亡者检查时发现的急性肾衰竭都仅有个案报道。

1980 年四川医学院(现四川大学)的魏松全等人报道了我国第 1 例严重全身性冻伤伴急性肾衰竭病例。该例患者在接近 0 ℃的环境下空腹大量饮酒后深水作业约半小时后出现无尿、全身疼痛随后确诊为冻伤伴急性肾衰竭。Basycharov 等对 10 例严重冻伤合并急性肾衰竭的伤员进行了研究分析,绝大多数伤员是因为醉酒导致在严寒环境中长时间暴露致伤。这项研究发现,冻伤伤员的急性肾衰竭不仅与全身冻伤有关,还与下肢的严重冻伤有关,大量血管内溶血红细胞破坏导致血红蛋白尿并迅速引起氮质血症、蛋白尿、高钾血症,进而出现少尿、无尿,发生急性肾衰竭。低温机体反应所致低血容量、血管收缩、肾素-血管紧张素系统激活等共同导致的肾缺血、缺氧,也参与了急性肾衰竭的发生。

横纹肌溶解也可能参与了冻伤后急性肾衰竭的发生。夏文丽等人回顾分析了冻伤致急性肾衰竭患者的临床资料,结果发现:急性肾衰竭组患者血清肌酸激酶(CK)、乳酸脱氢酶(LDH)及 α-羟丁酸脱氢酶(HBDH)水平均较非肾衰竭组明显升高,血清 CK 水平与血肌酐水平呈正相关,但 CK 值并不明确预测急性肾衰竭的发生。

【临床表现及病理变化】

窦建平等人利用大鼠进行了肾低温损伤研究。轻度低温对肾功能的影响较小,主要是引起尿酸水平升高。重度低温引起的肾损伤较重,损伤后12 h 血肌酐、尿素氮和尿酸水平均出现不同程度升高,严重者可出现少尿、无尿、蛋白尿、血红蛋白尿、肌酶升高。肾组织病理可见肾小管结构紊乱、间质炎症细胞浸润、小管细胞凋亡,甚至发生急性肾小管坏死。

【治疗】

严重的冻伤患者常因多器官功能衰竭而死亡。对于合并肾损伤的冻伤伤员,除冻伤的一般治疗外,可增加利尿等支持性治疗,必要时应用 CRRT 等血液净化治疗措施。多数患者经治疗后肾功能均能恢复,少部分(约 17%)由 AKI 进展为慢性肾脏病。

二、医源性/治疗性低温与急性肾损伤

【发病机制】

医源性/治疗性低温最早用于各种原因造成的脑损伤患者的功能保护,而后逐渐提出了低温治疗的概念。最常用于院外心搏骤停和新生儿缺氧缺血性脑病的患者。随着核心体温的降低,机体代谢率也会随之降低,氧气和葡萄糖的消耗以及二氧化碳的产生会相应减少,从而有助于预防或减轻缺氧造成的损伤。

低温治疗目前同样被应用于肾脏保护。动物实验表明,在低温肾缺血

再灌注损伤模型中,缺血期大鼠体温显著影响肾损伤程度。40 ℃体温的大鼠容易出现严重且不可恢复的肾损伤,37 ℃左右的大鼠出现的肾损伤大多为可恢复性的,而33 ℃左右的大鼠肾损伤则更为轻微。一项对30名接受血管造影检查的患者研究发现轻度低温能够显著降低造影剂肾病的发生率(10% vs 40%)。泌尿外科医生在进行可能需要长时间热缺血保留肾单位手术时,也常常利用冰屑降低肾脏及周围温度来预防或降低可能的肾损伤。而在肾移植手术中,低温灌注液已经成为最为常见的器官获取后的功能保护措施。

需要关注的是,医源性/治疗性低温通常采用"轻低温"(mildhypothermia)的方式且需要注意控制保持低温的时间。如意外造成"深低温"(deephypothermia)或维持低温时间过长,则可造成不必要的肾损伤,甚至引起急性肾衰竭。

【临床表现及病理变化】

医源性/治疗性低温造成的肾损伤通常较轻,临床上常表现为血生化指标(尿酸、肌酐等)的一过性升高。病理变化轻微,及时复温后通常可完全恢复。

【治疗】

医源性/治疗性低温造成的肾损伤通常都是可避免的,但由于患者常在麻醉状态下接受治疗,无法主动告知相关主观感受,因此给患者进行相关治疗的医务人员务必要保持警惕性,注意控制低温程度及维持低温的时间。一旦出现可疑损伤,应立即停止相关治疗并及时复温,以免对患者造成更大损伤。

(傅 点 薛 澄 杨 博 刘楠梅)

参考文献

[1] HANDFORD C,THOMAS O,IMRAY C H E. Frostbite[J]. Emergency Medicine Clinics,2017,35(2):281-299.

[2] 高钰琪,殷作明,苏磊卷.特殊军事作业环境战创伤[M].郑州:郑州大学出版社,2016.

[3] 袁瑞,张志成.意外低体温症研究进展[J].解放军医学杂志,2016,41(4):339-342.

[4] 卢青军,胡安军.意外低体温的危害[J].华北国防医药,2005,17(6):403-404.

[5] RASMUSSEN J M,COGBILL T H,BORGERT A J,et al. Epidemiology,management,and outcomes of accidental hypothermia:a multicenter study of regional care[J]. The American Surgeon,2022,88(6):1062-1070.

[6] 董红让,米永,苏正林,等.某高原部队新兵军事训练伤流行病学调查[J].解放军预防医学杂志,2009,27(4):258-261.

[7] 杨雪艳,王志申,王晓明.泌尿系统疾病与气象条件关系分析[J].吉林气象,2003,10(S1):4-5,12.

[8] SHERIDAN R L,GOVERMAN J M,WALKER T G. Diagnosis and treatment of frostbite[J]. The New England Journal of Medicine,2022,386(23):2213-2220.

[9] BASIT H,WALLEN T J,DUDLEY C. Frostbite[M]. Treasure Island:Stat Pearls Publishing,2023.

[10] 张书韬.25例冻死案例法医学分析[J].中国法医学杂志,2017,32(1):77-78.

[11] 孙景海.军队寒区卫生学[M].北京:人民军医出版社,2012.

[12] 裴国献,张洪涛.重视特殊环境条件下肢体战创伤的救治研究[J].中华创伤骨科杂志,2003(4):281-283.

［13］BASYCHAROV I A P，BOZHEDONOV V V，KLINTSEVICH G N，et al. Acute renal insufficiency in cold trauma［J］. Vestnik Khirurgii Imeni I. I. Grekova，1978，121（9）：78−80.

［14］魏松全，冯子玉. 严重全身性冻伤伴急性肾功能衰竭一例报告［J］. 四川医学院学报，1980，11（4）：357.

［15］夏文丽，王晓飞，杨洁，等. 冻伤致急性肾损伤病例分析及文献回顾［J］. 临床急诊杂志，2018，19（12）：834−838.

［16］窦建平，王宁，刘丽丽，等. 大鼠肾低温损伤特点及机制研究［J］. 军事医学，2023，47（4）：289−292.

［17］DELBRIDGE M S，SHRESTHA B M，RAFTERY A T，et al. The effect of body temperature in a rat model of renal ischemia−reperfusion injury［J］. Transplantation Proceedings，2007，39（10）：2983−2985.

［18］POLDERMAN K H. Induced hypothermia and fever control for prevention and treatment of neurological injuries［J］. The Lancet，2008，371（9628）：1955−1969.

［19］DUGBARTEY G J，TALAEI F，HOUWERTJES M C，et al. Dopamine treatment attenuates acute kidney injury in a rat model of deep hypothermia and rewarming−The role of renal H_2S−producing enzymes［J］. European Journal of Pharmacology，2015，769：225−233.

第九章　陆地丛林作业环境与肾损伤

　　我国森林面积约 2.31 亿公顷,森林覆盖率约达 24.02%。丰富的森林资源覆盖着广袤的地理和气候区域,从热带雨林到寒带针叶林,在形成独特的生态系统和生物多样性的同时,也带来了复杂独特的森林环境。山岳丛林地联合作战是现代战争的基本作战样式,也是新体制下军事斗争准备的重要内容。充分认识丛林地区自然环境和生物环境特点,了解丛林作业环境对官兵健康的影响,制定积极有效的防治措施,对减少平战时战斗与非战斗减员、增强部队战斗力,有着重要的军事意义(见彩图 6,彩图 19 ~ 彩图 21)。

第一节　陆地丛林作业环境

　　我国的森林资源分布不均,主要集中在东北、西南和南方地区。东北有广阔的温带针叶林,西南有丰富的亚热带和温带混交林,南方则以亚热带常绿阔叶林为主。

一、丛林环境特点

　　1. 生物多样性丰富　丛林是地球上生物多样性比较丰富的地区之一,拥有大量的动植物种类,包括各种昆虫、鸟类、哺乳动物、爬行动物、两栖动物及无数的植物种类,其中有很多是稀有、独特品种仅在丛林环境中生存,当然也不乏有害昆虫、有毒动物的繁殖生存,易对作业官兵和丛林作业人员造成伤害。

2.气候高温、高湿　丛林地区一年四季高温、高湿,平均气温在 20 ~ 25 ℃,年降水量超过 2 000 mm,有些地区甚至能达到 5 000 mm 以上。在此类环境中作业时体力消耗大,出现创伤失血时易合并休克,伤口易因病菌繁殖迅速而出现严重感染。

3.植被结构层次分明　丛林的植被通常可以分为乔木层、灌木层、草本层和地面层,层次丰富而分明,每一层都有适应该环境的植物和动物。

4.生态系统互相依存　丛林生态系统中的物种高度依赖彼此及周围的环境生存,形成了复杂的食物链和生态平衡。

二、丛林作业环境对肾脏的损伤

丛林复杂环境下,作业人员及官兵可能面临由于极端天气、不清洁的饮水来源及接触到有害生物和植物所引起的各种健康风险。作为人体内重要的排毒器官,肾脏对这些威胁尤为敏感。

1.丛林自然环境与肾脏病理性损伤　在丛林中长期作业,可能因以下自然环境因素导致肾损伤。①气候湿热、烈日暴晒可能导致人体出现脱水现象,引发肾损伤。②有害植物,如漆树、绿玉树、大狼毒含有毒汁,接触或误食后可能引起中毒性休克,引起肾损伤。③不清洁的水源可能含有致病微生物或化学物质,长期摄入后可能导致肾功能受损。

2.丛林生物环境与肾脏病理性损伤　丛林生物环境致肾损伤主要与以下途径有关。①误食有毒生物:丛林中的有毒生物多,如蟾蜍、贻贝、河豚等,作业人员误食后可能造成严重组织或器官损伤。②有毒动物咬伤:丛林地行军、露营容易受到毒蛇、黄蜂、旱蚂蟥的袭击;夜晚执勤、放哨易遭黄蜂、蚊蠓的叮咬。以上各种因素都可能导致肾脏遭受直接或间接损伤。

第二节　毒蕈中毒致急性肾损伤

【流行病学】

毒蕈指具有可食用子实体的一类大型有毒真菌,我国毒蕈种类丰富,目前已报道有 435 种。常见毒蕈种类多分布在丝膜菌属、鹅膏菌属、环柄菇属、盔孢伞属、牛肝菌科、红菇属、青褶伞属、类脐菇属、粉褶菌属、裸盖菇属、鹿花菌属等。误将有毒蘑菇当作食用蘑菇是引发毒蕈中毒的主要原因。毒蕈中毒对人民群众身体健康和生命安全有着极大的威胁,尤其对于丛林战训官兵来讲,因其环境的特殊性且多聚集饮食,导致集体误食毒蕈的风险增加。有报道陆军某部小分队曾发生一起集体食物中毒事件,造成 9 人急诊送医,经流行病学调查、临床分析及食品检验证实是因食用自采野生毒蕈而引发。

我国毒蕈食物中毒事件具有很强的地域性,病死率明显高于欧美及日本等。2004—2014 年,我国毒蕈中毒病死率 21.24%(786/3 701),占全部食物中毒死亡人数的 35.57%(786/2 210)。其中云南省 2010 年毒蕈中毒病死率更是高达 54.69%(70/128)。任成山对某部队医院 1980—2004 年收治的 172 例毒蕈中毒患者进行了分析,发现少尿或无尿者 131 例(76.2%),血尿素氮和肌酐持续升高者 127 例(73.8%),同位素肾图异常者 81 例(47.1%),肾脏超声异常者 67 例(39.0%)。这些结果表明,肾脏是毒蕈中毒的重要靶器官之一。

【发病机制及临床表现】

临床上引发肾损伤的毒蕈主要有以下几种种属:丝膜菌属、鹅膏菌属、环柄菇属、盔孢伞属、口蘑属、红菇属等,不同种属致肾损伤的机制、临床表现各不相同(表 9-1)。

表 9-1　不同种属蘑菇中毒致肾损伤

项目	鹅膏毒肽综合征	早期肾衰竭	丝膜菌毒素综合征	横纹肌溶解综合征
主要症候	胃肠炎、肝衰竭、急性肾衰竭	胃肠炎、急性肾衰竭	胃肠炎、急性肾衰竭	胃肠炎、肌痛、急性肾衰竭

续表 9-1

项目	鹅膏毒肽综合征	早期肾衰竭	丝膜菌毒素综合征	横纹肌溶解综合征
症状发作	晚发型中毒(6~24 h)	速发型胃肠道毒性(30 min~1 h);迟发型肾毒性(12~24 h)	迟发型中毒(3~20 d)	速发型毒性(<2 h)或迟发型毒性(1~3 d)
肾毒性机制	RNA 聚合酶 II 失活和蛋白质合成抑制	不明	近端刷状缘 ATP 合成受阻	横纹肌溶解
霉菌毒素	环肽类:鹅膏毒肽、鬼白毒素	Allenic norleucine	奥来毒素皮质醇 A 和 B	环丙基-2-烯羧酸
蘑菇种类	鹅膏属 phalloides 鹅膏属 verna 鹅膏属 virosa 环柄菇属 helveola 盔孢伞属 marginata 盔孢伞属 autumnalis	鹅膏属 smithiana 鹅膏属 pseudoporphyria 鹅膏属 proxima 鹅膏属 gracilior 鹅膏属 echinocephala	丝膜菌属 orellanus 丝膜菌属 speciosissinus	口蘑属 equestre 口蘑属 terreum 红菇属 subnigricans 牛肝菌属 leccinum

1. 丝膜菌属致肾损伤 丝膜菌毒素也称奥来毒素,其作用具有高度的肾脏选择性。在一项荟萃研究中,Danel 等收集了 1965—1999 年分布于不同国家与地区的 245 例丝膜菌毒素中毒案例,并对有详细记录的 90 例进行了综合分析。发现几乎所有患者均有 AKI 表现,半数 AKI 患者最终进展为尿毒症,其中 70% 需要行透析替代治疗或肾移植。在 35 例肾活检病例中,多数表现为间质性肾炎病变伴不同程度的肾小管上皮损伤、炎性间质水肿、间质纤维化。少数病例肾组织可见免疫复合物和(或)补体沉积物及嗜酸性粒细胞增多。极少有病例观察到肾小球病变。

丝膜菌毒素致肾损伤的机制目前尚未完全明确,可能与以下途径有关:

①丝膜菌毒素代谢产物可强烈抑制大分子如蛋白质、RNA 和 DNA 的合成；②体外、体内试验表明丝膜菌毒素能产生氧自由基，引起过氧化作用，导致肾功能受损害；③丝膜菌毒素可以非竞争性抑制碱性磷酸酶、γ-谷氨酰转肽酶和亮氨酸氨基肽酶的活性。

摄入丝膜菌毒素后，肾脏会出现迟发型损伤。丝膜菌中毒后的临床表现按中毒进展过程可分为 4 个阶段：潜伏期、肾损伤前期（或胃肠期）、肾损伤期和恢复期。①潜伏期：为食用后 3～20 d，潜伏期的长短与中毒的程度有关，潜伏期越短中毒越严重。轻微中毒者，潜伏期 10～20 d，症状表现为口干舌燥、口渴、多尿，数日后恢复正常；中等程度中毒者，潜伏期是 6～10 d，症状表现为消化功能障碍、多尿或少尿、血尿和白细胞增多，但无严重的肾功能障碍，3～4 周可恢复正常；重度中毒者，潜伏期 2～3 d，表现为急性肾衰竭，死亡率高达 50%。②肾损伤前期：肠胃、神经和一般症状通常持续 1 周，表现为呕吐、恶心、腹泻、厌食、突然发冷、寒战、发抖、嗜睡、眩晕、味觉障碍和感觉异常。③肾损伤期：出现少尿甚至无尿、蛋白尿、血尿、白细胞增多、葡萄糖尿，血清中的肌酐、钾、尿素升高，肾组织病理学分析提示肾小管间质性肾炎、间质水肿、炎症浸润、纤维化/硬化。④恢复（或后遗症）期：康复较慢，一般需数周至数月。

2. 鹅膏菌属致肾损伤　鹅膏菌属的毒蕈中存在能引起急性肾衰竭的毒素，在我国及其他东亚国家引起急性肾损害的鹅膏菌种类均属于鹅膏属中的鳞鹅膏组。许书添等对 1 例误食欧式鹅膏菌毒蕈患者的肾脏做了进一步的活检，病理提示急性间质性肾炎和急性肾小管坏死。Lee 等对 2 例鹅膏菌中毒患者进行了肾活检，发现肾小管扩张、肾小管上皮变扁平、管腔上皮细胞坏死、管腔内颗粒管型。

鹅膏菌属引起急性肾衰竭的毒素十分复杂，最早从鹅膏属 abrupta 中提取到 2-氨基-4,5-己二烯酸，并认为其是主要毒素，但后来的研究表明该物质具有肝毒性而并非肾毒性。目前的一些研究认为氨基己二烯酸是导致急性肾衰竭的主要毒素，对于其毒性作用机制的研究还需进一步的探索。

同为肾损害型的毒素，与丝膜菌毒素相比，鹅膏菌毒素对肾脏的损伤多数可逆，且发病时间更早，摄入后 1～72 h 即出现呕吐、恶心、腹痛等肠胃症状,伴血清尿酸、尿素氮和肌酐升高,少数患者出现白蛋白降低、丙氨酸氨基转移酶升高等肝脏指标异常。少尿或无尿型患者大多需要进行血液净化治疗。

3.红菇属致肾损伤　从红菇属 subnigricans Hongo 中分离得到的环丙基-2-烯羧酸会引起横纹肌溶解,大量肌红蛋白产生致肾损伤。但化合物引起横纹肌溶解症的作用机制尚无报道。

【治疗】

确诊毒蕈中毒是治疗的基础。首先要进行详细的病史调查,了解患者摄入的具体蘑菇种类,以及症状出现的时间和性质。

1.阻止毒物吸收　在毒蕈中毒病程中,特别是初期阶段,减少毒素吸收至关重要。①洗胃:尽早彻底洗胃,尤其在毒素暴露 1 h 以内。②使用活性炭:呕吐剧烈者可使用药用活性炭,能够进一步减少毒素的吸收。活性炭可在消化道中吸附毒素,防止其进一步进入血液循环。③导泻:口服硫酸镁导泻、温肥皂水高位灌肠及持续十二指肠引流以排除肠内毒素。

2.解毒　常用的有青霉素 G、水飞蓟素、二巯基丁二钠和二巯基丙磺酸钠。

3.对症支持治疗　积极补液,纠正脱水、酸中毒及电解质紊乱。合并AKI 的治疗,可早期给予积极营养支持,纠正离子紊乱,预防及处理高钾血症等。

4.肾脏替代治疗　肾脏替代治疗可以清除毒性物质,同时也能起到脏器功能支持的作用,应充分根据患者脏器功能情况实施个体化治疗。临床上,可以采取血液透析(HD)、腹膜透析(PD)、血浆置换(PE)、血液灌流(HP)等不同方式清除毒蕈毒素。Kieslichova 等研究显示,PE 治疗对于改善毒蕈中毒患者的器官损伤有明显优势,可显著降低死亡率。Bouget 等对毒蕈中毒并发急性肾衰竭的 12 人中 8 人进行了 HD 治疗,肾功能得以快速恢复。在 Danel 等对丝膜菌中毒的研究中,有 74% 的急性肾衰竭患者接受了 HD 或PD 治疗。

【预防】

（1）加强宣传，避免毒蕈中毒的最有效方法是不食用野生毒蕈。

（2）加强毒蘑菇与食用菌的外貌鉴别，让丛林作业官兵识别有毒野生蘑菇常有特点：菌盖呈扁半球形到扁平，菌柄近端附白色菌环，根部有球形菌托，通俗判别为："头上戴帽，腰间系裙，脚上穿鞋"。

第三节　蛇咬伤致急性肾损伤

【流行病学】

全世界共有蛇类 3 340 余种，毒蛇超过 660 种。我国有 210 余种，多分布于长江以南及西南地区，其中毒蛇 60 余种，包括 10 余种剧毒海蛇、10 余种陆地毒蛇（如眼镜蛇、竹叶青等）。蛇咬伤多发生在 4—10 月，根据世界卫生组织（WHO）的统计数据，全球每年有超过 250 万名受害者遭受毒蛇咬伤，导致近 12.5 万人死亡。我国每年被毒蛇咬伤的患者多达 10 万人次，总体病死率为 5% ~ 10%。随着丛林作业及海上作训任务的增多，部队遭遇蛇类以及被蛇类咬伤事件也逐步呈现多发之势。

蛇毒中含有多种生物毒素，如磷脂酶 A_2、金属蛋白酶、丝氨酸蛋白酶及活性因子。蛇咬伤的患者在各个组织器官均可检出蛇毒，且因蛇毒在体内由肝脏分解代谢、肾脏排泄，因此肾脏是毒蛇咬伤后毒素分布最多且损伤严重的器官。蛇咬伤相关急性肾损伤（snake bite-associated AKI，SAKI）是蛇咬伤患者常见的并发症，发生率为 13.4% ~ 64.0%，在死亡患者中的发生率可达 98%。SAKI 患者中，有 15% ~ 92% 需要行肾脏替代治疗，总死亡率高达 45%，有 50% 的 SAKI 患者进展为慢性肾脏病。

【发病机制和病理变化】

（一）发病机制

SAKI 的发病机制涉及多种途径。其中包括导致肾缺血的血流动力学改变、蛇毒金属蛋白酶(SVMP)引起的基底膜蛋白水解、血栓性微血管病变(TMA)、直接细胞毒性和色素肾病(肌红蛋白和血红蛋白)。其他原因包括毒液的直接肾毒性、补体激活、免疫复合物形成及抗蛇毒药物过敏,所有这些都可能进一步加重肾损伤。

1.血流动力学变化　低血容量和低血压是SAKI的常见先兆。蛇毒可导致全身性出血、血管渗漏、心输出量减少、全身及肾脏外周阻力改变,进而导致肾血流量减少、GFR降低。此外。血红蛋白尿、肌红蛋白尿、补体激活和活性氧等也可能进一步加重肾缺血。

2.直接和间接肾毒性　蛇毒不仅能直接引发血管炎、肾小球肾炎和系膜溶解,还可以通过内源性细胞因子和炎症介质释放间接导致肾脏受损。SVMP可降解血管壁周围的基底膜蛋白,破坏血管内皮细胞的完整性,并可诱导肾细胞凋亡。磷脂酶A_2可导致细胞膜破裂,引起溶血及组织肿胀。

3.免疫复合物沉积　Sitprija等发现,被热带蛇咬伤的患者在病程进入到后期时,肾活检可观察到免疫复合物肾小球肾炎,主要表现为系膜区及毛细血管周围补体C3、IgM沉积。组织病理学检查结果显示,这种免疫复合物肾小球肾炎是由于自然获得的IgM沉积物继发的抗原沉积所致。而在咬伤后早期进行肾活检时,不会出现或仅出现极少量IgM和补体C3沉积。

4.血栓性微血管病　消耗性凝血功能障碍(VICC)是蛇毒主要的血液毒性作用,有部分VICC患者会发展为血栓性微血管病(TMA),其机制可能与毒液引起的小血管壁内皮损伤伴微血栓形成有关。TMA和AKI的发生有高度的关联性,在一项回顾性研究中发现,蛇咬伤后并发TMA的所有患者均出现了严重的肾损伤,其中95%(18/19)的患者需要行肾脏替代治疗。

(二)病理变化

蛇毒的血毒性和肌毒性可以导致包括肾小管间质、肾小球及肾血管在内几乎所有肾组织发生病理性改变。其中最常见的是急性肾小管坏死(ATN)。此外,急性间质性肾炎(AIN)、肾小球肾炎、肾皮质坏死及血管炎也有相关报道。

1.肾小管间质病变　广泛性ATN是SAKI的最常见病理改变。如拉塞尔蝰蛇(Russell Viper,RV)蛇毒可导致肾小管上皮细胞出现退化、坏死和再生性改变。在另一项有关 RV 咬伤的回顾性研究中,对 7 例因肾功能未恢复而行肾活检的病例显示,有 5 例合并 AIN,病理主要表现为肾间质水肿及单核吞噬细胞、淋巴细胞和浆细胞的浸润。AIN 确切发病机制尚不清楚,可能与各种细胞因子、炎症介质及药物有关。

2. 肾小球病变　RV、眼镜蛇、绿蝮蛇、响尾蛇咬伤的后期,肾活检可见轻度系膜增生性肾小球肾炎伴 IgM 及补体 C3 沉积,其中 RV 咬伤后 IgM 沉积明显,而眼镜蛇咬伤患者补体 C3 沉积更为显著。此外,有学者通过给 SD 大鼠注射响尾蛇毒素构建肾小球损伤动物模型,注射毒素后早期可见肾小球系膜基质溶解,后期除了系膜增生外,还可见细胞外基质增多。

3. 肾皮质坏死与组织梗死　在人类中,肾皮质坏死是多种蛇类尤其蝰蛇(如 RV、锯鳞蝰蛇、驼峰鼻蝰蛇)咬伤后的常见并发症,通常认为与凝血功能障碍有关,严重者可造成肾组织梗死,镜下可观察到肾梗死区的小叶间动脉中含有坏死小管、纤维蛋白和血小板血栓的血红蛋白管型。

4. 肾血管病变　被 RV、绿蝮蛇咬伤后,可出现小叶间动脉的坏死性动脉炎、弓形静脉及其分支的血栓性静脉炎。

【临床表现】

蛇咬伤的临床表现因蛇种类、咬伤部位和蛇毒性质不同而有所差异。局部表现为疼痛、肿胀和红斑。局部感觉异常也是常见的症状之一,患者可能感觉到刺痛、麻木或刺痒。全身性症状:①恶心、呕吐、头晕、出汗;②神经毒表现,如四肢无力、吞咽困难、言语不清、眼睑下垂、呼吸浅慢、昏迷,危重者甚至出现自主呼吸停止和心搏骤停;③血液毒表现,如皮下出血、瘀斑。合并 DIC 时除全身出血外,还会出现皮肤潮冷、口渴、脉速、血压下降、休克;血管内溶血时有黄疸、酱油样尿,严重者出现急性肾衰竭。

【治疗】

1. 支持治疗　蛇咬伤应立即清除局部毒液,阻止毒素的继续吸收,拮抗或中和已吸收的毒素;根据蛇毒种类尽快使用相应的抗蛇毒血清。特异抗蛇毒血清注射是蛇咬伤治疗最为有效且重要的措施。

2. 消肿止痛　消肿止痛是蛇咬伤救治的重要措施之一。非甾体抗炎药易促进或加重出血,阿片类药物止痛较非甾体抗炎药更安全。

3. 预防破伤风　毒蛇口腔及毒牙可能带有破伤风梭菌,毒蛇和无毒蛇咬伤均应常规使用破伤风抗毒素或马破伤风免疫球蛋白。

4. 抗感染治疗　蛇伤无须常规预防性抗感染,对有局部组织坏死、伤口脓性分泌物或脓肿形成者,应给予抗感染治疗。

5. 糖皮质激素　可减轻蛇毒引起的炎症反应、溶血反应和过敏反应,降低毛细血管的通透性,减轻局部肿胀和出血。

6. 肾脏替代治疗　队列研究表明有 75% ~92% SAKI 患者需进行肾脏替代治疗。对于难治性液体过量、酸中毒、电解质失衡或尿毒症的严重并发症等情况,应及时行肾脏替代治疗。鉴于 SAKI 患者多处于一种高分解代谢状态,因此早期肾脏替代治疗介入可能有利于控制病情进展。在治疗模式的选择上,多数 SAKI 患者在合并高钾血症和液体超负荷的同时,往往伴有明显的凝血功能异常,使得腹透管置入面临较大的风险。对此类患者,选择清除小分子物质效果较好的血液透析可能更优于腹膜透析。对于血流动力学不稳定者,指南推荐采用持续低效透析(SLED)或连续性肾脏替代治疗(CRRT)。国内有学者采用血液灌流联合间歇性血液透析治疗 SAKI,在血液透析清除小、中分子毒素的同时,通过血液灌流清除与蛋白结合的大分子毒素,取得了不错的疗效。

7. 蛇药　中医学对蛇伤有独特研究,如季德胜蛇药片等,其他中医中药亦有不少药剂配方,可能有一定的疗效。

【预后】

SAKI 预后不仅与毒蛇种类、被注入蛇毒剂量、送医时间、抗蛇毒血清应用情况等密切相关,同时还会受到患者年龄、基础疾病、体质状况等因素的影响。在 Golay 等人对 42 例 SAKI 患者的随访中,有 23.8%(10 例)患者在3 周内死亡,14.3%(6 例)进展为慢性肾脏病。Waikhom 等对 60 例 SAKI 患者进行了 45 个月的随访,有 41.7%(25 例)患者发展为慢性肾脏病。Herath 等观察的 54 例 SAKI 患者中,有 37.0%(20 例)患者在蛇咬伤后 1 年内发展为慢性肾脏病。上述数据均表明 SAKI 患者预后不容乐观,早期、及时而正确的治疗对于改善 SAKI 预后至关重要。

【预防】

我国丛林驻防部队驻地多在边防地界,距离体系医院路途遥远,一旦发生毒蛇咬伤事件转送困难。且多数医院缺乏特异性抗蛇毒血清,难以进行针对性治疗。因此,预防和控制毒蛇咬伤关键在于加强蛇咬伤相关知识的宣教,早期识别蛇的种类,提高丛林作业官兵对毒蛇的防范意识。同时定期清除部队营院周边、道路两旁茂密的杂草,以减少毒蛇藏匿。根据驻地毒蛇的分布特点,定点配备相应的蛇药。官兵在毒蛇经常出没的野外作业时,应着厚靴及厚帆布绑腿、戴手套,必要时戴草帽,并随身携带蛇药以备急用。

第四节　蜂蜇伤致急性肾损伤

【流行病学】

蜇人蜂属膜翅目昆虫,包括蜜蜂科(蜜蜂)及胡蜂科(胡蜂、黄蜂、马蜂)。在我国南部及东南亚国家,蜂蜇伤事件时常发生,主要发生在适宜蜂群生长繁殖的山地丘陵地区,尤其在植被丰茂的地方,野蜂生长迅速,蜂蜇伤发生率更高。官兵在上述丛林环境中驻训、野外拉练时经常会触动蜂巢或惊扰蜂群,若处置经验欠缺、保护装备不足,极易遭毒蜂攻击而被蜇伤。周能力等曾报道了一起群蜂蜇伤官兵事件,共造成 136 人受伤,占在场部队人数的 72.3%,其中有 1 人蜇伤达 72 处之多。曾银祥和王昱苓等的研究也显示,蜂蜇伤是部队野外训练中常见的生物伤之一。

蜂蜇伤后病情严重者可发生 MODS,以血液系统及肾损伤出现最早。AKI 为蜂蜇伤的常见并发症,发生率为 21.0% ~ 58.5%,死亡率为 16% ~ 25%,合并 MODS 的 AKI 患者死亡率甚至超过 50%。有 11% ~ 83% 合并 AKI 的患者需要肾脏替代治疗。

【发病机制和病理改变】

蜂蜇伤是蜂类尾针刺破人体皮肤后释放蜂毒所致。蜂毒是一种蛋白质、多肽和低分子物质的复杂混合物,其主要成分为蜂毒肽和磷脂酶 A_2,分别占蜂毒的50%和12%。此外,蜂毒液还含有透明质酸酶、组胺、5-羟色胺、乙酰胆碱、白三烯、血栓烷、多巴胺和去甲肾上腺素等生物活性物质。

目前认为血管内溶血、横纹肌溶解、蜂毒的直接肾毒性及低血压引起的缺血性肾损伤是蜂蜇伤致 AKI 的主要机制(图 9-1)。病理表现主要为 ATN,可伴轻度 AIN,少数患者可出现肾小球微小病变、肾皮质坏死、血栓性微血管病(TMA)等。

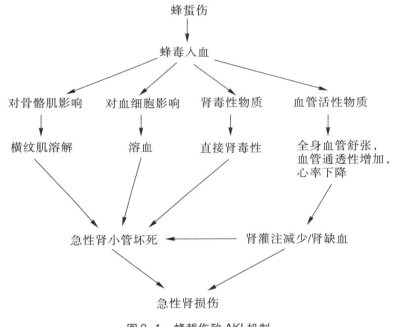

图 9-1　蜂蜇伤致 AKI 机制

1.血管内溶血、横纹肌溶解　血管内溶血和横纹肌溶解是蜂蜇伤的常见并发症,由此导致的血红蛋白尿、肌红蛋白尿堵塞肾小管是 ATN 的主要原因。资料显示,有超过5%~7%蜂蜇伤的患者由于发生横纹肌溶解而出现急性肾衰竭。在蜂蜇伤引起 AKI 的文献报道中,许多病例出现间接胆红素和肌酸激酶水平显著升高,肾活检肾小管内有大量血红蛋白和肌红蛋白,临床及病理特征均符合血管内溶血及横纹肌溶解引起的肾小管损伤。

2.蜂毒致直接肾毒性　研究表明,蜂毒毒素可直接损伤肾小管,尤其是近端小管,这可能与该部位代谢活动强烈、对蜂毒素大量重吸收有关。镜下可见近端小管和 Henle 环的升支扩张、刷状缘减少、上皮细胞破坏及脱落,特别在皮质区的肾小管细胞,可观察到大量的有丝分裂。

3.缺血性肾损伤　蜂毒中含有的蜂毒肽、磷脂酶 A_2、透明质酸酶等物质不仅具有协同降压作用,还能诱导组胺、5-羟色胺、缓激肽和前列腺素等血管活性物质的释放,导致全身血压降低。Ferreira 等将蜂毒素注射入大鼠体内,发现去甲肾上腺素合成减少,组胺等舒血管物质大量释放,后者可引起缺血性心脏病和急性心肌梗死、心输出量减少,从而导致肾血流减少,引发缺血性肾损伤和 ATN。

【临床表现】

肾外表现主要为局部红、肿、热、痛、荨麻疹、腹胀、恶心、呕吐、黑便、黄疸等。部分患者会出现低血压、心律失常,严重者可出现过敏性休克,导致呼吸、循环衰竭,是早期死亡的主要原因。另可伴有不同程度的贫血、血清酶升高。神经系统损害的患者可有头晕、头痛、躁动及昏迷等症状。

AKI 是蜂蜇伤最常见的临床表现,多发生在蜇伤后的 24～48 h,轻者仅见肉眼血尿,病情严重者出现少尿、无尿,血肌酐、尿素氮快速升高、高钾血症及代谢性酸中毒等表现。尿液检查可出现低比重尿、血尿、蛋白尿、血红蛋白尿、尿白细胞增多、血红蛋白和(或)肌红蛋白管型等。AKI 的持续时间一般为 1～8 周,老年患者持续时间更长,儿童和老年患者进展为 CKD 的风险较高。

【治疗】

1.局部治疗　①尽快拔除肉眼可见的毒刺。②局部冲洗:蜜蜂、土蜂等蜇伤可选择 3% 氨水、2%～3% 碳酸氢钠水、肥皂水、淡石灰水等弱碱性液体;胡蜂科类蜇伤可选择食醋、0.1% 稀盐酸等弱酸性液体。也可直接用清水或生理盐水进行冲洗。③可酌情使用蛇药片碾碎调成糊状外敷于伤处。④肿胀明显者可以抬高患肢,24～48 h 给予局部冰敷。⑤疼痛明显者可考虑使用非甾体抗炎药局部外用或口服。

2. 抗过敏反应　根据过敏反应严重程度采取相应的治疗措施。早期出现急性过敏反应者予以抗组胺药物治疗,酌情使用糖皮质激素。严重过敏者予以肾上腺素治疗,建立静脉通道,充分补液,必要时气管插管或气管切开。

3. 器官功能保护　①泌尿系统:早期应充分补液、利尿,保证每小时尿量在 100 mL 以上,以促进毒物排泄和保护肾功能。适当碱化尿液,可降低缺血性肾小管坏死以及毒素诱导的肾小管损伤。②心血管系统:及时处理低血压、心律失常和心肌缺血,心肌酶学异常者予以营养心肌治疗。③呼吸系统:加强气道管理,维持呼吸道通畅,及时处理过敏性肺水肿、喉头水肿。④血液系统:监测血常规、凝血功能,必要时输注新鲜血浆及浓缩血小板。⑤消化系统:积极防治消化道出血,对于出现肝功能损害者予以保肝治疗。

4. 肾脏替代治疗　应根据患者病情,合理选择肾脏替代治疗(RRT)。①血液灌流(HP):通过吸附作用清除与血浆蛋白结合的毒素,中、重度蜂蜇伤患者应尽早进行。②连续性肾脏替代治疗(CRRT):适用于重症或血流动力学不稳定的患者,可选择连续性静脉–静脉血液滤过(CVVH)、连续性静脉–静脉血液透析(CVVHDF)、连续性静脉–静脉血液透析滤过(CVVHD)等不同模式。③HD:可有效清除体内多余水分、纠正酸碱失衡及电解质紊乱,适用于生命体征相对稳定需要间断透析者。④血浆置换(PE):尤其是全血浆置换,可以充分清除已与血浆蛋白相结合的毒素且能补充白蛋白、免疫球蛋白、凝血因子等。⑤联合血液净化治疗:联合血液净化治疗(如 HP+CRRT、HP+HD 等)可能是未来蜂毒中毒的主要治疗手段。李明鹏等研究发现,与单纯采用 CRRT 模式相比,HP+ CRRT 可以明显缩短肾功能恢复时间、提高 30 d 肾脏恢复率,表明联合血液净化治疗对 AKI 患者肾功能的早期恢复更为有利。

【影响及预后】

研究显示,多处蜇伤、蜇伤至就诊时间过长是蜂蜇伤后发生 AKI 的独立危险因素。患者年龄、蜇伤部位、是否有过敏反应等也是影响 AKI 发生的重要因素。蜂蜇伤后,合并 AKI 患者的死亡率、住院时长显著高于非 AKI 患者。因此,早期治疗和积极预防 AKI 的发生对降低死亡率、改善患者预后尤为重要。

【预防】

首先应教育广大官兵认清蜂蜇伤的危害,高度重视蜂蜇伤个体防护工作。进入林区作业时要穿长袖衣裤、戴面罩,不可乱捅蜂窝或激惹蜂群。接触花草和树木时,要预先察看,发现蜂巢时要悄然走开,避免"打草惊蜂"。遭遇蜂群攻击时,应立刻就地蹲下,不要猛跑,以免蜂群尾追。同时用衣服护住身体的暴露部分,特别要护住头部。其次在毒蜂分布较多地带进行军事演习等大规模活动时应提前摸排好蜂巢位置、数量,并集中予以清除。具体可由数名有处置经验且心理素质较高的同志,穿好隔离防化服,在照明灯照射下,用编织袋套住蜂巢快速扎紧袋口,摘除蜂巢后置于地面用力踩碎,并浇汽油焚烧。对位置较高难以达到的蜂巢,请当地消防部门协同解决。对于蜂巢摘除后停留巢穴附近或散在飞行的成蜂,可以用卫生防疫车喷洒氯氰菊酯、溴氰菊酯等药物进行灭杀。

第五节　其他有害生物致急性肾损伤

除蛇咬伤和蜂蜇伤外,军队长时间在丛林环境中作业、训练及生活过程中,还可能出现因其他有害生物所致的创伤。①蝎子:大多数蝎子的毒液主要对神经系统产生影响,但某些种属蝎子(如 Buthidae 科的印度红蝎)的毒液可能导致血管内溶血、横纹肌溶解,间接引发肾损伤。②蜘蛛:有些蜘蛛,如落叶隐居蜘蛛和巴西漫游蜘蛛等,其毒液中含有的毒素可以破坏肌细胞,引起类似的溶血反应,导致 AKI 的发生。

对于需要长时间在丛林环境中作业的部队官兵,应加强有关识别和避免丛林潜在风险的培训。发生生物毒损害时,应立即停止毒物接触,加快体内尚未吸收的毒物清除,促进已吸收毒物的排出,同时应用特殊解毒药物对症支持治疗,以确保能够提供及时的医疗响应。通过上述措施,不仅可以有效保护官兵的肾脏健康,同时也有助于保持并提升部队在丛林环境中的整体战斗力。

(王 葳 王 浩 刘楠梅 丁玲玲)

参考文献

[1]图力古尔,包海鹰,李玉.中国毒蘑菇名录[J].菌物学报,2014,33(3):517-548.

[2]SCHENK-JAEGER K M,RAUBER-LÜTHY C,BODMER M,et al. Mushroom poisoning:a study on circumstances of exposure and patterns of toxicity[J]. European Journal of Internal Medicine,2012,23(4):e85-e91.

[3]夏启安,曾海清.一起食用自采野生蕈引起的毒蕈中毒[J].沈阳部队医药,1996(4):346.

[4]陈作红,杨祝良,图尔古力,等.毒蘑菇识别与中毒防治[M].北京:科学出版社,2018.

[5]赵江,万蓉,余思洋,等.云南省2009—2010年毒蕈食物中毒分析[J].现代预防医学,2013,40(8):1427-1428,1430.

[6]任成山,高全杰,陆海华,等.毒蕈中毒临床类型及特征分析[J].中国急救医学,2005,25(11):781-784.

[7]OUBRAHIM H,RICHARD J M,CANTIN-ESNAULT D. Peroxidase-mediated oxidation,a possible pathway for activation of the fungal nephrotoxin orellanine and related compounds. ESR and spin-trapping studies[J]. Free Radical Research,1998,28(5):497-505.

[8]DINIS-OLIVEIRA R J,SOARES M,ROCHA-PEREIRA C,et al. Human and experimental toxicology of orellanine[J]. Human & Experimental Toxicology,2016,35(9):1016-1029.

[9]许书添,李海蛟,董建华,等.欧式鹅膏毒蕈中毒肝肾损伤的临床病理特

点[J].肾脏病与透析肾移植杂志,2017,26(6):512-516.

[10]LEE J H,KIM S S,SEOK S J,et al. Acute kidney injury resulting from Amanita neoovoidea intoxication[J]. Journal of Korean Medical Science,2018,33(38):e230.

[11]KIRCHMAIR M,CARRILHO P,PFAB R,et al. Amanita poisonings resulting in acute,reversible renal failure:new cases,new toxic Amanita mushrooms[J]. Nephrology,Dialysis,Transplantation,2012,27(4):1380-1386.

[12]KIESLICHOVA E,FRANKOVA S,PROTUS M,et al. Acute liver failure due to Amanita phalloides poisoning:therapeutic approach and outcome[J]. transplantation Proceedings,2018,50(1):192-197.

[13]GONG X C,YANG W F. Epidemiological research status of venomous snake bites in China[J]. J Emerg Tradit Chin Med,2012,21(5):778-780.

[14]柳国艳,赵艳芳,周永红,等.某部官兵海训期间遭遇海洋生物致伤的调查分析[J].海军医学杂志,2020,41(6):672-674.

[15]THEIN C M,BYARD R W. Characteristics and relative numbers of lethal snake bite cases in medicolegal practice in central Myanmar-a five year study[J]. Journal of Forensic and Legal Medicine,2019,63:52-55.

[16]SARKAR S,SINHA R,CHAUDHURY A R,et al. Snake bite associated with acute kidney injury[J]. Pediatric Nephrology,2021,36(12):3829-3840.

[17]SITPRIJA V,CHAIYABUTR N. Nephrotoxicity in snake envenomation[J]. Journal of Natural Toxins,1999,8(2):271-277.

[18]NOUTSOS T,CURRIE B J,ISBISTER G K. Snake bite associated thrombotic microangiopathy:a protocol for the systematic review of clinical features,outcomes,and role of interventions[J]. Systematic Reviews,2019,8(1):212.

[19]RAO I R,PRABHU A R,NAGARAJU S P,et al. Thrombotic microangiopathy:an under-recognised cause of snake-bite-related acute kidney injury[J]. Indian Journal of Nephrology,2019,29(5):324-328.

[20]PRIYAMVADA P S,SHANKAR V,SRINIVAS B H,et al. Acute intersti-

tial nephritis following snake envenomation:a single-center experience[J].
Wilderness & Environmental Medicine,2016,27(2):302-306.

[21]WAIDDYANATHA S,SILVA A,SIRIBADDANA S,et al. Long-term effects of snake envenoming[J]. Toxins,2019,11(4):193.

[22]VIKRANT S,JARYAL A,PARASHAR A. Clinicopathological spectrum of snake bite-induced acute kidney injury from India[J]. World Journal of Nephrology,2017,6(3):150-161.

[23]曹赟锋,梁子敬,陈丽娜,等.血液灌流联合间歇性肾脏替代治疗蝰蛇咬伤导致的急性肾功能衰竭的疗效[J].广州医科大学学报,2021,49(3):37-40.

[24]WAIKHOM R,SIRCAR D,PATIL K,et al. Long-term renal outcome of snake bite and acute kidney injury:a single-center experience[J]. Renal Failure,2012,34(3):271-274.

[25]HERATH H M,WAZIL A W,ABEYSEKARA D T,et al. Chronic kidney disease in snake envenomed patients with acute kidney injury in Sri Lanka:a descriptive study[J]. Postgraduate Medical Journal,2012,88(1037):138-142.

[26]曾银祥.蜂蛰伤42例的基层救治[J].医学信息(医学与计算机应用),2014(12):589-590.

[27]王昱苓,卞园,刘婷.部队野外拉练蜂蛰伤患者的急救与护理分析[J].医药卫生,2021(6):96-98.

[28]VIKRANT S,PARASHAR A. Acute kidney injury due to multiple Hymenoptera stings-a clinicopathological study[J]. Clinical Kidney Journal,2017,10(4):532-538.

[29]KULARATNE K,KANNANGARE T,JAYASENA A,et al. Fatal acute pulmonary oedema and acute renal failure following multiple wasp/hornet (Vespa affinis) stings in Sri Lanka:two case reports[J]. Journal of Medical Case Reports,2014,8:188.

[30]DOS REIS M A,COSTA R S,COIMBRA T M,et al. Acute renal failure in

experimental envenomation with Africanized bee venom[J]. Renal Failure, 1998,20(1):39-51.

[31] MINGOMATAJ E Ç,BAKIRI A H,IBRANJI A,et al. Unusual reactions to Hymenoptera stings:what should we keep in mind? [J]. Clinical Reviews in Allergy & Immunology,2014,47(1):91-99.

[32] FERREIRA D B,COSTA R S,OLIVEIRA J S,et al. Cardiac noradrenaline in experimental rat envenomation with Africanized bee venom[J]. Experimental and Toxicologic Pathology,1994,45(8):507-511.

[33] 姚蓉.四川省蜂螫伤规范化诊治专家共识[J].华西医学,2013,28(9):1325-1328.

[34] 中国毒理学会中毒与救治专业委员会,中华医学会湖北省急诊医学分会,湖北省中毒与职业病联盟.胡蜂螫伤规范化诊治中国专家共识[J].中华危重病急救医学,2018,30(9):819-823.

[35] 李明鹏,张凌,刘利,等.不同肾脏替代治疗模式对蜂蜇伤后急性肾损伤患者的肾脏预后分析[J].华西医学,2022,37(7):1009-1015.

[36] 谷晓玲,甘林望,吴蔚桦,等.蜂蜇伤致急性肾损伤的危险因素分析[J].中华危重病急救医学,2015(5):386-388.

[37] 陆年宏,黄春胜,谢昌桂,等.某军事活动场所防治毒蜂咬伤的做法[J].中华卫生杀虫药械,2016,22(6):614-615.

第十章　自然疫源地作业环境与肾损伤

　　自然疫源地是指自然界中某些野生动物体内长期保存某种传染性病原体的地区。在自然疫源地内,这些传染性病原体可在一定条件下通过机械性或生物性途径传播给人类,并在人与人之间流行,被称为自然疫源性疾病。疾病的传播受社会环境、自然地理因素和季节气候因素的影响和制约。

　　据现有数据统计,2004—2015 年中国发生自然疫源性疾病 110 万例,分布在 2 807(98.2%)个区县。我国患病数量最多的疾病是疟疾(有 42.6 万例),其次是布鲁氏菌病(有 39.5 万例)、肾综合征出血热(有 15.4 万例)。在这些自然疫源疾病中,流行性出血热、血吸虫病、疟疾、钩端螺旋体病等常常可引起肾损伤(见彩图 7、彩图 22)。

第一节　自然疫源地作业环境特点

　　在自然疫源性疾病的流行与传播中,自然疫源地无疑是起着至关重要的源头与温床角色。这些自然疫源地的环境通常温润、潮湿,雨林叶茂、湿地水长,年降水量丰沛是常态,而这样的条件正好促进了蚊、螨、蛉、蜱、虱等多种媒介生物的大量繁殖。成千上万微小生物生存在茂盛的蔽体下和暗藏的水域中,为传染源、宿主和疾病之间搭建了一条易于循环和扩散的通道。

　　人类由于长期未与这些病原体有接触,往往对它们缺乏免疫力,在与野生动物的接触中或受到含有病原体的媒介生物攻击时,这些病原体一旦侵入人体,便可能迅速扩散造成流行,甚至诱发严重的肾损伤。

　　在军事训练与作业中,官兵们的任务种类多样且强度大,其中不乏要身处疫情高发地区。他们可能被部署在那些具有高密度传染病媒介生物的自然疫源地进行长期艰苦的野外驻训；也会直接置身于被洪水淹没的地区，与疫水抢险的严酷挑战相伴；而执行国外维和等任务时，官兵则需要在异国他乡的森林、山地、沼泽地区等多种复杂地形中行动，那里的疫情和健康风险也远高于国内熟悉的环境。

这些特定作业地域增加了官兵对自然疫源性疾病的感染风险，进而引发包括肾损伤在内的多种健康问题，对官兵的生命安全与部队整体战斗力造成潜在威胁。针对自然疫源性疾病导致的肾损伤，实施精准的早期诊断及有效的医疗干预措施对于缩减官兵的致残、致死率具有显著作用。因此，掌握常见自然疫源性疾病及其并发肾损伤的医学知识和临床处理技能，对于确保自然疫源地作业官兵健康及保持部队战斗效能至关重要。

第二节　肾综合征出血热

【流行病学】

肾综合征出血热（hemorrhagic fever with renal syndrome，HFRS）在我国又称流行性出血热，是由汉坦病毒引起的，以鼠类为主要传染源，以高热、出血和肾损伤为特征，严重危害人类健康。全球肾综合征出血热患者每年约有10万例，以中国、韩国和俄罗斯的流行为主。中国被认为是全球肾综合征出血热病例最多的国家，累计病例占据全球报告总数的90%以上，遍布全国32个省（包括自治区和直辖市）。根据中国国家卫生健康委员会的数据，1950—2014年，中国报告了超过160万例HFRS病例，其中约4.7万例致死，致死率为2.89%。虽然自2000年以后，中国HFRS的总病例数显著减少，疫情区域却有扩大趋势，部分地区（如华北和东北某些地区）流行强度有所增加。在军队中，官兵感染HFRS的情况并不罕见。驻扎山东省的部队中，自然疫源性疾病感染以HFRS为最常见，占总病例的36.4%，成为当地重点防控的传染病之一。某部队2014年8月26日—9月19日河北的军事驻训中，

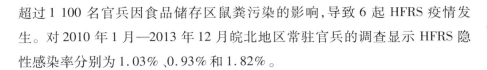

超过 1 100 名官兵因食品储存区鼠粪污染的影响,导致 6 起 HFRS 疫情发生。对 2010 年 1 月—2013 年 12 月皖北地区常驻官兵的调查显示 HFRS 隐性感染率分别为 1.03%、0.93% 和 1.82%。

【病因及危险因素】

肾综合征出血热(HFRS)主要由汉坦病毒感染引发,通常是由于吸入含有病毒的雾化颗粒物,或是接触感染了汉坦病毒的啮齿类动物(如黑线姬鼠和褐家鼠)的尿液、粪便或其他分泌物而感染,而人对人的传播则相对罕见。这种疾病的流行与以下病因和危险因素密切相关。

1. 病毒传播　病毒主要通过携带病毒的宿主动物(如鼠类)的尿液、粪便、唾液等排泄物或分泌物污染环境,人接触这些污染物后经呼吸道、消化道或破损皮肤等方式感染。

2. 季节因素　秋、冬季为疾病高发期,可能与鼠类活动规律、繁殖习性及人类户外活动增加有关。

3. 地理环境　本病多发生于农村和城市边缘地带,尤其在卫生条件差、鼠类密度高的地区更为常见。

4. 人群易感性　一般人群普遍易感,尤其以农民、野外作业者、作业官兵、实验室工作人员等接触鼠类机会较多的人群发病率较高。

5. 不良生活习惯　如食用被鼠类污染的食物或水源,或者居住环境卫生条件差,都可能增加感染的风险。

6. 遗传因素　在 HFRS 的症状和预后中可能发挥作用。一项研究指出,具有人类白细胞抗原(HLA)中的 B8 和 DR3 等位基因的成年个体,相较于不携带这些等位基因的个体,更易发展成需接受透析治疗的急性肾损伤(AKI)。

目前已发现约 24 个血清型汉坦病毒,我国流行的汉坦病毒主要有两型。一种为汉滩病毒(又称 I 型病毒),引起的 HFRS 病情较重,死亡率高达 5%～10%,另一种为汉城病毒(又称 II 型病毒),引起的 HFRS 病情相对较轻。

【发病机制】

汉坦病毒感染导致 AKI 的病理生理机制涉及多个方面。①病毒直接侵入血管内皮细胞导致的损害;②细胞因子和体液因素介导的小管间质损伤,可能致使急性间质性肾炎的发生;③汉坦病毒感染与血浆和尿液中可溶性尿激酶型纤溶酶原激活物受体(suPAR)水平显著提高有关,提示可能直接致足细胞损伤,与蛋白尿的严重性密切相关;④感染造成的血管通透性增加可能引起血浆成分外渗,甚至出血,引起血液浓缩、低血压和休克,血流动力学变化可能间接导致 AKI 的发展。

【病理变化】

汉坦病毒感染导致 AKI 典型的病理变化是急性小管间质性肾炎,肾小管间质区有大量的单核细胞和 CD8[+] T 淋巴细胞浸润,可伴随肾髓质区的血管扩张和充血、髓质出血、间质性水肿、肾小管上皮细胞坏死与再生,以及小范围的小血管炎。尽管光学显微镜下肾小球的组织学变化不明显,但电子显微镜下可以观察到足细胞的广泛足突融合现象。此外,肾小球在免疫组化染色中还可偶见免疫球蛋白和补体组分的沉积。

【临床表现】

临床表现的严重程度取决于感染的特定汉坦病毒血清型以及病毒 RNA 的载量。HFRS 潜伏期一般为 4 ~ 45 d,多为 7 ~ 14 d,典型病例的临床过程可分为 5 期:发热期、低血压休克期、少尿期、多尿期及恢复期。这些阶段可能互有重叠或可有缺失。多数患者会出现一过性的非选择性蛋白尿。此外,临床特征还可能包括发热、低血压、腰背痛或腹痛、头痛及可能伴随的视力变化。部分患者可能出现呼吸衰竭,出现血小板减少和弥散性血管内凝血(DIC)时,患者可能表现出广泛的皮肤及黏膜出血,甚至涉及内脏器官出血。

【实验室检查】

实验室检查可见白细胞计数增高、血小板计数下降、C 反应蛋白(CRP)水平升高、乳酸脱氢酶(LDH)水平上升及肝功能轻度受损,部分患者可能出现凝血功能异常与纤溶活性增强。如出现蛋白尿、镜下血尿及血清肌酐水平升高,提示肾脏受损,此时超声检查可见肾脏阻力指数(renal resistive index,RRI)升高,提示肾脏血流受限。一些患者还可能存在胸腔积液、心包积液、腹水等体腔积液。

汉坦病毒感染的确诊依赖于血清学检验。感染初期即可在患者的血液中检测到针对汉坦病毒的 IgM 型抗体,随着病程发展到 7 ~ 11 d 时,IgM 抗体的滴度通常会达到峰值。而在疾病恢复期,IgM 抗体通常会下降,IgG 抗体水平会上升,这些 IgG 抗体有助于提供长期的免疫保护。

【诊断及鉴别诊断】

HFRS 的诊断主要建立在典型的临床症状和实验室检查结果之上,如有血清学检测证实汉坦病毒感染,一般不需要实施肾活检来确诊 HFRS。

鉴别诊断需考虑其他因素可能导致 AKI,包括钩端螺旋体病等其他感染性疾病,非感染性因素如非甾体抗炎药引起的急性间质性肾炎,以及具有 AKI 和肺出血表现的其他疾病,如肺出血肾炎综合征。这要求临床医生进行仔细的病史采集、体格检查及相关的实验室检查。

【治疗与预后】

肾综合征出血热目前无特异性的抗病毒药物,发病早期可选用利巴韦林抗病毒治疗。临床治疗以缓解病毒引起的血流动力学障碍和内皮细胞损伤,维持水、电解质平衡,预防休克、减少肾损伤为原则,达到透析指征患者及时给予透析治疗。严重血小板减少或合并出血患者可以输注血小板。头痛、背痛时可以给予镇痛药,但应避免使用 NSAID,如布洛芬及双氯芬酸,可能会造成汉坦病毒感染者发生更严重的 AKI。

肾综合征出血热的致死率在文献中有很大的地区性差异,报告范围从 0.5% ~ 10.0%。致死率与患者年龄呈正相关,特别是 70 岁及以上的患者死亡风险增高。尽管多数 AKI 患者能够恢复至基线肾小球滤过率(GFR)水平,但仍有少数患者发展为慢性肾功能不全。

【预防】

(1)加强驻训地的疫情监测,随时掌握当地疫情动态。驻训部队的卫生部门要及时与驻训地及当地疾病控制中心取得联系,随时掌握疫情的发展动态,做到心中有数。

(2)野外驻训时,营舍架设应尽量避开低洼、潮湿、遮阴、多鼠及多草的地点,地面应做相应修整,如清理杂草、污物和积水。

(3)加强军事野外活动地区清洁卫生管理,同时做好灭鼠、防螨工作,尽量减少啮齿动物的滋生和传播。

(4)加强基层医务人员的技术培训和全体官兵的健康教育工作,提高官兵自我保护意识。部队官兵在疫区执行任务时,尽量避免与可能携带病毒的啮齿动物接触,特别是近距离接触野生啮齿动物或处理可能受到啮齿动物尿液、粪便污染的物品时要特别小心。

(5)当出现不明原因持续高热患者时,应及时转送上级医疗单位,重点抓好"三早一就"(即早发现、早休息、早治疗和就近到有条件的地方治疗)。

第三节　血吸虫病致肾损伤

【流行病学】

血吸虫病是一种流行于热带和亚热带地区人畜共患重大传染病,感染人体的血吸虫主要有 6 种,包括日本血吸虫、曼氏血吸虫、埃及血吸虫、湄公血吸虫、间插血吸虫和马来血吸虫。全球约 78 个国家和地区有此病的流行,大多数位于发展中国家,尤其是非洲撒哈拉以南地区。估计全球感染人数约 2 亿,每年约有 20 万人因此病死亡。

我国血吸虫病的流行区主要位于长江流域及以南的地区,长江中下游河网密布,气候湿润,为血吸虫的传播提供了有利条件,官兵在这些地区执勤和执行抗洪、救援等任务时,容易感染血吸虫病并引起流行。2015 年 6 月 1 日,载有 450 余人的"东方之星"号客轮在长江湖北监利段倾覆,该地属于血吸虫病疫区,武警官兵占搜救人员的 39%,当地疾控部门及时对救援官兵进行了感染风险评估,并对可能感染者给予了早期预防性服药,避免了疾病发生。我军历史上也曾有过部队进入血吸虫病疫区被大批感染发病的教训。1949年,我军渡江作战时,在血吸虫病疫区频繁接触疫水导致35%~50%的官兵感染发病,造成大批非战斗减员。

【病因及危险因素】

血吸虫病是一种人和动物都能被传染的寄生虫病,成虫寄生在人、牛、猪或其他哺乳动物的肠系膜静脉和门静脉的血液中,人和这类动物被称为成虫宿主或终宿主。虫卵从宿主的粪便中排出,如粪便进入河水,虫卵便在水中孵化成毛蚴。毛蚴先钻进钉螺体内寄生,并发育、繁殖成上万条尾蚴,钉螺是唯一中间宿主。尾蚴离开钉螺后在浅表的水面下活动,遇到人或哺乳动物的皮肤便钻入体内进入血液,使人或动物感染血吸虫病。感染血吸虫病的主要危险因素包括以下内容。

1. 接触受污染的淡水 频繁接触受污染的淡水环境,如河流、湖泊、水塘等,尤其是在水中训练作业、农业劳动、嬉戏游泳时,疫区官兵因业余生活枯燥或高强度训练疲劳,也会有休息时在水中游泳可能。

2. 生活和环境条件 贫穷、卫生条件差和缺乏清洁饮水供应的地区更容易发生血吸虫病。

3. 职业危险因素 农民、渔民、水产养殖工人及抗洪抢险官兵等,工作性质导致会更频繁接触到血吸虫感染水源,更容易受到血吸虫病的威胁。

4. 社会经济因素 教育水平低、卫生意识薄弱及缺乏预防知识和资源的地区更容易受到血吸虫病的影响。

【发病机制】

血吸虫感染致肾损伤包括多种机制。

1. 下尿路感染引发的上行性扩散 血吸虫感染后可致肾盂肾炎、肾盂钙化、肾脏慢性肉芽肿形成、输尿管狭窄和肾积水,严重时可能进展为肾衰竭。

2. 免疫反应 相关研究已通过间接免疫荧光技术在人类肾脏组织中检测到血吸虫抗原的存在;血吸虫感染诱发的黏膜免疫应答也可能引起血清中 IgA 的升高沉积在肾脏组织中诱发 IgA 肾病。

3. **其他**　氧化应激导致的肾小管细胞损伤。

【病理变化】

非洲肾脏病协会将血吸虫病肾损伤的病理表现分 6 型。Ⅰ型:系膜增生性肾小球肾炎,多由抗原抗体免疫复合物沉积于系膜区引起相应病变,临床上多表现为无症状性蛋白尿或血尿,抗寄生虫治疗后肾脏病变可自愈。Ⅱ型:光镜下可见中性粒细胞和单核细胞浸润,免疫荧光提示 IgG 及补体 C3 沉积。Ⅲ型:膜增生性肾小球肾炎。Ⅳ型:局灶增生/硬化型 IgA 肾病。Ⅲ型及Ⅳ型临床均可表现为肾病综合征、高血压、肾功能恶化,抗寄生虫治疗后无法逆转肾脏病变。Ⅴ型:AA 型淀粉样变,为长期慢性感染导致血清 AA 蛋白浓度升高、形成淀粉样纤维丝沉积于肾脏所致,临床可表现为肾病综合征、肾功能不全等。Ⅵ型:病理改变多样,可表现为系膜增生、淀粉样物质沉积、纤维素样坏死、毛细血管内血栓形成,多见于血吸虫合并丙型肝炎病毒感染,此类型患者临床表现较重(重度水肿、高血压、重度营养不良),可快速进展至终末期肾病。

【临床表现】

根据患者的感染度、免疫状态、营养状况、治疗是否及时等因素不同而异。可分为急性、慢性和晚期 3 期。

在流行区,90% 的血吸虫患者为慢性血吸虫病,其中 10% ~15% 会出现肾损伤,可表现为不同程度的蛋白尿、血尿、肾功能不全,尽管多数感染者仅经历自限性的血尿和蛋白尿,但有少部分患者可能出现持续性蛋白尿并伴有进行性肾功能恶化,最终进展至终末期肾病。此外,肝脏纤维化也是血吸虫病的一个常见并发症,通常不伴随高脂血症和低补体血症。其他常见的临床症状包括腹泻、带有黏液和脓血的大便、贫血、体重下降和肝脾大等。

【实验室检查】

1. **血常规检查**　急性期患者外周血嗜酸性粒细胞显著增多,但重症患者反而减少,甚至消失,代之以中性粒细胞增多。慢性患者血嗜酸性粒细胞增多在 20% 以内。晚期患者因脾功能亢进,会引起不同程度贫血及白细胞和血小板减少,嗜酸性粒细胞增多不明显。

2.粪便检查　从粪便中检出虫卵或孵出毛蚴为确诊本病的依据,需反复多次检查以提高检出率。一般急性期检出率较高,晚期患者由于肠壁纤维化,虫卵不易排出,阳性率低,需改用直肠黏膜活检或免疫学检查。

3.肝肾功能检查　肝功能损害者可出现血清丙氨酸转氨酶(ALT)轻度增高,白蛋白降低,球蛋白增高,常有白球比例倒置。肾损伤者可出现血尿、蛋白尿,严重者可出现血肌酐、尿素氮升高。

4.免疫学检查　对血吸虫病的诊断具有较高的敏感性和特异性。

5.影像学检查　出现肝纤维者通过超声检查可判断纤维化程度,确定肝、脾、门静脉大小及有无腹水。

【诊断及鉴别诊断】

血吸虫病引起的肾损伤诊断需要结合流行病学、临床表现和实验室检查结果综合判断。查找血吸虫卵或毛蚴,尤其是在直肠黏膜活检标本中找到虫卵,血清中存在血吸虫抗体或者循环抗原,均是诊断的重要证据。

【治疗及预后】

治疗血吸虫病首选药物为吡喹酮,该药对血吸虫的各个发育阶段,包括幼虫、童虫及成虫均有杀灭效果。急性期应用治疗率更高,不良反应小,可能有头晕、疲劳、出汗、轻微腹痛等症状出现。蒿甲醚和青蒿琥酯也能有效杀死入侵的尾蚴和成虫,表现出积极的治疗潜力。

病理表现为肾损伤 I 型及 II 型的经过抗虫结合激素、免疫抑制剂治疗可完全缓解,而肾损伤Ⅲ～Ⅵ型病变患者对抗血吸虫治疗、激素、免疫抑制剂敏感性差,可进展至终末期肾病。

【预防】

常驻疫区部队血吸虫防治工作是一项复杂而长期的系统工作,主要抓、查、治患者、病畜,控制传染源,消灭钉螺,管粪管水,阻断传播和加强单兵防护为重点。

1.制订完善的血吸虫病防治预案　结合本地区疫情和实际情况,在防疫治疗、环境治理、应急训练、药材储备等方面形成制度。

2.重视血吸虫病防治知识的普及教育　重点讲授血吸虫的生活史和感染途径,使每一位官兵都能掌握血吸虫病防治的基本知识,增强自我防护的意识和能力。

3.加强物理防护措施　为疫区部队配发长筒靴、手套、防护裤等防护用具,尤其对在疫区执行任务和参加抗洪救灾的人员要进行重点防护。

4.进行有效的药物预防　在接触疫水的部分体表涂抹驱蚴灵或皮避敌。口服复方青蒿素肠溶片、青蒿琥酯片和吡喹酮等药物可通过多重阻断达到预防的目的。

5.强化卫生监督管理　加强生产、生活用水的管理。驻疫区部队要对饮用水进行消毒。尽量避免使用和接触疫水。

经过 70 余年积极防治,我国血吸虫病目前处于低度流行态势,至 2022 年全国近 99.4% 的血吸虫病流行县(市、区)血吸虫病达到传播阻断或消除标准,但切不可掉以轻心,仍需加强疫区官兵对该病的认知培训,加强营区生活用水及粪便管理。尤其是洪涝汛期要特别注意防护,官兵接触疫水后,要及时到当地血防疫部门进行必要的检查和早期治疗。

第四节　钩端螺旋体致肾损伤

【流行病学】

钩端螺旋体病是一种发生于多种家畜和野生动物宿主中的人畜共患病,多见于 20~49 岁成年男性,全球已确认 77 个国家和地区出现了该病流行,每年新增病例约 103 万。

我国钩端螺旋体病疫情主要分布于长江流域及其南部地带,以鼠类和猪为主要传染源,疾病暴发多聚焦于夏、秋季节,尤其是 8—9 月水稻收割期。在气温较高的地区,终年可见散发病例。疾病预防控制局的数据报道 2021 年中国钩端螺旋体病的发病数为 403 例,发病率为 0.03/10 万,较上年增加了 106 例,同比增长 35.7% ,占法定传染病总发病人数比例的 0.006% ,同比增加了 0.001 个百分点。曾有军事训练基地在半个月内报告了 61.7% 的钩端螺旋体病发病率,一天最高达 19 例,均涉及参与稻田劳作的军人。1991 年 10 月 29 日—11 月 3 日,驻琼某部在野营拉练途中,一次性发生钩端螺旋体病 9 例,死亡 1 例。1999 年长江中下游的特大洪灾中,居鄂某抗洪部队有 5 例官兵感染钩端螺旋体病。

【病因及危险因素】

1. 传染源　主要为野鼠和猪。黑线姬鼠为稻田型钩端螺旋体病的最重要传染源,当前研究未证实钩端螺旋体病可通过人际接触传播,故人作为传染源的可能性很小。

2. 传播途径　钩端螺旋体病的传播方式为直接接触传播。人类感染主要是由接触到被感染动物排入环境中的病原体造成。在秋收季节,感染的鼠类通过尿液将病原体排放至田间水源和土壤中,无防护措施的农民或军队后勤官兵田间作业时可因微小皮肤损伤与污染的土壤水分接触而受到感染。在雨季和洪水期,猪粪的污染会进一步扩散到更广泛的环境中,也增加了汛期参与抗洪救灾官兵感染的风险。

3. 人群易感性　人群对钩端螺旋体病普遍易感,新进疫区官兵易感性更高且易发展为重型。感染后可获得持久的同型免疫力,但不同型间无交叉免疫。

【发病机制】

人群感染后,患者体内可产生多种促炎细胞因子,包括 IL-1β、IL-6、IL-12、干扰素和 TNF-α,引起组织损害。与此同时,患者体内也会生成抗炎分子,如 IL-4、IL-10、IL-13 和 TGF-β,这些抗炎分子能抑制免疫反应,帮助钩端螺旋体更容易侵入血流。

钩端螺旋体通过血流进入肾脏可附着在肾小管上皮细胞上,通过其外膜蛋白激活 Toll 样受体,引起免疫反应,激活核因子 κB,招来更多炎症细胞,并促使一氧化氮合酶和 TNF-α 的释放,引起肾损伤。除了钩端螺旋体的直接肾毒性,其他因素如血流变化、伴发的低血压、高胆红素血症和横纹肌溶解综合征也会引起肾小管间质损害,肾前性因素如脱水状态同样可能参与其中。在一些病例中还观察到肾脏免疫复合物的沉积,提示免疫机制的参与。

【病理变化】

肾脏典型的病理表现为肾小管损伤及间质性肾炎,包括肾小管上皮细胞脱落或者坏死,管腔扩张,伴有透明管型和细胞碎片,肾间质水肿及淋巴细胞、单核细胞和浆细胞等炎症细胞浸润。肾小球病变一般比较轻微,且缺少特异性,多数肾组织内可找到钩端螺旋体。

【临床表现】

钩端螺旋体病临床主要表现为头痛、畏寒、发热、肌痛和淋巴结增大,少数患者(约10%)会出现肺、肝、肾和神经肌肉系统的多器官功能损害。

钩端螺旋体病引发的肾损伤主要表现为蛋白尿、脓尿、血尿、氮质血症和低钾血症。氮质血症一般在病期第3天开始,7~9 d达高峰,3周后恢复。出现急性肾衰竭患者可分为少尿型和非少尿型,成人多以非少尿型为主,儿童则倾向于少尿型,病死率高达22%。约9%的钩端螺旋体病 AKI 患者可进展为慢性肾脏病。

【实验室检查】

1. 常规检查　血白细胞总数及中性粒细胞数增高,尿常规可见蛋白尿、白细胞、红细胞或管型出现。

2. 病原分离　发病10 d内可从血液及脑脊液中接种柯索夫培养基分离钩端螺旋体。

3. 血清学检查　①凝集溶解试验,效价1∶400以上为阳性;双份血清效价呈4倍以上增长者可确诊。②乳凝试验、反向乳凝试验可以测出血中早期存在的钩端螺旋体。

【诊断及鉴别诊断】

起病前3周内在流行地区与疫水或猪、鼠尿及其污染物有接触史,结合典型临床表现及相应的肾损伤表现(腰痛、蛋白尿、血尿)即可诊断。病原

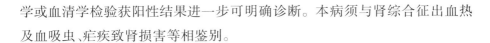

学或血清学检验获阳性结果进一步可明确诊断。本病须与肾综合征出血热及血吸虫、疟疾致肾损害等相鉴别。

【治疗及预后】

钩端螺旋体病虽然属于自限性疾病,且大多数患者预后良好,但仍需早期给予积极治疗。特殊治疗包括青霉素或第三代头孢菌素等抗生素治疗。支持治疗包括液体复苏,维持酸碱、电解质平衡和呼吸支持。肾脏替代治疗,尤其是早期强化透析可降低钩端螺旋体病的病死率。对于严重类型的钩端螺旋体病,血浆置换可以缩短康复时间。

【预防措施】

1.管理传染源 疫区内应灭鼠,管理好猪、犬、羊、牛等家畜,加强动物宿主的检疫工作。发现患者及时隔离,并对其排泄物如尿、痰等及时消毒。

2.切断传染途径 对水稻田、池塘、沟渠和积水坑进行调查,结合水利工程改造疫源地。强化水源和粪便管理,修建卫生设施并改善畜舍,防止粪便污染水体。使用漂白粉等消毒剂对污染水源进行消毒处理。确保食物安全,避免携带病原体的鼠类排泄物污染食品。

3.保护易感人群

(1)个人防护:在流行区和流行季节,禁止官兵、青壮年及儿童在疫水中游泳、涉水或捕鱼。与疫水接触的抗洪官兵尽量穿长筒靴和戴胶皮手套,并防止皮肤破损、减少感染机会。

(2)采用多价菌苗:官兵常年流行地区作业任务生活时,可接种多价菌苗,被注射者可产生对同型钩端螺旋体的免疫力,维持 1 年左右。

(3)对新进疫区的官兵及实验室、流行病学工作人员等,疑及感染本病但尚未确诊者可每日肌内注射青霉素 G 80 万 ~ 120 万 U,连续 2 ~ 3 d 作为预防用药。

第五节 疟疾致肾损伤

【流行病学】

疟疾是经雌性按蚊叮咬或输入带疟原虫者的血液而感染疟原虫所引起的虫媒传染病。感染人体的疟原虫有恶性疟原虫、间日疟原虫、三日疟原虫、卵形疟原虫和诺氏疟原虫 5 种。在我国主要是间日疟原虫和恶性疟原虫。

目前,WHO 仍把疟疾列为全球危害健康和生命的三大公共卫生问题。WHO《世界疟疾报告(2022)》显示,全球 84 个国家仍有疟疾流行,危及全球半数人口。2021 年全球疟疾病例达 2.47 亿,死亡病例超过 61 万,其中 95% 以上的疟疾病例和 95% 以上因疟疾死亡的病例均在非洲地区。

疟疾曾是我国流行历史久、影响范围广、危害人体健康严重的传染病之一。经过几代人的不懈努力,2021 年 6 月 30 日,我国获得世界卫生组织颁发的国家消除疟疾认证。尽管如此,全球化背景下境外输入性疟疾风险仍然存在,尤其是云南中缅边境区域,地理环境复杂,人员跨境流动频繁,传疟媒介众多且气候条件适合疟疾传播,增加了输入性病例再次引起本地传播的风险。2005—2014 年原北京市宣武区(现西城区)共报告输入性疟疾病例 336 例,其中非洲输入病例占 92.26%。山东泰安市自 2015—2019 年共报道输入性疟疾 122 例,其中恶性疟 85 例,间日疟 12 例。尤其是中国维和部队自 1990 年成立参与维护国际和平与安全任务以来,每年均有官兵赴非洲执行任务并感染疟疾。2020 年 8 月—2021 年 9 月赴马里维和某部队官兵至任务结束,疟疾感染 70 例,总感染率 37.8%,其中临床诊断 26 例(14%),镜检确诊 44 例(23.8%)。对利比里亚 301 名维和官兵资料分析显示 16.44% 官兵感染过疟疾。更为痛心的是维和战士付森,2017 年 9 月—2018 年 9 月在南苏丹执行维和任务时感染了疟原虫,回国后暴发恶性疟,虽经 400 余天的积极治疗,但生命永远定格在 23 岁。

疟疾肾病在疟疾中属于较常见的并发症,多见于夏、秋季节,在疟疾高发的地区,如非洲、南亚、中美洲和南美洲疟疾肾病的发病率可达到40%。中国人民解放军空军军医大学第二附属医院2006—2021年收治的137例输入性疟疾患者中,尿蛋白阳性者57例(41.61%),出现急性肾衰竭者25例(18.25%)。

【病因及危险因素】

疟原虫感染是本病的唯一诱因,人类对几种人体疟原虫普遍易感。疟疾性肾病多见于三日疟感染长期未愈者。孕妇、5岁以下儿童、重度寄生虫病感染者、HIV感染者感染疟疾后发生肾损伤的风险更高。

【发病机制】

感染疟疾后引发肾损伤的机制复杂。①疟原虫及其代谢产物可引起机体的中毒变态反应作用于肾实质而产生肾损伤。②通过免疫介导引起的免疫复合物型肾损害:疟疾感染宿主体内产生的免疫反应虽利于清除疟原虫,但过度的免疫反应会损伤肾脏。③炎症反应:感染疟疾后单核细胞可在肾小球及肾小管间质浸润,并释放细胞因子、活性氧、NO加重肾损伤。④其他因素:各种原因(包括液体摄入不足、呕吐、发热出汗等)导致的肾血流减少,大量血管内溶血可致肾损伤,血液高凝在肾小管内形成血栓损伤肾脏。

【病理变化】

可表现为肾小球肾炎、急性肾小管坏死及间质性肾炎,病理损伤可单独存在,也可同时出现。

急性肾小管坏死是最常见的病理类型,表现为含铁血黄素沉着、血红蛋白管型、肾小管上皮细胞空泡变性,管周毛细血管内皮细胞增生、粗面内质网及线粒体肿胀。间质的改变包括间质水肿及炎症细胞浸润等。

肾小球病变相对少见,主要包括系膜细胞增生、系膜基质增宽及肾小球基底膜增厚,可见嗜酸性粒细胞在毛细血管壁、系膜区及肾小囊内浸润,鲍曼氏囊间隙有蛋白样物质沉积,免疫荧光可见IgM及补体C3在肾小球内沉积。电镜可在不规则增厚的肾小球基底膜内见到电子致密物。

【临床表现】

临床上疟疾致肾损伤主要表现为蛋白尿、血尿和水肿，尤其是三日疟患者。肾炎性疟疾的典型症状包括蛋白尿和管型尿，几乎所有病例都有这些表现。肾病性疟疾者则轻微水肿或无水肿，诊断需依靠血浆白蛋白和尿蛋白定量。恶性疟可能导致急性肾损伤，肾脏表现为急性肾小管坏死、急性间质性肾炎或急性肾小球肾炎，发病率在 1% ~ 60% ，严重者病死率可高达45%。AKI 通常在发病的前两周出现，并可能伴有黄疸、血小板减少，与脑型疟疾同时发生的情况较为罕见。

【实验室检查】

1.血常规　红细胞和血红蛋白可在多次发作后下降，恶性疟尤重；白细胞总数初发时可稍增，后正常或稍低，白细胞分类中单核细胞常增多，并见吞噬有疟色素颗粒。

2.疟原虫检查　血液涂片染色检查疟原虫，并可鉴别疟原虫种类。骨髓涂片染色查疟原虫阳性率较血液涂片高。

3.血清学检查　抗疟抗体一般在感染后 2 ~ 3 周出现，4 ~ 8 周达高峰，以后逐渐下降。现已应用的有间接免疫荧光、间接血凝与酶联免疫吸附试验等，阳性率可达90%。

4.肾损伤相关检查　尿液检查可见血尿、蛋白尿、管型尿，合并 AKI 患者出现血清肌酐升高，新的肾损伤标志物，包括中性粒细胞明胶酶相关脂质蛋白（NGAL）和肾损伤分子-1（KIM-1）可比血肌酐检验更早发现 AKI。

【诊断及鉴别诊断】

有在疟疾流行区居住或旅行史，近年有疟疾发作史或近期曾接受过输血的发热患者都应被怀疑。实验室检查主要是查找疟原虫，找到即可确诊。结合临床疟疾的诊断，以及肾病的临床表现可明确诊断疟疾肾损伤。鉴别诊断包括钩端螺旋体肾病、血吸虫肾病及急性肾盂肾炎。

【治疗及预后】

疟疾引起肾损伤的治疗应以抗疟为主,在抗疟的同时,积极主动治疗肾损伤,现有的抗疟常用药如奎宁、氯喹、青蒿素、咯萘啶等均不会加重肾损伤。

血液透析对疟疾引起的少尿/无尿型急性肾衰竭患者是一种有效的治疗方法,尤其在疾病早期。但透析并不能影响抗疟药物的治疗剂量。46%～76%的疟疾肾损伤患者需行透析替代治疗。张素燕等给 12 例脑型疟疾合并急性肾损伤患者在常规给予青蒿琥酯治疗的同时予 CVVH 治疗,所有患者在治疗后体温迅速降至正常,神志短期内转清,全身炎症反应综合征减轻,C 反应蛋白、乳酸、肌酐、血小板、氧合指数均较治疗前明显改善。

在恶性疟和间日疟相关性 AKI 中,约 64% 的患者肾功能可完全恢复。早期进行肾脏替代治疗,患者的全因死亡发生率可降低 25% ,肾脏康复率可增加 30% 。

【预防措施】

1.防蚊叮咬　预防疟疾最好的办法是防蚊灭蚊。在疟疾流行区执行任务的维和官兵和国际援助人员应避免黄昏和黎明时户外活动,外出时可穿长裤、长袖,在皮肤和衣物上涂抹蚊虫驱避剂,居住地可以安装纱门、纱窗,使用蚊香等驱蚊用品,睡觉时使用杀虫剂处理的蚊帐,以免受蚊虫叮咬。

2.服用疟疾预防药物　接受维和任务的官兵和前往疫区工作者在前往疟疾流行区前,可以在医生指导下服用疟疾预防药物,如前往单一间日疟流行区,可以每 7～10 d 服用一次磷酸氯喹,如前往恶性疟和间日疟混合流行地区,可以每月服用一次哌喹。

3.疫苗接种　全球多种疟疾疫苗处于研发和试验阶段,其中 RTS、S/AS01疫苗已经批准临床使用,是人类抗击疟疾史上的一个重要里程碑。

第六节　莱姆病致肾损伤

【流行病学】

莱姆病是一种以蜱为媒介的螺旋体感染性疾病,是由伯氏疏螺旋体所致的自然疫源性疾病,主要分布于温带和亚热带地区。近年来,其流行范围和发病率呈迅速增长趋势,已成为全球性的公共卫生挑战。

在我国,莱姆病多流行于山林地区,尤其是东北、西北和华北的林区。东北林区的发病率为1%~4%。莱姆病在我国东北地区一般4月末开始出现,6—7月达到发病峰值,8月之后病例减少。此疾病常见于林业工人、山林居民、户外工作者和旅游者。部队官兵在森林、草地、河谷进行作战、行军、演习等活动时也容易发生感染。

【发病机制】

莱姆病所致的肾病比较罕见,其发病机制尚不清楚,潜在发病机制如下。①异常的细胞免疫反应:细胞免疫功能紊乱释放多种细胞因子,导致肾小球通透性增加,出现蛋白尿,严重者可发生肾病综合征。②脂多糖结合细菌表面Toll样受体4,可上调B7-1分子表达,足细胞肌动蛋白骨架重组,最终导致肾小球选择性滤过屏障功能异常,引起微小病变肾病的发生。③Ⅱ型冷球蛋白血症:低温下IgM-IgG等复合物沉积并激活补体,C3转化酶形成受损,导致C3固定在周围组织,引起低补体血症及弥漫性血管炎。

【病理变化】

莱姆病感染引发的肾小球肾炎,肾脏病理表现为膜增生性肾小球肾炎,螺旋体特异的抗原抗体复合物沉积在肾小球基底膜。

【临床表现及实验室检查】

莱姆病患者常常出现慢性游走性红斑、乏力、畏寒、发热、头痛、恶心、呕吐、关节和肌肉疼痛,约15%和8%的患者分别会出现神经系统症状和心脏

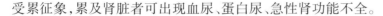

受累征象,累及肾脏者可出现血尿、蛋白尿、急性肾功能不全。

患者白细胞总数正常,中性粒细胞可稍增多,红细胞沉降率增快,类风湿因子阴性。循环免疫复合物阳性,抗伯氏疏螺旋体抗体滴度≥1∶256 具有诊断意义。

【治疗及预后】

莱姆病所致全身病变,通常使用多西环素、阿莫西林、头孢呋辛或红霉素治疗。出现肾损伤者经抗生素及糖皮质激素治疗后,蛋白尿及肾功能可部分缓解。人类感染莱姆病的临床过程及可能结局与肾损伤的严重程度相关。

【预防措施】

1.管理传染源　森林地区住地及工作场所应做好环境卫生,加强灭鼠、灭蜱工作。

2.切断传播途径　在蜱栖息地喷洒低毒杀虫剂处理宿主动物。

3.保护易感人群　主要是做好进入森林、草地等疫区前的个人防护,减少在有蜱区域的活动时间,局部应使用驱虫剂。

4.专业人员防护　部队官兵在进入有蜱滋生的区域执行任务时,为减少蜱的叮咬,应穿浅色全覆衣,以便更容易发现黏附在衣服上的蜱;使用驱蜱剂如涂抹避蚊胺保护皮肤,裤袖和袖口应喷洒扑灭司林。每天作业完毕后需对身体进行全面检查,不能忽视对头发的检查,及时除去身体上的蜱。

（曾凡洲　程　劲　刘楠梅　李　喆）

参考文献

[1]孙世仁.自然疫源性疾病相关肾损伤[J].解放军医学杂志,2019,44(7):568-573.

[2]丁晓彤,余卓渊,宋海慧,等.基于信息熵的中国自然疫源性疾病分布特

征研究[J].地球信息科学学报,2019,21(12):1877-1887.

[3]李覃,邢杰,葛新,等.军队常见自然疫源性疾病及疫情分析[J].武警后勤学院学报(医学版),2016,25(8):679-682.

[4]李立明.流行病学[M].5版.北京:人民卫生出版社,2003.

[5]方立群.肾综合征出血热时空分布及环境危险因素研究[D].北京:中国人民解放军军事医学科学院,2009.

[6]张校双,王启荣,乔富平,等.某驻训部队一起肾综合征出血热疫情的调查分析[J].解放军预防医学杂志,2015,33(5):567.

[7]刘波,张骏飞,陈从新,等.皖北地区2010—2013年肾综合征出血热疫情特点及对部队野外驻训的影响[J].传染病信息,2015,28(1):23-24,44.

[8]JIANG H,DU H,WANG L M,et al. Hemorrhagic fever with renal syndrome: pathogenesis and clinical picture[J]. Frontiers in Cellular and Infection Microbiology,2016,6:1.

[9]王海燕,赵明辉.肾脏病学[M].4版.北京:人民卫生出版社,2020.

[10]CHITSULO L,ENGELS D,MONTRESOR A,et al. The global status of schistosomiasis and its control[J]. Acta Tropica,2000,77(1):41-51.

[11]ZHOU X N,GUO J G,WU X H,et al. Epidemiology of schistosomiasis in the people's republic of China,2004[J]. Emerging Infectious Diseases,2007,13(10):1470-1476.

[12]于明明.应急机动部队进入血吸虫病疫区的防治对策[J].南京部队医药,1999(5):32-33.

[13]BARSOUM R S. Schistosomal glomerulopathies[J]. Kidney International,1993,44(1):1-12.

[14]何建国,王庆安,马淮健.驻疫区和抗洪部队血吸虫病防治对策[J].武警医学,2001,12(6):363-364.

[15]JIMÉNEZ J I S,MARROQUIN J L H,RICHARDS G A,et al. Leptospirosis: report from the task force on tropical diseases by the World Federation of Societies of Intensive and Critical Care Medicine[J]. Journal of Critical Care,2018,43:361-365.

［16］HAAKE D A，LEVETT P N. Leptospirosis in humans［M］. Berlin，Heidelberg：Springer，2015：65-97.

［17］葛娅，任星峰. 抗洪部队钩端螺旋体病防治体会［J］. 华南国防医学杂志，1999，13（2）：69.

［18］孙景异，陈瑜，王月仲. 北京地区 336 例输入性疟疾病例流行病学特征分析［J］. 国际医学寄生虫病杂志，2015，42（4）：214-216，248.

［19］张新峰，胡彬，张志君，等. 2015—2019 年山东省泰安市输入性疟疾的流行病学分析［J］. 疾病监测，2021，36（2）：157-160.

［20］罗慧琴，王士磊，任艳梅，等. 驻利比里亚维和官兵健康状况分析［J］. 解放军预防医学杂志，2019，37（9）：22-23.

［21］周云，权会琴，李瑞娟，等. 西安市某医院 2006—2021 年输入性疟疾患者的流行病学及临床特征分析［J］. 中国热带医学，2022，22（4）：369-373.

［22］NAQVI R. Plasmodium Vivax causing acute kidney injury：a foe less addressed［J］. Pakistan Journal of Medical Sciences，2015，31（6）：1472-1475.

［23］WANG C X，LV L S，HUANG H，et al. Initiation time of renal replacement therapy on patients with acute kidney injury：a systematic review and meta-analysis of 8179 participants［J］. Nephrology，2017，22（1）：7-18.

［24］郝琴，王磊，田秀君. 莱姆病防治专家共识［J］. 中国人兽共患病学报，2022，38（9）：749-756.

第十一章　核生化暴露作业环境与肾损伤

除了自然作业环境和军事设施、军事装备内作业环境以外，作战官兵还可能面对一类极其特殊的作业环境——核生化暴露作业环境。

核生化暴露包括核辐射暴露、生物战剂暴露、化学战剂暴露，其通常与核生化武器的研发、使用、防护密切相关。核生化武器又称 NBC 武器（nuclear, biological and chemical weapons），是核武器、生物武器和化学武器的合并简称，这 3 种武器分别运用了核物理学、生物学和化学原理制造，是性质完全不同的大规模杀伤性武器。由于其杀伤破坏作用大、损毁范围广、投掷方式相近，故习惯上将这 3 种武器合称为 NBC 武器。除暴露于 NBC 武器外，核生化暴露还可能发生于军民结合领域及民用领域之中，如核电、核医学、化工、生物制药等（见彩图 8、彩图 23）。

核生化暴露具有以下共同特点。①危害作用大：NBC 武器具有巨大的杀伤力和破坏力，对机体的伤害程度远超常规武器。②危害范围广：NBC 武器尤其是核武器可对数十至数百平方公里范围内的生命体造成损毁。③次生危害严重：NBC 武器除引发直接危害外，还可造成建筑物倒塌、爆炸、火灾、空气和水源污染等严重的次生灾害。除上述特点外，核生化暴露还有防护难度大、作用时间长、难以在短时间内被消除等特点，这些都对作业官兵的身体健康与生命安全构成了严重的威胁。

第一节　核辐射暴露致肾损伤

一、核辐射的分类

核辐射,俗称放射性,是指原子核从一种结构或一种能量状态转变为另一种结构或另一种能量状态过程中所释放出来的微观粒子流。因核辐射可引起物质电离或激发,故亦称为电离辐射。电离辐射分为直接致电离辐射和间接致电离辐射。直接致电离辐射包括 α、β、质子等带电粒子。间接致电离辐射包括光子(γ 射线和 X 射线)、中子等不带电粒子。

二、核辐射的致伤特点

核辐射致伤主要是 α、β、γ 三种射线引发:α 射线是氦核,可被轻松遮挡,但一旦吸入体内危害巨大。β 射线是电子流,照射皮肤后烧伤明显。以上两种射线穿透力小、影响范围小,只要辐射源不进入体内,影响不会太大。γ 射线是一种波长很短的电磁波,和 X 射线相似,穿透力很强,可穿透人体和建筑物且作用距离远。

自然界能产生核辐射的物质不少,但大都危害不大。少量的辐射照射不会危及人类的健康,只有过量的核辐射如核武器爆炸、核事故泄漏时才会对人体产生伤害,并且辐射时间越长、剂量越大,致伤也越严重。第二次世界大战结束前夕,美国空军在日本广岛和长崎接连投掷了两枚原子弹,造成 10 万余名日本平民死亡和 8 万多人受伤。1986 年切尔诺贝利核事故当场造成 56 人死亡,大约 4 000 人最终因这次意外所带来的疾病而死亡。事故所产生的辐射云覆盖了欧洲东部、西部和北部大部分地区,超过 33.5 万人被迫撤离、疏散。

核辐射具有以下致伤特点。①影响范围广、涉及人员多、作用时间久:发生核爆炸或大型核反应堆事故、受袭击时,可造成众多人员受放射损伤或污染,放射性核素可在广泛地域长时间存在并发挥损伤效应。②伤情复杂:核武器爆炸时,可产生早期核辐射和放射性沾染,合并冲击波、光辐射、核电磁脉冲等其他杀伤性因素,同时或相继作用于人体,造成复合伤,诊治较为困难。③需要的医学救援力量较大、社会心理效应重且持久:核辐射往往造成大规模人员伤亡,需要庞大的医疗力量进行救治。一旦发生核辐射突发事件,放射线在对机体损伤的同时,还会对人员造成心理和精神压力,导致一系列的社会心理效应。

三、核辐射暴露致肾损伤

【流行病学】

为研究核辐射暴露对广岛和长崎原子弹爆炸后对幸存者的长期影响,1958 年由原子弹伤亡委员会成立了成人健康研究(AHS),AHS 每两年进行一次健康检查。一项基于 AHS 在 1958—1998 年 105 427 名原子弹爆炸幸存者肾癌发病率的数据研究发现,肾癌发病与核辐射剂量呈正相关,且肾脏不同部位对核辐射的敏感程度有所不同。与肾实质相比,肾盂和输尿管对核辐射更为敏感。Yamada 等分析了 10 000 名 AHS 参与者的纵向数据,研究了非癌疾病发病率与核辐射剂量之间的关系,发现男性患者肾、输尿管结石发病与核辐射剂量显著相关。Sera 等通过对 AHS 在 2004—2007 年 1 040 名幸存者数据分析发现,CKD 发病、肾功能不全的严重程度与核辐射剂量显著相关。与正常和轻度肾功能不全组比,严重肾功能不全者受到了更高剂量的核辐射。在一项对切尔诺贝利核事故远期影响的研究中,Ariev 等发现核事故清理人员的肾功能显著低于正常人群,表明核事故清理者是 CKD 的高风险群体,核辐射对肾功能远期健康有不利影响。

【发病机制】

核辐射暴露致肾损伤可能与以下机制有关。

1. 氧化应激　有明确证据显示,氧化应激在核辐射致肾损伤进程中起着重要的作用。Soliman 等研究了单次剂量 8 Gy 全身 γ 射线照射对大鼠肾脏的毒性作用,照射后大鼠丙二醛(MDA)、活性氧(ROS)、超氧化物歧化酶(SOD)水平升高,谷胱甘肽(GSH)水平下降。此外,有多位研究者在实验中证实,抗氧化剂、还原剂、巯基化合物、他汀类等药物制剂可以通过减轻氧化应激和细胞凋亡、清除 ROS、改善内皮功能、减轻脂质过氧化水平等途径减轻和缓解核辐射对肾脏的损伤。

2.RAS 系统激活　多项研究表明,血管紧张素转换酶抑制剂(ACEI)和血管紧张素 II 受体拮抗剂(ARB)可减轻核辐射肾损伤的症状,减轻肾小管细胞增殖反应延缓肾损伤进展,说明 RAS 系统在核辐射致肾损伤的发生、发展过程中起重要作用。

3.DNA 损伤　电离辐射可以直接破坏哺乳动物 DNA,诱导嘧啶、嘌呤改变,导致 DNA 单链甚至双链断裂,这种急性 DNA 损伤可以导致肾脏细胞立即死亡。

4.其他　血管内皮功能障碍、线粒体功能障碍及肾纤维化形成等也可能在核辐射肾损伤的发病机制中发挥重要作用。

【临床表现】

肾脏是核辐射迟发型敏感器官,辐射剂量(单次剂量>2 Gy)累积>20 Gy 就可能引起肾损伤。

核辐射致肾损伤临床上可分为 3 个阶段。①潜伏期:接触辐射 3 ~ 4 个月,常无任何症状或临床体征。此时肾脏体积正常或轻微增大,GFR 正常或轻度升高。②急性进展期:接触辐射 4 ~ 12 个月,主要出现以肾小球损伤为主的临床表现,蛋白尿、进行性贫血,肌酐、尿素氮迅速升高。尿检提示蛋白尿、镜下血尿、管型尿等。肾脏体积一般正常,部分患者伴有高血压、高钾血症和酸中毒。③慢性迁延期:出现在接触辐射后一年至数年后,由急性期肾损伤迁延不愈所致,出现肾小球、肾小管及间质的损伤。肾脏体积逐渐缩小,伴蛋白尿、肾功能逐渐减退、尿浓缩功能减退、高血压等。部分患者出现肾衰竭,预后较差。

四、核辐射致伤的防治

1.一般防护　对于长期需要在核辐射暴露环境下作业的部队官兵加强

防辐射教育,加大核辐射危害防护常识的科普力度,提高自我防护意识。在遭受核武器袭击或发生核事故、核泄漏等紧急情况下,应迅速采取应急措施,尽可能缩短被辐射时间,远离辐射源,就近选择隐蔽场所,减少直接的外照射和污染空气的吸入。

个人应佩戴适当的防护装备,以减少辐射对身体的直接照射,保护人体免受辐射伤害。防护装备通常包括防护服、手套、鞋套、帽子、面罩等。佩戴装备时,应确保其完整无损。同时,应正确穿戴防护装备,确保其紧密贴合身体,避免辐射物质通过装备的缝隙进入体内。此处,应避免饮用未经处理的受污染水源,尽量避免接触受污染的土壤和食物,避免将受污染的物品或表面接触到口腔、鼻腔和眼睛等易受核辐射伤害的部位。在接触到可能受污染的物品或表面后,应立即洗手,以减少核辐射物质在体表的残留。

2. 治疗　以对症治疗为主,如减轻蛋白尿、控制高血压、纠正水及电解质紊乱、改善贫血、延缓肾损伤进程等。并发肾衰竭时可行肾脏替代治疗或肾移植。ACEI 和 ARB 类药物疗效已得到初步验证,尽管保护作用机制目前仍不明确。抗氧化剂、自由基清除剂等在核辐射肾损伤中的应用尚在实验阶段。在未来,通过纳米粒包裹药物或材料清除 ROS、血液净化吸附放射性核素等方法可能是治疗的重点方向。此外,现代中医药的发展也为核辐射致肾损伤的防治提供了更多可能性。

第二节　生物战剂暴露致肾损伤

一、生物战剂的分类

生物战剂是军事行动中用以杀死人、牲畜和破坏农作物的致命微生物、毒素和其他生物活性物质的统称。生物战剂根据形态和病理可分为细菌类(如炭疽杆菌、鼠疫杆菌、霍乱弧菌等)、病毒类(如汉坦病毒、流感病毒、天花病毒等)、立克次体类(如流行性斑疹伤寒立克次体、Q 热立克次体等)、衣原

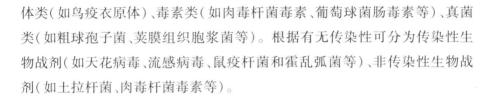

体类(如鸟疫衣原体)、毒素类(如肉毒杆菌毒素、葡萄球菌肠毒素等)、真菌类(如粗球孢子菌、荚膜组织胞浆菌等)。根据有无传染性可分为传染性生物战剂(如天花病毒、流感病毒、鼠疫杆菌和霍乱弧菌等)、非传染性生物战剂(如土拉杆菌、肉毒杆菌毒素等)。

二、生物战剂的致伤特点

第一次世界大战期间,德国利用间谍撒播马鼻疽杆菌及炭疽杆菌,使得英法联军几千匹骡马得病而死亡,开创了 20 世纪生物战的先河。自 20 世纪 30 年代始,德国、日本及英国和美国先后加紧了生物战剂的研制。尤其日本,在第二次世界大战侵华期间,广泛研究和使用生物武器,并组建了专门的细菌作战部队,即 731 部队。曾对中国 10 余个省的广大地区施放鼠疫、霍乱、伤寒和炭疽杆菌等 10 余种战剂,给中国人民造成了巨大灾难。

生物战剂有以下致伤特点。①致伤范围大:直接喷洒的生物气溶胶,可随风飘到较远的地区,致伤范围可达数百至数千平方公里。②危害时间长:条件适宜时,有些生物战剂存活时间较长,不易被侦察发现。如炭疽芽孢具有很强的生命力,可数十年不死。③传染途径多:生物战剂可通过多种途径使人感染发病,如经口食入、经呼吸道吸入、皮肤接触、昆虫叮咬、黏膜感染、伤口污染等都可造成传染。④致伤效果不易把控:生物武器易受气象、地形等多种因素的影响,使用时难以控制,致伤效果存在很大的不确定性,若使用不当还可危及使用者本身。⑤难以防治:生物战剂可通过气溶胶、牲畜、植物、信件等多种不同形式释放传播,投放带菌的昆虫、动物还易与当地原有种类相混,不易被发现,因此防治困难。

三、不同生物战剂暴露致肾损伤

生物战剂种类繁多,目前已知的至少有 160 多种,其中常见的有 20 多种。这里,我们选取几种对肾脏影响较大的生物战剂进行重点讨论。此外,鉴于不同的微生物,尤其是病毒,在致肾损伤方面可能有着共同的作用机制。因此,对于未列入生物战剂,但肾损伤作用明确、研究比较深入的病毒

（如冠状病毒），本节也一并进行详细介绍，供大家学习参考。

（一）汉坦病毒

汉坦病毒（Hanta virus，HV）是战争的常客。纵观近代史，几次大规模汉坦病毒病的流行均与战争有着密切的联系（表11-1）。

表11-1　汉坦病毒病流行及与战争的关系

年份/年	战争		疾病名称	病人数/人（病死率）	汉坦病毒型别
1861—1866	美国国内战争		流行性肾病	14 187	辛诺柏病毒、汉城病毒、希望山病毒
1914—1918	第一次世界大战（英国部队）		战争肾炎、战壕肾病、流行性肾病	12 000	普马拉病毒、汉城病毒
1939—1945	第二次世界大战	在中国的日军	流行性出血热	12 500（15%～30%）	汉滩病毒、汉城病毒
		在远东的苏军	出血性肾病	8 000（10%～20%）	汉滩病毒、普马拉病毒
		在北欧拉普兰德国和芬兰军队	流行性肾病、战地热	10 000	普马拉病毒
		在南斯拉夫德国战争囚犯中	流行性肾病、肾小球肾炎	6 000	普马拉病毒
1951—1954	朝鲜战争（联合国部队）		朝鲜出血热	3 256（5%～15%）	汉滩病毒、汉城病毒

早期，欧洲北部地区将汉坦病毒病称为流行性肾病（NE），并且此名称至今仍在多国沿用。而在苏联远东地区，该病则被称为出血性肾病，在朝鲜被称为朝鲜出血热（KHF），在中国和日本被称为流行性出血热（EHF）。鉴于有肾损伤症状的出血热众多，1982年WHO将此类疾病统一定名为肾综合征出血热（HFRS）。目前，我国仍保留了EHF这个传统名称。

汉坦病毒致病具有高度的肾脏选择性,是公认的 AKI 病因。有资料显示,在欧洲汉坦病毒感染者中,有 90% ~95% 患者合并急性肾损伤。1996 年比利时由普马拉病毒型所导致的 NE 患者中,有 70% 并发了 ARF。汉坦病毒感染所致的 HFRS 也被列为导致 AKI 绝对发病率上升的 15 个主要因素之一。有关 HFRS 致 AKI 的发病机制及病理等参见本书第十章第二节。

(二)流感病毒

流感病毒(influenza virus,IFV)即流行性感冒病毒的简称,属于传染性生物战剂。流感病毒包括人流感病毒和动物流感病毒,人流感病毒分为甲(A)、乙(B)、丙(C)3 型。甲型流感病毒抗原性易发生变异,多次引起世界性大流行。仅在 20 世纪,人类就发生了 4 次大流行,其中 1918 年由 H1N1 亚型所致的西班牙流感是有记录以来最有名、最恐怖的暴发,共造成 2 000 万 ~5 000 万人死亡。1957 年由 H2N2 亚型所致的亚洲流感也夺去了大约 1 500 万人的生命。

早在 20 世纪 70 年代就有学者提出甲型流感病毒感染可能导致急性肾衰竭。21 世纪以来,相继有多国学者再次提出甲型流感与 AKI 的相关性。2009 年甲型流感暴发期间各国报道的重症感染患者 AKI 的发生率分别如下:西班牙 17.7% ,韩国 22.6% ,澳大利亚和新西兰 34.0% ,美国 42.0% 。一项由加拿大和新西兰跨国多中心研究显示,收住 ICU 的甲型流感患者 AKI 发生率 33.6% ,与无 AKI 患者相比,AKI 患者的住院死亡风险显著增加(36% vs 8%)。另一项加拿大多中心前瞻性的研究发现甲型流感危重患者 AKI 的发生率高达 60.85% ,15.1% 的患者需肾脏替代治疗。阿根廷的研究显示,63.6% 入住 ICU 的甲型流感危重患者合并有急性肾损伤,其中 18% 的患者需肾脏替代治疗。

重症甲型流感患者并发 AKI 在内的多脏器损伤的机制目前尚不明确。在一项回顾性研究中,Sevignani 等发现,6 例甲型流感合并 AKI 肾活检病例都存在肾小管的空泡变性,有 2 例合并肾小球损伤,所有病例均没有出现急性肾小管坏死。有研究认为,甲型流感病毒感染时形成的抗原抗体复合物在肾小球的沉积可导致肾小球的损伤,这在李悦等的研究中也得到了部分验证,后者发现,危重症及重症甲型流感患者尿蛋白阳性的比例分别可达

33.3%、34.0%。在另一项研究中,Cruz-Lagunas 等发现,同时并发 ARDS 和 AKI 的甲型流感患者较只并发 ARDS 而无 AKI 的患者其体重指数、C-肽、胰岛素、瘦素等明显升高。因此有学者提出了流感病毒致病机制新的假说:代谢紊乱-细胞因子循环和流感病毒-细胞因子-胰蛋白酶循环交互激活最终导致血管的通透性增加和多器官功能障碍。

（三）霍乱弧菌

霍乱弧菌(vibrio cholera,VC)是革兰氏阴性菌的一种,是人类霍乱的病原体。霍乱是一种古老且流行广泛的烈性传染病。自 1817 年以来,全球共发生了七次世界性大流行,致 1.4 亿人失去生命。目前,世界范围内每年仍新增 130 万~400 万霍乱患者,其中 2.1 万~14.3 万人死亡。

霍乱弧菌主要侵袭人类消化系统,尤其是肠道,可引发腹泻、呕吐和脱水等临床表现。除消化系统外,霍乱弧菌对泌尿系统的损害也并不鲜见。一项回顾性研究显示,在 2020 年 3 月—4 月印度班加罗尔地区霍乱疫情暴发期间,维德希医院所收治的 55 名既往无肾脏病史的霍乱患者中,有 43 例并发了 AKI,占比 78.2%。该研究表明,肾脏有可能是霍乱重要的受累器官之一。

有研究者认为,霍乱弧菌引起患者大量腹泻、严重脱水,有效循环血容量显著降低、血压下降、肾脏血流灌注不足,继而诱发的急性肾小管坏死(ATN)是 AKI 发生的最主要原因。除 ATN 外,霍乱的其他严重并发症,如长时间休克、血液高度浓缩及低钾血症等,也是患者 AKI 持续进展的高风险因素。

（四）冠状病毒

冠状病毒(Coronavirus,CoV)于 1937 年首先从鸡身上分离出来,1965 年分离出第一株人的冠状病毒。由于在电镜下形似皇冠,故命名为"冠状病毒"。在已经分离出来的 30 多种冠状病毒中,只有 7 种能感染人类,其中 HCoV-229E、HCoV-OC43、HCoV-NL63、HCoV-HKU1 等 4 种引发的临床症状较轻,其余 SARS-CoV、MERS-CoV、SARS-CoV-2 等 3 种分别引发了 2002 年严重急性呼吸综合征、2012 年中东呼吸综合征及 2019 年的新型冠状病毒感染疫情。这里,我们重点介绍 SARS-CoV-2。

　　截至 2020 年 11 月 30 日,全球因 SARS-CoV-2 感染所致的新型冠状病毒肺炎(COVID-19,简称新冠肺炎)患者超过 6 000 万,死亡人数超过 140 万人。尽管 COVID-19 以呼吸系统病变为主,但肾脏也是重要的肺外受累器官之一,尤其是重症患者,更容易出现 AKI。2020 年的一项荟萃分析显示,美国和欧洲 COVID-19 住院患者 AKI 的总发生率为 28.6%,中国为 5.5%。武汉金银潭医院收治的 710 例 COVID-19 患者中,有 52 例为危重患者,大多数合并多器官功能损害,包括 29% 患者出现 AKI,其中 17% 患者需要行肾脏替代治疗。纽约市卫生保健系统的研究显示,在 3 933 例 COVID-19 住院患者中有 46% 发生 AKI,KDIGO 1、2、3 期 AKI 人群分别占比 39%、19%、42%。共有 976 名(24%)患者接受重症监护,其中 745 名(76%)患者发生 AKI。

　　COVID-19 并发 AKI 的发病机制尚未完全阐明,目前推测可能与以下机制有关。①病毒直接攻击:现有的研究已经为病毒直接攻击肾脏提供了确凿的证据。对 26 例 COVID-19 死亡患者尸检,电镜下在肾脏近端小管发现了病毒颗粒,有 3 例小管上皮细胞中病毒核蛋白免疫荧光染色呈阳性。Diao 等对 6 例死亡患者尸检后发现,所有患者肾标本中病毒核壳蛋白抗原均为阳性并局限在肾小管中,有 2 例在电镜下发现了病毒颗粒。以上研究证实肾脏是 SARS-CoV-2 攻击的重要肺外靶器官,尤其是近端小管。②免疫介导损伤:临床研究显示重症 COVID-19 患者瀑布式的细胞因子风暴释放大量的 IL-2、IL-7、IL-10、粒细胞集落刺激因子(GCSF)、干扰素诱导蛋白-10(IP-10)、单核细胞趋化蛋白 1(MCP1)、巨噬细胞炎性蛋白 1α(MIP-1α)和肿瘤坏死因子-α(TNF-α)等。其介导的免疫损伤可能参与 AKI 的发生、发展。③其他因素:COVID-19 患者,尤其是重型及危重型,易并发脓毒症、脓毒症休克,可能通过过度炎症反应、细胞凋亡、线粒体应激等引起脓毒症相关 AKI 的发生或加重;这些患者胃纳差、常伴腹泻、大量出虚汗,容易引起低血容量导致肾脏低灌注而引起 AKI;抗生素、质子泵抑制剂等也容易引起药物相关性 AKI。

四、生物战剂暴露致伤的防护

生物战剂暴露致伤的防护是一项综合性的系统工程,包括非医学手段和医学手段。非医学手段主要是利用物理措施将人体与污染的外环境隔离开,以避免人体受到侵袭。医学防护措施是通过疫苗、抗血清或药物来预防或减轻损伤,减少发病或死亡。

（一）物理防护

1. 个人防护　使用防护面具、口罩、眼罩、手套、防护服及防护靴等以保护呼吸道、面部、眼、手和身体其他暴露部位,防止污染的空气、液体通过吸入或经口感染,或者通过皮肤、黏膜感染。在紧急情况下,也可就近使用简易用品进行防护。

2. 集体防护　主要是通过在工事、帐篷、车辆、飞机和舰船中安装密闭、滤毒通风、洗消和报警等设施来实现防护目的。救治人员在诊断、治疗、转运生物战剂致伤者时,如埃博拉出血热、肺鼠疫等传染性强的疾病时,全程都应做好个人防护,使用隔离防护用品、用具。患者转运和治疗时应置于带有控制过滤装置、符合空气隔离的病房内,或者有空气过滤装置的担架或担架舱内。

（二）医学防护

1. 特异性免疫预防　采用人工方法将疫苗、类毒素等或抗体(免疫血清、丙种球蛋白等)制成各种制剂,注射人体使其获得特异性免疫能力,达到预防某些疾病的目的。免疫血清称为人工自动免疫,也称为预防接种,如接种天花疫苗预防天花、皮肤划痕接种炭疽减毒毒苗预防炭疽等,可获得较长时间免疫力。丙种球蛋白称为人工被动免疫,主要用于紧急预防和治疗,如用肉毒抗血清,可以使受袭者立即获得相应的免疫力,但是不持久。免疫预防是控制传染病和威慑性生物武器袭击的有效措施。

2. 非特异性免疫预防　应用某些生物制剂或药物如使用干扰素、胸腺素等调节机体的免疫状态,增加机体抗生物战剂病原体的非特异性免疫力,从而达到一定的预防作用。

3.药物预防　又称化学预防。生物战剂袭击后一般有一段潜伏期,不会立即发病,在这段时间内,可以对特定人群进行药物预防或预防性治疗。药物预防的目的是根据初步判断的生物战剂病原体种类,选择相应的药物,预防发病、降低发病率和病死率。

第三节　化学战剂暴露致肾损伤

一、化学战剂的分类

化学战剂是以毒剂的毒害作用杀伤、疲惫敌有生力量,迟滞、困扰其军事行动的各种武器、器材的总称。化学战剂按毒剂的毒害作用,可分为糜烂性毒剂(如路易氏剂、芥子气)、神经性毒剂(如沙林、梭曼、维埃克斯)、全身中毒性毒剂(如氢氰酸、氯化氰)、窒息性毒剂(如光气、双光气)、失能性毒剂(如毕兹)和刺激性毒剂(如氯气、西埃斯、亚当氏气)。

二、化学战剂的致伤特点

在大规模杀伤武器的三大家族中,化学战剂最先横空出世,有着百年的罪恶史。仅第一次世界大战,化学战剂就造成 127 万人中毒、9 万多人毙命。不同的化学战剂致伤特点各不相同,神经性毒剂、糜烂性毒剂、全身中毒性毒剂和窒息性毒剂能使中毒者丧生,又被称为致死性毒剂。失能性毒剂、刺激性毒剂能使中毒者迅速丧失战斗能力,又被称为非致死性毒剂。

与常规武器比较,化学战剂有以下致伤特点。

1.毒性作用强　化学战剂多属剧毒或超毒性毒物。近代化学战剂的发展,已使毒剂的毒性比一战所用毒剂的毒性高达数十乃至数百倍,在化学战条件下可造成大批同类中毒伤员。

2.中毒途径多　化学战剂能造成空气、地面、物体、水源、食物等染毒。人员吸入染毒空气,皮肤、黏膜(或伤口)接触毒剂液滴,误食染毒的水或食物都会引起中毒,受到伤害。

3. 持续时间长　化学战剂的杀伤作用具有持久性,可延续几分钟、几小时,甚至达几天以上。例如,沙林毒剂弹爆炸后,染毒空气的杀伤作用时间可持续几分钟到数小时;维埃克斯使地面、物体染毒后,其杀伤作用则可持续几天到几周的时间。

4. 杀伤范围广　化学袭击后的毒剂蒸气或气溶胶随风传播和扩散,使得毒剂的效力远远超过释放点,杀伤范围较常规武器大许多倍。

三、不同化学战剂暴露致肾损伤

目前已知的化学战剂多达数十种,在这些主要的化学战剂中,我们选取几种对肾脏致伤作用较大的毒剂进行深入探讨。

(一)路易氏剂

路易氏剂为氯乙烯氯砷的俗称,糜烂性毒剂的一种。纯路易氏剂(Lewisite)为无色、无臭的油状液体,工业化产品有刺激性臭味。路易氏剂在第一次和第二次世界大战期间被开发和武器化,通常以液滴杀伤为主,也能呈蒸气、气溶胶状使空气染毒。中毒后潜伏期较短,可通过呼吸道、皮肤、眼睛等侵入人体,引起全身中毒。

动物实验中,陈乐贵等将大鼠分别暴露于 3 种不同浓度(0.000 77、0.002 0、0.005 8 μg/L)的路易氏剂蒸气中,6 h/d,5 d/周,最长暴露期 90 d,观察亚慢性吸入毒剂对大鼠组织器官的影响,结果显示,吸入中、高浓度路易氏剂的大鼠血清肌酐浓度明显升高,肾组织出现不同程度的损伤,呈现浓度依赖性。Ritesh 等以路易氏剂(1.54 mg/kg)局部涂抹于经备皮后的小鼠背部皮肤,24 h 后检测血清肌酐及血清和肾裂解物中的中性粒细胞明胶酶相关脂质运载蛋白(NGAL)、肾损伤分子-1(KIM-1)均显著增加,肾脏病理出现肾小管损伤,近端小管刷状缘缺失,肾小管细胞凋亡。

作为砷的有机衍生物,路易氏剂的肾毒性被认为是砷中毒的结果。肾脏是砷剂及其代谢产物的主要排泄器官,因而其结构和功能极易受到砷剂损伤。砷剂能够诱发机体氧化应激反应,产生大量的 ROS 自由基,造成机体不同组织器官的氧化损伤。Kharroubi 等研究显示,在砷剂染毒后,肾脏脂质过氧化程度增强,SOD、GSH、谷胱甘肽过氧化物酶(GSH-PX)水平均明显升高。Davood 等发现,砷剂可以抑制线粒体的呼吸功能,改变细胞信号传导途径和基因表达模式,诱导肾小球和肾小管上皮的细胞凋亡。此外,砷剂还可以通过抑制肾组织细胞中的 DNA 错配修复功能、调节相关基因的表达等机制致肾损伤进一步加重。

(二)芥子气

芥子气(sulfur mustard,SM)学名二氯二乙硫醚,糜烂性毒剂的主要代表物,因其像芥末的味道而得名,1822 年由斯普雷兹发现,1886 年梅耶率先人工合成。芥子气在纯液态时是一种略带甜味的无色油状液体,但工业品呈黄色或深褐色。有"毒剂之王"之称,是世界上储存量较大、化学扩散最严重的一种毒剂,主要通过皮肤接触染毒,也可经消化道或呼吸道中毒。第一次世界大战期间德国首先把它选为军用毒剂。第二次世界大战时,侵华日军曾对中国军民使用过芥子气,战败后又将大量芥子气遗弃在中国国土,给中国人民造成了严重的伤害,这种伤害直到现在还严重地存在着。在 20 世纪80 年代的两伊战争期间,芥子气也曾经被多次使用。

两伊战争中,有近 5 000 名伊朗军人遭受了以芥子气为主的化学战剂的攻击。一项回顾性研究于战后在伊朗展开,对 2009—2012 年死亡的 100 名曾遭受芥子气攻击的退伍老兵(平均死亡年龄 54.54 岁±9.28 岁,毒剂暴露和死亡之间的平均时间 24.60 年±1.32 年)尸检,62%(62 例)的退伍老兵肾脏有病理性改变,其中间质性肾炎 22 例(中、重度 21 例)、肾小球硬化18 例(中、重度 17 例)、肾硬化 10 例(中、重度 9 例)。该研究表明,芥子气对人体肾脏的影响有可能长期且不可逆地存在。在动物实验中,芥子气对肾脏的损伤也得到了证实。Boskabady 等将豚鼠暴露于 100 mg/m³芥子气中 5 min,取肾脏进行病理检测并评分,其中无病理改变者 0 分;有片状改变者 1 分;有局部且散在病变者 2 分;有严重和广泛改变者 3 分。结果显示,芥子气暴露组评分显著高于乙醇暴露对照组[(2.8±0.20) vs (0.4±0.55)]。

机制方面,曹霞等研究发现,大鼠芥子气中毒后肾组织内皮素-1(ET-1)及内皮素 A 型受体(ETAR)表达明显增加。肾脏不仅是 ET-1 合成和分泌的重要场所,也是 ET-1 作用的靶器官。ET-1 以自分泌或旁分泌方式调节肾功能,肾脏 ET-1 表达和释放异常是肾脏病发生、发展的原因之一。此外,DNA 烷基化损伤及断裂可能参与了肾损伤的进程。芥子气在体内的代谢产物可以与细胞内大分子发生加合反应,使 DNA 分子双链结构发生改变、断裂、交联,阻断 DNA 复制过程,造成 DNA 不能被细胞正常修复,最终导致细胞受损甚至凋亡。

(三)氯气

氯气(chlorine gas)化学式为 Cl_2,属于刺激性毒剂,是一种强氧化剂与氯化剂,常温常压下为黄绿色,有强烈刺激性气味。其密度比空气大,可溶于水,易压缩液化为金黄色液态氯。第一次世界大战中,德军使用氯气作为毒气进行作战,这也是人类历史上首次大规模的毒气战,标志着化学战剂正式登上战争舞台。除军事领域外,氯气作为一种重要的化工原料,被广泛运用在制药、造纸、印染、水质净化等多个工业领域。

临床资料显示,短暂暴露于低浓度氯气对肾功能的影响似乎非常有限,但长期、高浓度的氯气暴露对肾脏造成的损伤不可忽视。对长期暴露于氯气的巴比伦省水质净化工人的调查显示,其肌酐和尿素水平明显高于对照人群。汪荣杰等动态观察了 103 例急性氯气中毒患者的肾功能情况,虽然患者的血清肌酐、尿素氮均正常,但尿 β_2-微球蛋白(β_2-MG)显著升高,提示肾小球滤过功能虽未明显受损,但肾小管重吸收功能已受到影响。罗琴等将大鼠暴露于 250 mg/m³ 的氯气中 30 min,病理显示大鼠肾细胞超微结构损伤严重,主要表现为滤过屏障严重损伤、近曲小管上皮细胞坏死,电镜下可见肾小球足细胞足突节段性融合,系膜细胞和系膜基质节段性增生,部分肾小管上皮细胞胞质内可见局灶性溶解灶,溶酶体增多,细胞核染色质边集,核固缩。

罗琴等的研究发现,暴露于氯气的大鼠肾细胞出现大量 DNA 断链。与其他组别相比,氯气组 DNA 断链片段多且断链小,断裂损伤最为严重,表明氯气的肾损伤作用可能与 DNA 损伤有关。王龙等同样以 250 mg/m³,30 min 氯气染毒 SD 大鼠,与正常对照组相比,氯气暴露组肾脏中 SOD 活力显著降低,间接反映了肾脏清除氧自由基的能力下降,极易导致肾损伤的发生。

(四)光气、双光气

光气,又称碳酰氯,化学式 $COCl_2$,窒息性毒剂的一种,常温下是无色气体,有烂草味或烂苹果味,化学性质不稳定,较易溶于苯、甲苯等,遇水迅速水解。1915 年首次在第一次世界大战战场上被使用,光气储存和装弹时压缩成液体,战斗使用时呈气态,使空气染毒,持续时间短,不能使水源及含水量较多的食物染毒。在工业上,光气多用作有机合成、农药、药物、染料及其他化工制品的中间体。双光气,又称氯甲酸三氯甲酯,化学式 $ClCO_2CCl_3$,常温下为易于挥发的无色液体,分解时生成 2 分子光气。它是有机合成的常用试剂,用作光气的替代品,难溶于水,易溶于有机溶剂,可作为其他毒剂如芥子气等的溶剂。

王吉慧等回顾分析了 2005—2014 年收治的 5 例重症光气中毒患者,除了肺部损伤外,所有患者均伴有不同程度的肾功能异常,这与王柏清等所报道的一致。王柏清等在某次光气泄漏中毒事件中收治了 5 例重症患者,其中 1 例合并肾衰竭,其余患者肾功能指标也均显示异常。动物试验中,赵赞梅等以 8.33 mg/L 的光气染毒大鼠 5 min,观察肾功能、肾组织病理变化情况。与对照组比较,光气组大鼠血肌酐、尿素氮水平明显升高,肾小球内红细胞增多,肾小管上皮细胞体积增大,胞浆疏松淡染、浊肿。杜忠民等对双光气染毒后家兔肾脏的组织学和超微结构进行了观察。光镜下见肾小管上皮细胞普遍浊肿,少数细胞嗜酸性变,电镜下见肾小管上皮细胞、血管内皮细胞等有损伤性变化,少数肾小管上皮细胞胞核固缩、碎裂,胞浆崩解或退变,甚至成为裸核及胞浆碎片,其表现具有细胞衰亡的特征。

光气、双光气致肾损伤与氧化应激密切相关。赵赞梅等在实验中发现,吸入光气后,大鼠肾组织内 8-羟基脱氧鸟苷(8-OHDG)和髓过氧化物酶(MPO)阳性表达明显增多。8-OHDG 是 ROS 引起 DNA 氧化损伤修饰产物之一,是应用广泛的氧化应激生物标志物 MPO 过度表达会导致氧化应激和氧化性组织损伤。该研究提示,氧化应激反应可能参与了光气对肾脏的损伤作用。

四、化学战剂暴露致伤的防护

化学战剂尽管杀伤力大、破坏力强,但由于使用时受气候、地形、战情等的影响使其具有很大的局限性。应做好以下主要措施:一般防护、消毒及急救。

1. 一般防护　一般防护的基本原理是设法把人体与毒剂隔绝,同时保证人员能呼吸到清洁的空气,如构筑化学工事、器材防护(戴防毒面具、穿防毒衣)等。

迅速撤离有毒区域、进入工事隐蔽。撤离时,要沿逆风方向撤离,避开低洼、丛林、居民区,撤至上风空旷区域。应加强呼吸道以及全身防护。有防毒面具者可以及时佩戴防毒面具。没有防毒面具者可以用毛巾、手帕、纱布等浸上水或碱水(浸上人尿也有一定的防毒作用)等捂住口鼻,戴上防毒眼镜。来不及时,用毛巾或布包上泥土捂住口鼻也有一定防护作用。有条件时尽可能对全身进行防护,主要利用简易防护器材,如穿上防毒衣、雨衣,披上油布、棉被等,然后穿上防毒靴(皮鞋、胶鞋也可),包裹好腿脚,戴好防毒手套。

2. 消毒　对皮肤消毒可概括为吸、消、洗 3 个环节,用棉花或干净土块由外向内吸去皮肤上的毒剂液滴,避免扩大染毒面积;用棉球蘸专门的消毒药液擦拭消毒;缺少专门消毒液时,可用小苏打水(碳酸氢钠)、肥皂水或大量清水冲洗。消毒越及时,效果越好;对鼻、眼的消毒可用大量清水或 20% 的碳酸氢钠溶液冲洗 15 min 左右,并多次漱口。

对染毒服装的消毒应在远离居住区的下风方向。棉织品用 2% 的碳酸氢钠煮沸 30 ~ 60 min 即可消毒。其他服装可用热蒸汽消毒。对染毒食品消毒时,有包装的罐头类食品,只要对表面消毒后就可食用。无包装的食品,一般应销毁。对染毒水一般采用煮沸法和过滤法。消毒后的水经检验无毒后,方可食用。

3. 急救　针对不同类型毒剂的中毒者及中毒情况,采用相应的急救药品和器材进行现场救护,并及时送医院治疗。在无法辨明是何种毒剂中毒时,应按毒性大、致死速度快的毒剂中毒急救。

急救要遵循"迅速准确,先自救后互救,先重后轻,防护、消毒、解毒相结合"的原则。救护方法要灵活,应对症下药。救治过程中要注意保持安静、休息、保暖、供氧和保持新鲜空气流通。对于误食染毒食品者,还要尽快洗胃、催吐,或者饮用牛奶、豆浆等,以加速毒剂排泄。

(朱长浩　王　浩　刘楠梅)

参考文献

[1] RICHARDSON D B, HAMRA G. Ionizing radiation and kidney cancer among Japanese atomic bomb survivors[J]. Radiation Research, 2010, 173(6): 837-842.

[2] YAMADA M, WONG F L, FUJIWARA S, et al. Noncancer disease incidence in atomic bomb survivors, 1958-1998[J]. Radiation Research, 2004, 161(6): 622-632.

[3] SERA N, HIDA A, IMAIZUMI M, et al. The association between chronic kidney disease and cardiovascular disease risk factors in atomic bomb survivors[J]. Radiation Research, 2013, 179(1): 46-52.

[4] ARIEV A L, ARIEVA G T, EVSTRATOVA L V. Early formation of the chronic kidney disease in liquidators of disaster on the Chernobyl nuclear power plant[J]. Nephrology (Saint-Petersburg), 2017, 21(4): 61-67.

[5] YAHYAPOUR R, MOTEVASELI E, REZAEYAN A, et al. Reduction-oxidation (redox) system in radiation-induced normal tissue injury: Molecular mechanisms and implications in radiation therapeutics[J]. Clinical & Translational Oncology, 2018, 20(8): 975-988.

[6] MERCANTEPE T, TOPCU A, RAKICI S, et al. The radioprotective effect of N-acetylcysteine against x-radiation-induced renal injury in rats[J]. Envi-

ronmental Science and Pollution Research International, 2019, 26 (28):
29085-29094.

[7] MEHRVAR S, LA COUR M F, MEDHORA M, et al. Optical metabolic ima-
ging for assessment of radiation-induced injury to rat kidney and mitigation
by lisinopril[J]. Annals of Biomedical Engineering, 2019, 47 (7): 1564-
1574.

[8] ROOS W P, KAINA B. DNA damage-induced cell death by apoptosis[J].
Trends in Molecular Medicine, 2006, 12(9):440-450.

[9] HYE KHAN M A, FISH B, WAHL G, et al. Epoxyeicosatrienoic acid ana-
logue mitigates kidney injury in a rat model of radiation nephropathy[J].
Clinical Science, 2016, 130(8):587-599.

[10] 刘敏,齐秀丽.生物武器及其防护[M].北京:北京理工大学出版社,
2020.

[11] KRAUTKRÄMER E, ZEIER M, PLYUSNIN A. Hantavirus infection: an
emerging infectious disease causing acute renal failure[J]. Kidney Interna-
tional, 2013, 83(1):23-27.

[12] PETTILÄ V, WEBB S A, BAILEY M, et al. Acute kidney injury in patients
with influenzaA (H1N1) 2009[J]. Intensive Care Medicine, 2011, 37(5):
763-767.

[13] BAGSHAW S M, SOOD M M, LONG J, et al. Acute kidney injury among
critically ill patients with pandemic H1N1 influenza A in Canada: Cohort
study[J]. BMC Nephrology, 2013, 14:123.

[14] SEVIGNANI G, SOARES M F, MARQUES G L, et al. Acute kidney injury
in patients infected by H1N1: Clinical histological correlation in a series of
cases[J]. Jornal Brasileiro De Nefrologia, 2013, 35(3):185-190.

[15] 李锐,李映新.甲型流感合并急性肾损伤的临床观察[J].临床肾脏病杂
志,2017,17(2):95-99.

[16] CRUZ-LAGUNAS A, JIMÉNEZ-ALVAREZ L, RAMÍREZ G, et al. Obesity
and pro-inflammatory mediators are associated with acute kidney injury in

patients with A/H1N1 influenza and acute respiratory distress syndrome[J]. Experimental and Molecular Pathology,2014,97(3):453-457.

[17]VAKRANI G P,NAMBAKAM T. Retrospective study on acute kidney injury among cholera patients in an outbreak in Whitefield,bengaluru[J]. International Journal of Nephrology,2021,2021:6682838.

[18]REYES-CORCHO A,PINSKER R W,SARKAR S,et al. Cholera gravis associated with acute renal failure in a traveler from Haiti to the United States[J]. Travel Medicine and Infectious Disease,2012,10(5/6):236-239.

[19]FU E L,JANSE R J,JONG Y D,et al. Acute kidney injury and kidney replacement therapy in COVID-19:a systematic review and meta-analysis[J]. Clinical Kidney Journal,2020,13(4):550-563.

[20]YANG X B,YU Y,XU J Q,et al. Clinical course and outcomes of critically ill patients with SARS-CoV-2 pneumonia in Wuhan,China:a single-centered,retrospective,observational study[J]. The Lancet. Respiratory Medicine,2020,8(5):475-481.

[21]SU H,YANG M,WAN C,et al. Renal histopathological analysis of 26 postmortem findings of patients with COVID-19 in China[J]. Kidney International,2020,98(1):219-227.

[22]HUANG C L,WANG Y M,LI X W,et al. Clinical features of patients infected with 2019 novel coronavirus in Wuhan,China[J]. The Lancet,2020,395(10223):497-506.

[23]BELLOMO R,KELLUM J A,RONCO C,et al. Acute kidney injury in sepsis[J]. Intensive Care Medicine,2017,43(6):816-828.

[24]陈乐贵,林福生,李丽琴,等. 路易氏剂对大白鼠亚慢性吸入的毒理作用[J]. 毒理学杂志,2005,19(3):184.

[25]SRIVASTAVA R K,TRAYLOR A M,LI C Z,et al. Cutaneous exposure to lewisite causes acute kidney injury by invoking DNA damage and autophagic

response[J]. American Journal of Physiology,2018,314（6）：F1166 - F1176.

[26]NASIRY ZARRIN GHABAEE D,TALEBPOUR AMIRI F,ESMAEELNE-JAD MOGHADDAM A,et al. Administration of zinc against arsenic - induced nephrotoxicity during gestation and lactation in rat model[J]. Journal of Nephropathology,2017,6（2）:74-80.

[27]BULLMAN T,KANG H. A fifty year mortality follow-up study of veterans exposed to low level chemical warfare agent, mustard gGas[J]. Annals of Epidemiology,2000,10（5）:333-338.

[28]KAZEMZADEH N,KADKHODAEI A,SOLTANI B,et al. Pathologic lesions of liver,kidney and lung in the autopsy of 100 mustard gas-exposed Iranian war veterans[J]. Iranian Journal of Pathology,2014,9:183-188.

[29]BOSKABADY M H,TABATABAYEE A,AMIRI S,et al. The effect of vitamin E on pathological changes in kidney and liver of sulphur mustard-exposed guinea pigs[J]. Toxicology and Industrial Health,2012,28（3）:216-221.

[30]曹霞,张黎明.芥子气对肾组织内皮素-1及内皮素A受体影响[J].中国公共卫生,2008,24（1）:36-38.

[31]JOWSEY P A,BLAIN P G. Checkpoint kinase 1 is activated and promotes cell survival after exposure to sulphur mustard[J]. Toxicology Letters,2015,232（2）:413-421.

[32]关延风,巩爱菊,刘莉,等.急性氯气中毒224例救治体会[J].华北煤炭医学院学报,2009,11（2）:230.

[33]MOHSEN I H,HUSSAIN B I. Study the effect of chlorine gas in some blood criteria among the workers in the water purification plants in Babylon governorate[J]. Annals of the Romanian Society for Cell Biology,2021,25（5）:3358-3364.

[34]汪荣杰,廖贤根,屠晓鸣,等.急性氯气中毒病人血和尿 β_2-mG 的变化[J].中华劳动卫生职业病杂志,1995（1）:40-41.

[35]罗琴,李宇,刘静,等.大鼠急性羰基镍中毒肾细胞DNA损伤和超微结构的观察[J].工业卫生与职业病,2011,37(4):229-233.

[36]王龙,王秋英,王宁,等.急性羰基镍中毒大鼠心脾肾组织SOD活力的动态观察[J].工业卫生与职业病,2015,41(4):280-283.

[37]王吉慧,周昌虎,翟丽梅.光气中毒病例救治分析[J].中西医结合心血管病电子杂志,2017,5(16):76-77.

[38]赵赞梅,郑亦沐,李树强.光气急性染毒对大鼠肾脏的影响[J].中华劳动卫生职业病杂志,2021,39(10):733-737.

[39]杜忠民,郭军,李金华.家兔急性双光气中毒后肾脏的超微结构改变[J].第四军医大学学报,1991(1):18-20.

第十二章　自然灾害现场作业环境与肾损伤

　　我国幅员辽阔,地壳活动大,地质结构复杂。受夏季风的影响,降雨量集中,地表及地下径流变化很大。这种自然、地理诸要素的多样性和复杂性,使中国成为世界上自然灾害发生比较频繁的国家之一。灾后救援作为非战争军事任务,是军队官兵在和平年代重要的使命任务之一。了解灾害环境及灾害重建环境的特点,可以降低灾后次生灾害的发生,减少灾害相关疾病的发生率,最大力度地确保人民及广大官兵的心身健康、保持军队的战斗力(见彩图9)。

第一节　自然灾害现场作业环境特点

　　常见的自然灾害包括干旱、地震、寒潮、洪涝、龙卷风、冰雹、沙尘暴、火山喷发等。中国受自然灾害威胁最严重的环太平洋地震带、七大江河、太湖流域中下游和滨海平原地区,均是人口集中、城市建筑密集地区。一旦发生自然灾害,参与灾害救援及灾后重建的官兵将面临严峻的作业环境,包括灾害所致自然环境变化及灾害导致的理化、社会心理环境变化。

一、自然灾害所致自然环境的变化

　　1.地形地貌改变　地震、山体滑坡、泥石流和火山喷发等灾害会直接导致地形的重塑,形成新的山丘、峡谷或湖泊。例如,地震可能导致地面裂缝、塌陷,甚至地壳抬升或沉降。

　　2.水文条件变化　洪水、干旱、台风等灾害会影响水源分布和水循环系统。其中,洪涝灾害可能导致河流改道、湖泊扩张或新湿地形成,干旱则可能使河流干涸、湖泊萎缩,地下水位下降。

3. 生态系统破坏与恢复　森林火灾、病虫害、飓风等灾害会对生态系统造成巨大打击,导致生物种群减少、物种多样性降低及生态平衡被打破。然而,在灾害过后,一些生态系统也可能通过自然演替逐步恢复,但这个过程可能需要很长时间。

4. 土壤质量恶化　洪水过后可能导致土壤肥力流失,而长期干旱则会造成土壤盐碱化或沙漠化。此外,地质灾害(如泥石流)还会带来大量沉积物覆盖原有土壤,影响生产力。

5. 环境污染　自然灾害引发的次生灾害往往伴随着环境污染,比如化工厂在地震中受损可能会导致有毒物质泄漏,从而对土壤、水源及空气质量造成严重污染。

6. 气候和微气候变化　大规模的森林破坏(如森林火灾)可以影响局部地区的气候模式,减少碳汇并加剧全球气候变化。

二、自然灾害所致心理环境的变化

自然灾害对受灾人群的心理健康影响显著。灾后的生存压力、生活条件恶化、亲人伤亡、财产损失等情况易引发一系列心理问题,如创伤后应激障碍(PTSD)、焦虑、抑郁等。同样也会对参与救灾和灾后重建工作的官兵、志愿者及相关工作人员产生心理影响。他们可能要面临高强度压力、艰苦环境下作业等多重挑战,这些都可能使救援人员产生不同程度的心理应激反应,如PTSD、焦虑、抑郁、疲劳甚至职业倦怠等。

三、自然灾害作业环境对肾脏的损伤威胁

自然灾害作业环境,如地震、洪水、滑坡、泥石流等灾害现场,对参与救援的人员身体健康可能产生多方面的影响,其中包括对肾脏的潜在损伤威胁。

1. 环境污染　灾后环境往往存在严重的水体和土壤污染,救援人员如

果直接饮用或接触被化学物质、病原微生物污染的水源,可能会导致急性或慢性肾损伤。

2. 身体过度疲劳　长时间、高强度救援工作会导致身体极度疲劳,使肾血流供应减少,影响肾脏正常代谢与排泄功能,长期过劳可能引发肾功能异常。

3. 高温中暑　在炎热环境下进行救援活动,易发生中暑,严重时可能出现横纹肌溶解综合征,其产物可堵塞肾小管,引起急性肾衰竭(详见第五章第二节)。

4. 缺水与营养不良　灾后交通问题会导致灾区饮水和食物供应可能在一段时间内受限,救援人员若不能及时补充水分和营养,可能导致脱水和电解质紊乱,进而影响肾健康。

5. 压力与应激反应　灾难现场的心理压力巨大,长时间的精神紧张和应激状态也会影响生理功能,包括可能加重原有肾脏病或者诱发新的肾脏问题。

接下来我们详细介绍几种多发性自然灾害(地震、洪水)导致的肾损伤。

第二节　地震灾害致肾损伤

地震灾害是指由地震引起的强烈地面振动及伴生的地面裂缝和变形,使各类建(构)筑物倒塌和损坏,设备和设施损坏,交通、通信中断和其他生命线工程设施等被破坏,以及由此引起的火灾、爆炸、瘟疫、有毒物质泄漏、放射性污染、场地破坏等造成人畜伤亡和财产损失的灾害。我国是一个多地震的国家。据统计,我国大陆地震约占世界大陆地震的1/3。21世纪全球大陆所发生的7级以上强震中,我国约占35%(见彩图24)。

【流行病学】

地震发生后,挤压综合征(crush syndrome,CS)是仅次于建筑物坍塌外伤致死的第二大死亡原因,常常引发急性肾衰竭。1999年8月17日发生在土耳其马尔马拉海的 7.4 级地震中 639 人因挤压综合征引发了急性肾衰竭。2010 年青海省玉树藏族自治州玉树市发生里氏 7.1 级地震,兰州总医院收治的 117 名地震伤员中有 11 例因挤压综合征引发急性肾衰竭。"5·12"汶川特大地震,四川大学华西医院收治 142 例地震伤员,其中 39 例在入科时即合并急性肾功能不全,占 27.5%,而合并肾功能不全的患者 28 d 病死率为 26.7%,与汶川地震伤员总体病死率 9.9% 相比明显较高,说明合并肾损伤是导致伤员死亡的重要因素之一。

【临床表现】

地震造成的肾损伤,特别是由于挤压综合征引起的急性肾损伤(acute kidney injury,AKI),其临床表现主要包括少尿甚至无尿、肌红蛋白尿、高钾血症、不同程度的肾功能不全。许多重症患者需要进行血液净化治疗。

【发病机制】

1. 肾小管内管型形成　肌红蛋白是低分子蛋白,可以经肾小球自由滤过,被肾小管上皮细胞分泌的蛋白分解酶分解,因而正常情况下尿液中仅有极少量肌红蛋白排出。地震后,由于四肢或躯干肌肉丰富部位受外部重物长时间挤压或固定体位而造成肌肉组织的缺血性坏死,释放大量肌红蛋白入血经肾小球滤出,超出小管蛋白酶的分解能力后形成肌红蛋白管型,阻塞肾小管。已在横纹肌溶解综合征的动物模型中观察到远端肾小管有大量管型形成,免疫组化证实为肌红蛋白管型。管型长时间堵塞肾小管最终导致肾小球滤过率下降。

2. 肌红蛋白对肾小管的直接毒性作用　肌红蛋白(myoglobin,Mb)是由一条肽链和一个血红素辅基组成的结合蛋白,主要分布于心肌和骨骼肌组织。近期研究认为肌红蛋白的血红素可诱发自由基形成,主要是通过血红素分解产生的二价铁催化 Haber-Weiss 连锁反应生成,进而引起肾小管上皮细胞氧化损伤。在甘油所致横纹肌溶解急性肾损伤动物模型中,血浆 F_2-异前列腺素和丙二醛(MDA)均有升高,证实了氧化应激参与肾脏的损伤。

3. 肾脏灌注不足　严重创伤机体的应激反应会释放大量肾上腺素、去甲肾上腺素、加压素、血管紧张素 Ⅱ、血栓素、内皮素等血管活性物质,使肾内小血管发生痉挛性收缩,肾内血流量降低、肾小球滤过率下降、肾小管也因缺血、缺氧而出现坏死。

此外,肌肉组织因坏死、再灌注损伤等因素导致大量体液外渗,有效循环血量下降,加上长时间补水困难、重要脏器大出血休克等都有可能导致肾前性灌注不足,出现急性肾损伤。

4. 细胞因子作用   肌肉组织遭受严重挤压后机体可释放大量细胞因子进入血液,如肿瘤坏死因子-α、白细胞介素-1、白细胞介素-6、血小板活化因子等,可引起一系列病理连锁反应,这种现象称为"细胞因子风暴",包括血管内皮细胞损害和微血栓形成,毛细血管通透性增加等,最终导致微循环障碍,组织灌注不足,加重肾、肺损害。

5. 其他   患者在救治过程中使用的抗生素、质子泵抑制剂等药物会参与到肾损伤的过程中。

【治疗】

地震灾害中,肾损伤的治疗首先需要遵循紧急救援和医疗救治的基本原则,即"先救命后治伤"。具体针对肾损伤的治疗措施如下。

1. 稳定生命体征   对于严重创伤患者,首要任务是确保呼吸道通畅,维持呼吸循环稳定,纠正休克状态。如果存在大量出血,应迅速止血并进行输血补充血容量。

2. 高钾血症的治疗   对于严重高钾血症伴有心电图异常者,应立即采取急救措施,如静脉注射钙剂(如氯化钙)以稳定心肌细胞膜,防止心律失常的发生。若条件允许,可进行血液透析或腹膜透析迅速降低血钾水平。其他的药物治疗包括:①离子交换树脂如聚苯乙烯磺酸钠等通过肠道排出钾离子。②静脉给予胰岛素联合葡萄糖溶液,促使钾离子向细胞内转移。③使用阳离子交换树脂环硅酸锆钠散等新型药物降钾。④通过输注袢利尿剂(如呋塞米)来增加尿量,帮助排除体内多余的钾离子。

3. 抗感染治疗   感染是挤压损伤后的常见并发症,积极控制感染,减轻致病性微生物的侵袭和毒性症状的加重。早期可选择针对革兰氏阳性菌并兼顾革兰氏阴性菌,同时还要考虑使用厌氧菌的抗生素,后期根据细菌学培

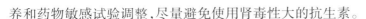

养和药物敏感试验调整,尽量避免使用肾毒性大的抗生素。

4. 营养支持治疗 地震挤压伤后,组织分解代谢旺盛,机体多伴有营养不良,严重的低蛋白血症可影响组织和器官伤后修复,降低机体免疫反应,应注重热量和营养的补充。

5. 肾脏替代治疗 受到长时间挤压的伤员出现少尿、无尿、肾衰竭及高钾血症、酸中毒等电解质和酸碱平衡紊乱,经药物治疗后无明显好转,或者合并容量超负荷的伤员,均应尽早进行血液透析或腹膜透析治疗(应除外腹部脏器的损伤)。若出现以下情况,优选连续性肾脏替代治疗(CRRT):①合并多脏器损伤或出现多器官功能障碍综合征(MODS);②血流动力学不稳定;③血液透析或腹膜透析难以控制的容量超负荷;④严重感染、脓毒血症;⑤高分解代谢状态;⑥难以纠正的电解质和酸碱平衡紊乱。

6. 早期行筋膜切开减压,积极清创和控制创面感染 不仅能及时降低筋膜隔室压力,恢复微循环,同时能及时引流,清除坏死组织,减少毒物的吸收,阻止挤压伤的病理进展,对挤压伤患者的救治具有重要意义。

地震挤压综合征引起肾损伤的治疗是综合性的治疗。充分扩容、减压、营养支持、创面处理、控制感染及尽早进行肾脏替代治疗等是治疗成功的重要保证。

【预防措施】

对于受灾群众应快速救援,治疗时间越早越好。早期严密观察病情变化,抗休克、抗感染、纠正酸中毒及高钾血症,营养支持。休克平稳后,尽早清除坏死组织,必要时行截肢术。

对于抢险救灾的广大官兵,首先确保官兵随时能补充足够的水分以防止脱水,特别是在高温、高湿环境下的救援。适量地补充含电解质的运动饮料或口服补液盐。确保食物营养均衡,尤其是蛋白质和矿物质的摄入。避免直接接触有害物质,如对肾脏有毒性的化学物质和重金属污染水源。督促官兵正确使用个人防护装备,减少创伤及感染风险。对于有基础疾病的官兵,如高血压、糖尿病等慢性疾病患者,需加强病情监测和管理。

第三节　洪水灾害致肾损伤

洪水灾害是我国最常见的自然灾害之一,是指由于强降雨、冰雪融化、冰凌、堤坝溃决、风暴潮等原因引起江河湖泊及沿海水量增加、水位上涨而泛滥及山洪暴发所造成的灾害。洪水灾害对肾脏健康的影响,主要包括淹溺所致的急性肾损伤(见彩图25)。

【流行病学】

世界卫生组织报道,2019年全球约有23.6万人死于溺水,占全球总死亡率的近0.8%,成为非故意伤害死亡的第三大原因。野外驻训期间,官兵进行水上航渡、武装泅渡、游泳等训练时,可能会发生意外溺水情况。2023年台海军"海虎"号潜艇执行任务期间发生人员落海意外,至今仍有3名官兵下落不明。国内外关于溺水所致急性肾损伤报道一般都是个案报道,Heyman学者的报道是迄今为止关于溺水引发急性肾损伤涵盖人群最多的案例:95名溺水住院的患者中,42例(43%)出现AKI,AKI(2～3期)者17例(18%),死亡率29%,常伴有多器官衰竭,多数患者有一定程度的横纹肌溶解,约1/3患者需要肾脏替代治疗。

【发病机制】

溺水引起的急性肾损伤是一个复杂的病理过程,涉及多种因素相互作用。Yuri Gorelik等学者发现溺水者呼吸中断致使全身性低氧血症、肾血管收缩、组织灌注不足及肾小管转运所需的氧耗增加,上述因素导致溺水者肾组织呈缺氧状态,而缺氧导致的肾小管损伤可能是肾损伤发生的主要致病机制。Spicer等报道,出现AKI的溺水者外周血淋巴细胞计数要显著高于未出现AKI的溺水者,推测淹溺和随后的再灌注会激活免疫系统,引发炎症反应,导致白细胞和其他炎症介质的释放,进一步损伤肾脏组织。横纹肌溶解导致的AKI是溺水致AKI的又一个重要机制,国内外均有相关报道。淹溺事件常常发生在水温较低的自然水体(海洋、江河、湖泊),易导致溺水者出现高凝状态、血流缓慢和心律异常,而溺水后复苏过程中使用某些药物和操作,都有可能对肾脏造成额外的负担或直接损伤。

综上所述,溺水引起的 AKI 是一个多因素参与的复杂过程,及时的识别和干预对治疗淹溺所致的急性肾损伤至关重要。

【病理特点】

肾脏病理以急性肾小管损伤为主要表现,Spicer 学者报道一例淹溺致 AKI 患者的肾穿刺病理,显示肾小管上皮细胞空泡变性明显,伴有细胞核脱落、间质水肿、炎症细胞浸润(见彩图 26)。

【临床表现】

淹溺后急性肾损伤的具体临床表现受到淹溺持续时间、水温、淹溺深度、复苏是否及时等多种因素的影响,并且通常不是淹溺初期最明显的临床表现。溺水初期更常见的是呼吸系统和心血管系统的症状。通常会在淹溺后的后续治疗和观察中发现肾损伤,具体表现为:无尿或少尿,血尿,茶色尿,肾功能异常,酸碱平衡和电解质紊乱,可伴随其他非特异性症状(如全身乏力、恶心、呕吐、水肿、肌肉疼痛等),也可能伴随淹溺后的多器官功能障碍综合征(MODS)。

【治疗】

淹溺致急性肾损伤治疗是一个复杂的过程,需要根据患者的具体情况和肾损伤严重程度制定个性化的治疗方案。具体治疗方案包括以下几点。

1. 生命体征维护　溺水患者可能需要呼吸支持,如机械通气,确保患者有足够的氧气供应是治疗的第一步。此外,溺水者可能出现循环衰竭,使用药物提升心输出量,调整血管张力,稳定血液循环,确保肾脏和其他器官有足够的灌注。

2. 营养支持　需要给予溺水者足够的营养支持,包括给予高蛋白、高热量、高维生素的食物,以及必要的营养补充剂。

3. 复温　对于清醒的低体温患者,及时脱去湿衣物并开始被动或主动体表复温,例如,使用保温毯、水暖加热衣、加热垫、热辐射、加压热风等。复温的目标核心温度为 33~36 ℃,而非达到正常体温。对于仍然无反应和体温过低(低于目标温度)的患者,可能需要主动体内/核心复温,例如,通过气管导管给予加温加湿氧气、加热冲洗腹膜腔和胸膜腔等。

4.**药物治疗** 根据患者具体情况个体化药物治疗,如利尿剂、抗炎药、抗凝剂等。这些药物有助于改善水负荷、减轻炎症反应和预防血栓形成。另外针对溺水导致横纹肌溶解,给予适当的利尿和碱化尿液,以减少肌红蛋白在肾小管中的沉积,监测肾功能。

5.**肾脏替代治疗** 包括血液透析或腹膜透析治疗,在以下情形时实施。①肾功能受损严重,无法有效地清除体内的废物和多余的液体,可出现严重的肺水肿或者左心衰竭;②药物不能控制的高钾血症,特别是影响心肌的传导性和自律性;③药物的代谢和清除因肾功能受损,导致药物在体内的积累,并出现严重的药物不良反应;④溺水后出现的严重感染、败血症,透析能够有效清除激活全身炎症反应的炎症介质、内毒素及细胞因子、补体、炎症细胞等,阻止脓毒症的发生与进展,其中优先选择连续肾脏替代治疗。

总体来说,淹溺引起的急性肾损伤,大部分轻微且可逆,约7%的溺水者出现休克、多器官功能衰竭、横纹肌溶解、肌红蛋白堵塞肾小管等,需要尽早行肾脏替代治疗,这部分患者需要密切监测肾功能、电解质、尿常规、血气分析等,及时调整治疗方案。

【预防和预后】

一项 Meta 分析研究发现,淹溺者的预后与浸没时间密切相关,浸没时间<5 min的溺水者通常预后较好,而浸没时间>25 min 的溺水者则通常导致死亡。

官兵无论在平日训练还是执行海上救援任务时,都需要加强自身的防护,穿戴好防护服(强防水性、保暖性防护服)、佩戴头盔可有效降低冷水浸没对人体的影响。除了使用防护设备,所有可能发生淹溺的人群都应当记住:在溺水事件发生后减少挣扎,保存热量,保持"HELP"姿势—手臂折叠在胸前,脚踝相扣,大腿并拢,膝盖弯曲向胸前靠拢,以减少体内热量的消耗,为自救和等待救援争取更多时间。

第四节　灾后产生的次生灾害致急、慢性肾损伤

灾后的生态环境相当脆弱,且产生的次生灾害具有范围广、程度深、危害大、持续时间长等特点。以 2008 年汶川地震为例,地震及其次生灾害使当地生态环境遭受严重的破坏,表现为地质灾害破坏、生态系统受损、工业生产重创、水资源服务功能受损。此外灾后的污水、浸泡过的垃圾、粪便和淤泥对群众的居住环境造成严重污染,直接威胁人民群众及灾后重建官兵的身体健康和生命安全。

灾后环境可带来 3 类常见疾病。①肠道传染病:患者往往是进食了受污染的食物和水而发病,苍蝇是常见的传播媒介,传染源一般是患者的排泄物,灾后常见的肠道传染病有霍乱、细菌性痢疾、伤寒等。②自然疫源性传染病:主要有肾综合征出血热和流行性乙型脑炎等。肾综合征出血热由肾综合征出血热病毒(汉坦病毒)引起,以鼠类为主要传染源。流行性乙型脑炎是由乙脑病毒引起,传染源主要是家畜和家禽。③皮肤病:手足长时间浸泡在水中可致手足浸渍。温暖潮湿环境易造成各种癣病如皮肤癣病。洪水致蚊虫繁衍,叮咬皮肤可出现丘疹性荨麻疹。

1. 肠道传染病引起的急、慢性肾损伤　当肠道感染,如细菌性痢疾、病毒性肠炎或寄生虫感染等发生时,病原体可通过以下途径对肾脏造成影响。

(1)毒素吸收:感染时,肠道吸收紊乱,可能导致毒素、细菌代谢产物或内毒素(如脂多糖)的吸收增加。这些物质进入血液循环后,可能直接或间接地对肾脏造成损害。

(2)全身炎症反应:肠道感染触发全身性炎症反应,释放大量细胞因子和炎症介质,损害肾脏微血管,导致肾脏血流灌注不足,引起肾脏缺血性损伤。

(3)免疫系统激活:肠道感染激活免疫系统,可产生大量抗体和补体成分。补体系统的过度激活可导致肾小球炎症和肾小管损伤。

(4)水、电解质和酸碱平衡失调:肠道感染可导致腹泻、呕吐和脱水,出

现有效循环容量下降,电解质(如钠、钾)和酸碱平衡失调。这些改变可直接影响肾功能。

长期的肠道感染(慢性炎症、长期的毒素暴露)或反复的急性肾损伤可导致肾损伤慢性化。原有的全身性疾病可能加重肾损伤,如糖尿病、高血压和心血管疾病。

综上所述,肠道传染病可通过多种机制影响肾脏,导致急、慢性肾损伤。灾后积极的公共卫生防护措施,如改善卫生条件和加强疫苗接种,可以有效减少肠道传染病的发病率,降低由此导致的肾损伤风险。

2. 自然疫源性传染病引起的急、慢性肾损伤　详见第十章。

3. 皮肤病引起的急、慢性肾损伤　皮肤病直接导致肾损伤的情况并不常见,但是某些皮肤病可能会与肾脏疾病存在共同的病理机制或风险因素。例如,一些自身免疫性皮肤病,如系统性红斑狼疮、银屑病等可能会同时影响肾脏。

此外,一些皮肤病在治疗中也可能对肾功能产生影响,例如非甾体抗炎药、抗生素和靶向生物制剂等。

官兵在灾害救援中所处的自然环境恶劣,卫生条件差,且衣服无法正常换洗,昆虫叮咬难以避免,会发生各种皮肤病。虽然皮肤病一般不会立即造成生命危险,但是它们可严重影响部队战斗力,甚至引起非战斗减员。灾后救援官兵皮肤病的防治要做好以下几点:①避免物品混用、公用,配备尽可能充足的换洗衣服;②为长时间暴露于高热、日晒环境下救援的官兵提供适宜的防晒措施,以控制痤疮、日光性皮炎等皮肤病的发生;③随行卫生保障人员需配备充足常用的皮肤疾病预防及治疗药物,如外用止痒药物、糖皮质激素软膏、抗生素软膏和口服制剂、外用和口服抗真菌药物、防晒伤药物、抗组胺药物等。

（苟　微　程　劲　刘楠梅）

参考文献

[1]胡鞍钢,鄢一龙.中国国情与发展[M].北京:中国人民大学出版社,2016.

[2]刘毅,杨宇.历史时期中国重大自然灾害时空分异特征[J].地理学报,2012,67(3):291-300.

[3]CÉNAT J M,DERIVOIS D. Assessment of prevalence and determinants of posttraumatic stress disorder and depression symptoms in adults survivors of earthquake in Haiti after 30 months[J]. Journal of Affective Disorders,2014,159:111-117.

[4]王祖煜,郭超,崔文.地震幸存者创伤后应激障碍产生原因及社会工作干预策略探讨[J].中华灾害救援医学,2021,9(3):876-881.

[5]周娜,李玲,崔轶,等.消防救援人员创伤后应激障碍与替代创伤的研究[J].职业与健康,2023,39(10):1297-1301.

[6]邓莉莉,钟玲,雷建蓉,等.脂氧素A4对横纹肌溶解所致急性肾损伤大鼠肾的保护作用[J].细胞与分子免疫学杂志,2012,28(9):907-910.

[7]王海燕.挤压综合征引起的高血钾、急性肾损伤的抢救[J].医学研究杂志,2008,37(9):2-3.

[8]王沂芹,张静波,唐建英,等.汶川大地震导致挤压综合征呈现急性肾损伤的血液净化治疗[J].中国血液净化,2008,7(8):449-451.

[9]HEYMAN S N,GORELIK Y,ZORBAVEL D,et al. Near-drowning:new perspectives for human hypoxic acute kidney injury[J]. Nephrology,Dialysis,Transplantation,2020,35(2):206-212.

[10]SPICER S T,QUINN D,NYI NYI N N,et al. Acute renal impairment after immersion and near-drowning[J]. Journal of the American Society of Nephrology,1999,10(2):382-386.

[11]LESTER J L. Rhabdomyolysis:a late complication of near-drowning[J].

Journal of Emergency Nursing,2002,28(4):280-283.

[12]HEGDE S N,ANUPAMA Y J. Acute renal failure secondary to rhabdomyolysis following near-drowning in sea water[J]. The Journal of the Association of Physicians of India,2003,51:512-513.

[13]张燕,汪文婧.淹溺合并多脏器功能衰竭的救治[J].中国临床医生杂志,2016,44(1):7-9.

[14]QUAN L D,BIERENS J J,LIS R,et al. Predicting outcome of drowning at the scene:a systematic review and meta-analyses[J]. Resuscitation,2016,104:63-75.

[15]宗兆文,李楠.马岛战争和二战中海战伤发生特点及其对我军海战伤救治的启示[J].第三军医大学学报,2017,39(24):2341-2344.

[16]李思倩,汪丽,边琪.司库奇尤单抗联合预防性抗结核治疗斑块型银屑病致急性肾损伤1例报告[J].海军军医大学学报,2023,44(11):1381-1384.

[17]曲海燕,赵东海,叶常青,等.军队医院为灾害救援部队官兵实施伴随医疗保障的做法[J].灾害医学与救援(电子版),2014,3(1):49-51.

第十三章　战场环境与肾损伤

随着全球政治、经济和安全环境的不断变化,国际军事局势也呈现出复杂多变的态势。世界各地战乱不断,以哈战争、俄乌冲突、非洲动乱及拉丁美洲毒品战等,都对世界各地的人类生命安全造成了重大威胁。

中国也面临严峻的国际形势,朝鲜半岛问题、南海领域问题及台湾问题,战争一触即发,中国军队及中国人民要时刻做好战争准备。随着高科技武器的研发,未来战争的伤类、伤情将愈发复杂,而战争导致的肾损伤,包括直接肾损伤和继发性肾损伤,且预后非常凶险。就战创伤相关急性肾损伤(acute kidney injury,AKI)而言,根据对美军伊拉克、阿富汗战场官兵的调查,战创伤 AKI 发生率为 12.5%,死亡率为 2.9%,其中合并 AKI 者死亡率(13.1%)远高于不合并 AKI 者(1.5%)。因此,掌握战场环境对肾脏的影响及防治方法,对降低战争的伤残、伤死率非常重要。

第一节　战场环境概述

一、战场环境分类

战场环境指的是战场及其相关空间地域对作战活动有影响的各种客观情况和条件的统称。包括地貌、水文、气象等自然条件,交通、工农业生产、行政区划、人口、民族、宗教等社会人文条件,国防工程构筑、作战物资储备等战场建设情况,以及信息、网络和电磁状况等。

依据不同的标准,可将战场环境划分为不同的体系。

1. **按照空间标准划分** 战场环境可划分为陆战场环境、海战场环境、空战场环境和太空战场环境。①陆战场环境：主要有山地战场、丘陵战场、平原战场等普通陆战场环境，以及城市、荒漠、草原、沼泽等特殊陆战场环境。②海战场环境：包括开阔海区战场环境、岛礁区战场环境及濒陆海区战场环境。③空战场环境：主要包括大气近地层、对流层和平流层的飞行大气环境。④太空战场环境：由航天器飞行、隧行作战的空间和航天发射场及测控站部署区、地面目标区的环境组成。

2. **按照要素属性划分** 战场环境可划分为自然环境、社会环境和信息环境。①自然环境：是各种自然地理情况和条件的统称，包括地形、气象和水文等要素。②社会环境：是由影响作战的各种社会因素构成的环境，包括政治、经济、人口、民族、语言文化、宗教、社会基础设施等。③信息环境：指的是通过无线、有线等渠道传递信息形成的信息活动空间。

二、战场环境特点

随着高科技武器装备的大量运用，现代战争的战场环境日益复杂，具有以下特点。①广延性：现代战争的战场范围广大，前后方界限不清，大规模交战波及战争双方的整个领土及外层空间。②立体性：战场的立体化突出，空中、海上、海下、地面、外层空间的作战同时或交错进行。③多变性：现代战争战场形势瞬息万变，战场态势错综复杂，战场转换迅速频繁。④高破坏性：各种现代化的武器火力强、破坏大，不仅可以造成巨大的人员伤亡，还可能产生强大的社会心理压力。

三、战场环境相关肾损伤

现代战场环境下的战创伤呈现突发、群体、危重、复合等特征，火器、爆震冲击、辐射、感染等因素带来的伤情变化多端，往往严重扰乱作业官兵的机体内环境，致死、致残率极高。战创伤后 AKI 的原因大致包括：腰腹部外伤导致的肾脏本身和（或）其附属结构的直接损伤；大量失血或创面渗出致低血容量而继发的 AKI；肢体受压或因外伤肿胀出现挤压综合征而继

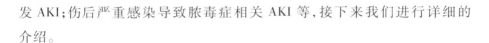

发 AKI;伤后严重感染导致脓毒症相关 AKI 等,接下来我们进行详细的
介绍。

第二节　战争致肾脏直接损伤

　　战时使用的各类火器武器、爆震冲击等会对肾脏产生直接损伤,包括
闭合性损伤(主要包括爆震伤、冲击伤)和开放性损伤(主要包括肾贯
通伤)。

【病因和病理生理】

　　闭合性肾损伤多由爆炸产生的冲击引起,可致肾脏和(或)肾门结构直
接受损。相较闭合性肾损伤,由刺伤和枪击伤导致的开放性肾贯通伤一般
更加严重,而且复杂多变,可直接导致肾实质、血管蒂或肾集合系统损伤,并
且常合并多器官损伤。目前仍沿用美国创伤外科协会的肾损伤分级系统
(表 13-1),其中 1~4 级肾损伤多采用保守治疗,但更高级别损伤的治疗仍
存在争议,争议的焦点是早期通过血管造影栓塞、修补或肾切除术是否能让
患者获益。

表 13-1　美国创伤外科协会肾损伤分级系统

分级	创伤性肾损伤表现
1 级	挫伤或局限性包膜下血肿;无裂伤
2 级	局限于腹膜后肾区的肾周血肿;肾实质裂伤深度≤1 cm,无尿外渗
3 级	肾实质裂伤程度>1 cm,无尿外渗
4 级	肾实质(肾损伤贯通肾皮质、髓质和集合系统)或血管损伤(肾段动脉或静脉损伤伴有血肿形成,部分血管损伤,血栓形成)
5 级	肾实质(肾脏碎裂)或血管损伤(肾蒂损伤或离断)

【辅助检查】

（一）实验室检查

战伤后需完善尿常规、血常规和肾功能等实验室检查。血尿是创伤后泌尿系统损伤最直接的实验室检查证据，但输尿管肾盂连接处断裂、肾蒂损伤、节段性动脉血栓形成和刺伤等严重损伤可能无血尿，血尿轻重与损伤严重程度也不成正比。

（二）影像学检查

影像学检查旨在对肾损伤程度进行分级，了解对侧肾脏情况及明确是否合并其他脏器受损。对于需要立即干预的病情不稳定患者，其血流动力学状态决定选择何种影像学检查方法。

1.CT　对于病情稳定的伤员首选CT扫描，能快速准确地了解肾损伤程度，同时还可了解对侧肾功能及其他脏器损伤情况。最好是看到扫描的3个期：①动脉期，了解是否有血管损伤和造影剂外渗；②实质期，了解肾实质挫伤和裂伤情况；③排泄期，延迟扫描（5 min）了解集合系统/输尿管损伤情况。

2.超声　在严重外伤患者的早期检查中，尤其是针对战伤后无法及时后送至后方高等级救治机构的伤员，机动卫勤力量可使用携带的便携式B超机确定出血量和血容量不足是否是腹膜后出血所致。但由于其敏感性欠缺，且结果受检查者主观因素影响，通常不用于评估肾损伤程度。

3.静脉肾盂造影　已被CT检查取代，但对于生命体征不稳定需要急诊手术探查的患者可在手术室行术中静脉肾盂造影（IVP）检查。方法是静脉注射2 mL/kg造影剂，10 min后摄片读片。

4.磁共振成像　MRI在肾创伤中的诊断准确性与CT相似，但比较烦琐，一般不作为常规检查。

5.放射性核素扫描　放射性核素扫描对于患者的早期肾损伤评估无效，多用于远期随访，可评估肾功能。

【治疗】

(一)保守治疗

1. **闭合性肾损伤**　保证血流动力学稳定是处理所有创伤性肾损伤的前提。大多数创伤性闭合性肾损伤,尤其是 1～3 级肾损伤,多以保守治疗为主,进行实验室检查及影像学检查动态随访。有些研究表明 4 级和 5 级肾损伤也可以采用保守治疗,但要加强血流动力学监测。对闭合性肾损伤后的持续性尿外渗者通常可以通过输尿管支架置入和(或)经皮引流取得有效治疗效果。但血流动力学不稳定及合并其他脏器伤的伤员后续需进行肾脏探查和切除的概率仍较高。

2. **开放性肾损伤**　治疗方式由受伤部位、血流动力学情况和影像学结果共同决定。当血流动力学稳定,刺入部位位于腋后线到腋前线之间时,大多可以使用保守治疗。但因为病情多较为复杂,并发症发生率高,因此需要密切观察。有报道提示,枪伤致开放性肾损伤的保守治疗成功率为 40%,刺伤所致者约为 50%。

3. **主要的保守治疗措施**　①严格制动:轻微肾挫裂伤伤员一般采取绝对卧床休息、严格制动,控制疼痛,预防感染等措施即可。②肾动脉栓塞:肾动脉栓塞用于各级闭合性肾损伤的保守治疗,对于>3 级的高级别肾损伤可能会有更多获益,3 级损伤的治愈率约为 94.9%,4 级损伤治愈率为 89%,5 级损伤的治愈率为 52%,有 67% 的创伤性肾损伤患者通过重复栓塞可避免肾切除。当 CT 检查发现造影剂外渗、动静脉瘘和假性动脉瘤均可选择肾动脉栓塞治疗。但造影剂外渗和血肿较大(>25 mm)时,对精准肾动脉栓塞治疗的技术要求较高,栓塞失败后多需要进行肾切除。对于肾贯通伤引起的急性出血、动静脉瘘和假性动脉瘤中,肾动脉栓塞仍可以起到良好的治疗效果。③导尿:在病情稳定的低级别肾损伤患者中,导尿通常不是必要的。然而,留置导尿在需要监测生命体征或有严重肉眼血尿的创伤患者中有着非常重要的意义。

(二)手术治疗

1. **肾脏探查术的指征**　在充分补充血容量和抗休克治疗后血流动力学

仍不稳定的患者,需要进行手术探查。5级肾血管损伤是手术探查的绝对指征。探查紧迫性和难度与创伤病因、损伤程度、输血需求、合并腹部脏器损伤及肾周血肿进行性增大或有波动性等多种因素密切相关。

2. **肾脏探查术和修补术** 创伤性肾损伤手术探查的目的是控制出血和保护肾功能。多数研究推荐经腹入路,进入腹腔后先不打开肾周筋膜,防止肾周压力降低加重出血,如术中出血可暂用纱垫填塞加压以最大程度挽救肾功能。在主动脉上方、肠系膜下静脉内侧切开,或者通过沿腰大肌平面与大血管相邻处直接切开,通过腹膜后找到肾蒂,用血管钳直接阻断肾蒂。探查发现腹膜后血肿无进行性增大则不应打开后腹膜。如血肿进行性增大提示肾蒂、主动脉或腔静脉受损,可能会危及生命,需进一步打开后腹膜进行探查。探查时应尽可能进行肾脏修补,约30%伤员需进行肾脏切除,腹腔内合并其他脏器损伤也增加了肾切除术的概率。高速枪伤导致的肾损伤修补难度很大,通常需行肾切除。存在失活肾组织者,需进行肾部分切除术。止血药及纤维蛋白胶对肾损伤修补具有良好的止血效果。单侧肾动脉损伤行肾切除术与血管修复预后相似,但孤立肾或双侧肾损伤可以尝试血管修补,也可以通过放置支架处理肾动脉的出血或撕裂。

第三节 战创伤继发急性肾损伤

战创伤继发性急性肾损伤(AKI)的原因主要包括以下几点:①大量失血或创面渗出致低血容量而继发的AKI;②肢体受压或因外伤肿胀出现挤压综合征而继发AKI;③伤后严重感染导致脓毒症相关AKI等。

一、低血容量相关急性肾损伤

大量失血仍是目前战争死亡的首要原因。在常规武器战争中,大量出血和失血性休克的发生率为10%～20%,而在高技术局部战争条件下,死于失血性休克的伤员甚至可达32.6%～59.5%。和平年代,创伤也是45岁以下人类死亡的第 1 位原因。创伤患者的死亡绝大多数发生在创伤后 1 h 内，即所谓的"黑色时间"内，致死的主要原因也是严重创伤后失血性休克。

失血性(低血容量性)休克是指各种原因引起的循环容量丢失而导致的有效循环血量与心输出量减少、组织灌注不足、细胞代谢紊乱和功能受损的病理生理过程。肾脏对缺血、缺氧十分敏感，是失血性休克中容易受到损伤的器官之一。

【发病机制】

①机体受到失血等急性创伤性刺激时肾脏处于低灌注状态，会诱发肾小管损伤。肾小管上皮细胞失去极性，细胞变性、坏死和凋亡，脱落的上皮细胞堵塞肾小管，诱发肾损伤。缺血缺氧还可启动肾小管上皮细胞内的信号传导，增加促炎细胞因子的表达。②失血后肾血管内皮处的细胞间黏附因子表达上调，导致中性粒细胞产生生物活性氧(ROS)，ROS 可调节基因编码的趋化因子和黏附因子通过受损的内皮细胞进入肾间质，激活炎症级联反应，引起肾损伤。③一些炎症细胞还通过呼吸暴发等机制引起氧自由基生成增多，再次加重肾损伤。

【诊断】

一般采用 RIFLE 分类法通过对血清肌酐和尿量的变化来评估 AKI。RIFLE 分类的首字母缩略词分别为 R(危险)、I(损伤)和 F(衰竭)，用于描述各等级的严重程度，L(丧失)和 E(终末期肾病)代表损伤的结果。结合大量出血导致的失血性休克病史即可诊断(表 13-2)。

表 13-2　AKI 的 RIFLE 分类标准

肾功能分级	肾小球滤过率标准	尿量标准
危险	血肌酐上升 1.5 倍或肾小球滤过率下降 25% ~ 50%	尿量<0.5 mL/(kg·h)，持续 6 h
损伤	血肌酐上升 2 倍或肾小球滤过率下降 51% ~ 75%	尿量<0.5 mL/(kg·h)，持续 12 h

续表 13-2

肾功能分级	肾小球滤过率标准	尿量标准
衰竭	血肌酐上升 3 倍或肾小球滤过率下降>75% 或血肌酐≥4 mg/dL 或血肌酐急剧上升≥0.5 mg/dL	尿量<0.3 mL/(kg·h)持续 24 h,或无尿 12 h
丧失	持续肾功能完全丧失>4 周	—
终末期肾病	持续肾功能完全丧失>3 个月	—

【治疗】

晶体溶液、胶体溶液及血液是失血性休克常用的复苏液体,但基层卫勤人员对其在战场环境中使用的认识仍非常不足。美军2001—2011 年战伤减员的数据表明有 24.3% 的战伤减员是可以避免的,其中战伤导致失血性休克的占比高达90.9% 。限制性液体复苏、合理使用血液和血制品,已经替代了大量晶体溶液复苏的传统策略。正确的复苏液体类型及合理的剂量是减少伤死率的关键。

1. **充分液体复苏**　传统对于失血性休克的治疗一般是在短时间内通过大量的输液维持机体循环的相对稳定并改善组织灌注,这种治疗措施也被称为充分或是积极液体复苏。但大量研究发现,充分液体复苏存在诸多弊端:①在出血未得到有效控制前给予大量的液体进行复苏可增加组织水肿,并影响细胞代谢和免疫功能;②大量的液体复苏也会导致稀释性凝血功能障碍,反而增加出血量,进一步减少组织供氧,相关并发症的发生率增加;③大量输液可导致机体体温降低,低体温又增加弥散性血管内凝血(DIC)、酸中毒和多器官功能障碍综合征(MODS)的发生。因此大量液体复苏并不是治疗失血性休克最理想的选择。

2. **限制性液体复苏**　限制性液体复苏亦称为低血压性液体复苏或延迟性液体复苏,是指机体在有活动性出血时,通过控制液体输注的速度使机体血液维持在一个较低水平范围内,直至彻底止血。失血性休克后通过限制性液体复苏策略,可适当地恢复组织器官血流灌注,也可在一定程度上减轻缺血再灌注后钠钾 ATP 酶活性降低程度,又不至于过多地扰乱机体代偿机制和内环境,降低并发症发生,改善预后。某研究对80例失血性休克患者根据随机数字表分组分别进行传统常规液体复苏治疗和限制性液体复苏治疗。限制性液体复苏治疗1、2、6 h的肝功能、肾功能及心肌损伤指标均显著低于传统常规液体复苏治疗组,而氧供、氧耗指标[氧供(DO$_2$)、氧供指数(DO$_2$I)、氧耗(VO$_2$)、氧耗指数(VO$_2$I)]则均相对高于传统常规液体复苏治疗组,提示限制性液体复苏可有效控制失血性休克患者的多系统器官功能损害,且对氧供、氧耗的影响也更为积极有效。

3.复苏液体的选择 可分为晶体溶液、人工或天然胶体溶液、血液制品(全血、血浆)。

(1)晶体溶液

1)等渗晶体溶液:在限制性液体复苏出现之前,生理盐水和乳酸林格液是复苏常用的晶体溶液。生理盐水氯的浓度大约比人细胞外液高50%,大量输注生理盐水会导致高氯血症产生许多不良影响,包括肾内血流动力学改变、凝血功能障碍和胃肠道症状。相较之下,乳酸林格液的化学成分含有除氯离子以外的阴离子,与身体自然产生的细胞外液更为相似,使其成为液体复苏时的更优选择。但也有研究发现,林格液在复苏过程中可能会激发机体炎症反应,诱导中性粒细胞释放,且其半衰期较短,不利于持续升压。

2)高渗盐水:自1980年Velasco等首次报道用小剂量高渗氯化钠溶液抢救失血性休克取得良好效果后,高渗盐水输注成为近年来推崇地用于创伤后休克患者液体复苏的晶体溶液,对限制性液体复苏具有一定辅助性作用。它通过高渗透压促使细胞内、细胞间隙中水分转移至血液中,增加有效循环血量,改善机体循环。

研究发现高渗盐水复苏对于失血性休克后的肾脏还可发挥直接保护作用。高渗盐水复苏可通过改善微循环和灭活氧自由基来抑制NF-κB激活和黏附因子表达,使多形核白细胞(PMN)的黏附、浸润减少,进而减轻中性粒细胞介导的肾损伤。在缺血、缺氧后,肾脏中的Toll样受体细胞免疫反应通路被激活,可诱导树突细胞释放TNF-α、IL-12、IL-1β等促炎因子,而高渗盐溶液能阻止促炎症细胞因子的释放,减轻血管内皮细胞的损伤和炎症反应,起到对失血后肾脏的保护作用。

（2）胶体溶液：胶体溶液是指蛋白质或多糖溶液，可用于增加或维持血管腔室的渗透压，如白蛋白、羟乙基淀粉等。但近期针对德国创伤外科学会创伤数据库的回顾性分析发现胶体用于创伤失血性休克的复苏，并没有给患者带来预期的疗效。而且胶体对肾功能、凝血功能存在影响，并有可能诱发过敏反应，并不适用于创伤后 AKI 者。

（3）血液及血液制品：以血液为基础的输血是失血性休克患者治疗的最优策略，新鲜全血、冻干血浆是最符合限制性液体复苏理念的复苏液体，在增加血容量的同时有助于止血。事实上早在美国南北战争期间就已将全血作为战创伤复苏的主要液体。与成分血或储存全血相比，新鲜全血红细胞数量更多，血小板、血浆浓度更高，功能更好，能有效纠正凝血功能障碍。但目前的野战外科急救只能提供库存全血或浓缩红细胞，迫切需要建立移动血库，实现新鲜全血的获取、储存和使用。执行任务前应鉴定官兵 ABO 血型和 Rh 血型，建立献血名单，每 3 个月更新，献血前对献血官兵进行艾滋病、梅毒、丙肝和乙肝快速筛查。而且新鲜全血的处理要使用经过鉴定和批准的血液制品，进行交叉配血试验，同时进行血液样本留样供实验室鉴定。常温条件下的新鲜全血储存时间应小于 24 h，常温储存时间小于 8 h 时可冷冻后保存 3 周。

冻干血浆可在 2 ~ 35 ℃环境中储存 15 ~ 24 个月，在后勤储存和运输中具备优势。其在制备中仅导致凝血因子 V、Ⅷ、蛋白 S 及 VWF 活性的少量丢失，可在数分钟内重组使用，为补充血容量和凝血因子争取了时间，并具有较好的安全性。一项随机试验显示严重失血性休克患者，在直升机救援现场及途中，优先给予 2 U 冻干血浆，可以较常规复苏策略获得更低的 30 d 死亡率、维持更好的凝血状态。

总之，在战场伤员医疗救护中，应根据救治技术和后勤保障能力制定合理的液体复苏策略，建立以战士、卫生员、军医为主导的战场伤员医疗救护阶梯式集成训练模式并进行实践，确保伤员能够得到及时有效的液体复苏，提升卫勤保障质量。

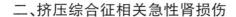

二、挤压综合征相关急性肾损伤

战伤是战时武器及战场环境直接或间接所致损伤。"间接损伤"是指爆炸性武器使工事、壕沟及建筑物倒塌而致的创伤,如挤压伤等。间接损伤带来的战斗减员同样不能小觑,且可批量发生。挤压综合征是指机体组织受到持续性压力造成肌肉机械性或缺血性损伤,一般为战争间接损伤所致,当解除压力后出现以并发肌红蛋白尿、酸中毒、高钾血症和急性肾损伤(AKI)为主要特点的全身综合征。目前关于战场挤压综合征相关 AKI 的发病机制及有效治疗尚缺乏系统阐述。

【发病机制】

挤压综合征相关 AKI 的发病机制非常复杂,至今尚未完全阐明,目前认为主要包括两方面:横纹肌溶解(RM)及缺血再灌注损伤(I/R)。RM 时大量肌红蛋白释放导致肾小管堵塞、肾缺血,引起急性肾小管坏死;I/R 导致大量活性氧(ROS)产生、细胞内 Ca^{2+} 超载、炎症反应、细胞自噬及细胞凋亡等,导致肾损伤(详见第十二章第二节)。

【诊断】

功能诊断同低血容量血管急性肾损伤,结合挤压综合征的病史即可确诊。

【治疗】

1.伤员的院前治疗　现代卫勤保障将战伤救治分为 5 个阶梯,院前救治主要包括战/现场急救和救护所的紧急救治,由战时机动卫勤力量承担完成。要求机动卫勤人员在处理挤压伤伤员时必须注重保持体液平衡,包括在挤压伤患者即将解压或已经解压后,特别是在合并大量出血的伤员中。补液治疗是挤压综合征相关 AKI 的关键措施之一,建议使用 0.9% 氯化钠注射液进行补充,每小时补充 1 000 mL,并持续补充 2 h;在补充 3 000 ~ 6 000 mL 时,每 6 h 检查患者的尿量及血流动力学状态,以确定进一步的补充量。一旦确定患者无尿,则在前 1 d 的出血量增多的基础上,增加 500 ~

1 000 mL 的液体量,以保持体液平衡。若无尿延迟超过 6 h 即使进行液体复苏,也无法避免发展为挤压伤综合征相关 AKI。

若有条件随访,可考虑使用等张盐溶液联合 5% 葡萄糖注射液按 1∶1 比例进行补充,这样更有助于避免高钾血症并可同时补充适当热量。使用碳酸氢钠溶液混入半张盐溶液中,可以改善尿液酸中毒和减轻高钾血症。

2. 伤员的院内治疗 战现场伤员后送至野战医院、后方医院后将开始系统地全面救治和专科治疗,要求对挤压综合征相关 AKI 治疗做到以下几个方面:①全面体格检查及实验室检查识别伤情严重等级和危险程度,及时采取有效措施处理急症。若出现有效循环不足、血压持续下降、严重贫血并伴大出血风险时,可以进行快速输血。而如果 AKI 患者血流动力学稳定,可以采取"限制性"红细胞输血策略,即将输血指征定义为血红蛋白小于 7 g/dL。如果血液或血制品短缺,可以考虑用胶体液作为临时替代治疗方案。②肾脏替代治疗。当患者出现液体、电解质和酸碱平衡严重紊乱且药物治疗效果不佳时,需要进行肾脏替代治疗(RRT)。治疗模式包括间歇性血液透析(IHD)、连续性肾脏替代治疗(CRRT)和腹膜透析(PD),首选 IHD。但是,IHD 和 CRRT 治疗需要置管建立血管通路并使用抗凝剂,容易引起出血并发症,因此如果 AKI 患者有严重出血或者凝血功能紊乱等问题可考虑 PD。但如果挤压伤伤员合并有胸、肺和腹壁的挤压伤,PD 不予考虑。治疗周期一般为 12~13 d,根据患者的康复情况逐渐减少 RRT 频率直至彻底停止。

综上,挤压综合征相关 AKI 伤员在战伤分级救治中,早期救治以补液为主,而后方的综合救治则需更加全面,包括输注成分血、药物治疗及 RRT 等。随着医疗技术不断发展,也出现了诸多新的治疗策略,尽管仍需不断临床验证,但也为挤压伤患者的综合治疗提供了更多的思路与方向,尤其是便于在战场一线快速实施的便捷方案,对降低伤残、伤死率有重要意义。

三、脓毒症相关急性肾损伤

脓毒症是一种由感染引起全身炎症反应综合征,常见于严重创伤或感染性疾病的患者。战创伤发生后,在战场的恶劣环境下容易导致脓毒症发生。据报道现代高技术局部战争条件下战伤休克的发生率为 25%～30%，这其中死于脓毒症休克者高达 30%～50%。肾脏为脓毒症最易累及的靶器官，AKI 发生率可高达 80%，且患者一旦发生 AKI，死亡率明显升高，可达 60%。

【发病机制及危险因素】

脓毒症相关急性肾损伤（sepsis-associated acute kidney injury，S-AKI）的发病机制尚未完全阐明。既往认为其主要与缺血、缺氧引发的肾血流量下降和原发或继发性肾小管上皮细胞坏死有关。近些年的研究显示，S-AKI 可在高灌注和血流动力学相对稳定的状况下发生，不受肾血流量的影响。病理结果显示，肾小管坏死的程度与 S-AKI 的严重程度并不匹配，表明 S-AKI 的发病可能与多重因素有关。目前，主要认为微循环障碍、炎症反应、氧化应激、内皮细胞损伤等因素可能参与了 S-AKI 的发生及发展。

1. 微循环障碍　脓毒症可导致肾小管周围毛细血管氧饱和度迅速下降，且伴随肾脏 ATP 水平显著降低，而管周毛细血管血流和血清肌酐仅轻微改变。表明脓毒症期间肾脏微循环功能障碍、局部血流淤滞伴随氧代谢的变化促进了 AKI 的发生。此外，肾脏微血管内皮细胞损伤、管周细胞损伤缺失也参与微循环功能障碍的形成。

2. 炎症反应　不同的损伤相关分子和病原相关分子可诱导体液和细胞介导的全身炎症反应。这种失调的炎症反应在 S-AKI 进程中发挥了重要作用。

3. 氧化应激　氧化应激产生的大量活性氧、中性粒细胞浸润、线粒体功能障碍以及氧化产物蓄积可以加重肾损伤。脂质过氧化反应可导致细胞蛋白变性及 DNA 损伤进而诱发细胞坏死。

4. 内皮细胞损伤　Star 等通过对早期脓毒症患者血浆成分进行靶向蛋白质组学分析发现，血管内皮生长因子受体（VEGFR）1 和 VEGFR2 介导的信号通路、血管生成素受体 Tie2 介导的信号通路、血小板源性生长因子（PDGF）受体信号通路与 S-AKI 发生相关，提示肾脏血管内皮细胞功能障碍可能也是 S-AKI 进展的重要因素之一。

【诊断】

诊断同低血容量相关急性肾损伤,结合脓毒症病史即可确诊。

【治疗】

早在2012年修订的《拯救脓毒症运动:严重脓毒症和脓毒症休克管理指南》就对脓毒症初始复苏及感染问题、血流动力学支持和辅助治疗问题等提供了充足的循证证据,要求对脓毒症患者开展集束化管理治疗,包括:3 h内完成脓毒症复苏——测定血乳酸,抗生素使用前提取培养标本,应用广谱抗生素,液体复苏(30 mL/kg 晶体溶液);6 h 内通过中心静脉压(CVP)、中心静脉氧饱和度(ScvO$_2$)和乳酸测定等评价复苏效果,仍存在低血压者应使用缩血管药物维持平均动脉压(MAP)$\geq$65 mmHg,以及重新测定乳酸值等。2016 年的新版指南对集束化管理的监测做出调整,脓毒症休克治疗中以MAP$\geq$65mmHg 和乳酸正常化作为初始复苏的目标,不再推荐 CVP 和ScvO$_2$。基于在 ProCESS、ProMISe 和 ARISE 的 3 项研究结果发现早期目标治疗并不比常规治疗能带来更显著的预后改善,而且 CVP 和 ScvO$_2$在容量平衡监测中的价值也比较有限。脓毒症相关 AKI 治疗的大致原则如下。

1. 抗感染 早期使用适宜的抗生素能够降低脓毒症相关 AKI 的发生风险,抗感染治疗延误 1 h,AKI 风险将增加约 40%。另外,对感染状态的免疫调节治疗在一些试验性研究中也体现出一定的益处,但暂且无强有力的临床研究数据支持。

2. 液体复苏 良好的液体管理策略有助于改善脓毒症和预防器官损伤。

(1)补液量:既往认为积极补液在 S-AKI 的治疗中至关重要。现今研究已证实,许多 S-AKI 患者实际处于容量正常甚至高灌注状态,积极补液可能造成肾水肿。且合并少尿的 AKI 更易出现液体蓄积,积极补液容易导致患者病情恶化,因此目前并不提倡。相反,有研究显示,对脓毒症休克患者限制液体复苏更有助于改善肾损伤预后。

（2）补液种类

1）晶体溶液：目前倾向于使用平衡盐溶液。Semler 等在对 260 例脓毒症患者的分析中发现，使用平衡盐溶液可显著降低复合终点风险。此外，有观察表明氯负荷与 AKI 和死亡率有关，但也有研究显示在脓毒症患者中使用生理盐水并未增加肾损伤风险，故应谨慎使用生理盐水。

2）胶体溶液：Finfer 等在脓毒症患者中使用 4% 白蛋白，未发现其对肾脏有损伤作用。羟乙基淀粉、明胶溶液等人工胶体可增加脓毒症患者 AKI 发生风险和 S-AKI 患者死亡风险，临床不推荐使用。

3. 血管活性药物　S-AKI 治疗的另一个关键措施是应用血管活性药物，其目的在于改善低血压、维持器官灌注。血管活性药物治疗应与液体复苏相结合，最常用的药物包括去甲肾上腺素、肾上腺素、垂体后叶激素和多巴胺等，血管紧张素 Ⅱ 可能也有一定效果。对于既往有高血压病史的患者，应将平均动脉压提升至 80 mmHg 以上。在药物选择上，去甲肾上腺素在维持血压、暂时改善肾功能及不良反应方面均优于多巴胺，但有研究显示其可能造成肾髓质缺血，对肾功能远期有不利影响。

4. 肾脏替代治疗　肾脏替代治疗（RRT）可以通过控制容量超负荷、减轻器官损伤、清除炎症介质及纠正电解质酸碱平衡紊乱等机制维持 S-AKI 患者内环境稳定、改善患者预后。美国一项对烧伤 S-AKI 士兵的小样本研究显示，与未采用 RRT 的患者相比，采用 RRT 治疗者 28 d 病死率显著降低（22% vs 77%），表明 RRT 在 S-AKI 的治疗中有一定的优势。

（1）RRT 启动时机：应结合 AKI 分期和脓毒血症状况，研判 RRT 启动时机。早期启动 RRT 虽然对控制容量、清除炎症介质等有利，但 RRT 亦可部分清除抗生素，可能会影响抗感染治疗效果。且 RRT 体外循环可能带来血流动力学异常，过早启动 RRT 有可能加重器官损伤。

（2）RRT 模式选择：2016 年再修订的拯救脓毒症运动（SSC）治疗指南对 RRT 模式选择提供了两条推荐意见。①对 S-AKI 患者，建议使用连续性肾脏替代治疗（CRRT）或者间断性肾脏替代治疗（IRRT）（弱推荐，中等证据）。②对于血流动力学不稳定的脓毒症患者，建议使用 CRRT（弱推荐，极低证据）。

（3）RRT剂量：RENAL与ATN试验的亚组分析中未发现不同RRT治疗剂量间存在显著差异。其他研究也并未显示 70～85 mL/（kg·h）的高治疗剂量的 CVVH 可以带来更多的获益。因此，目前推荐的治疗剂量仍为 20～25 mL/（kg·h）的标准治疗剂量。

以上措施如抗感染、补液支持，尤其是 RRT 治疗，在战场环境下经常难以完全实现。因此除了完善医学理论外，还需要进一步改进卫勤保障制度。重点在于及时清创并后送、缩短后送路径、使用更高效的后送工具，也是降低 S-AKI 发病率和病死率的关键。除了野战外科之外，还应加强野战内科医护人员的培训。CRRT 设备的小型化则是技术人员需要继续深研的课题。

（兰乃英　杨　博　刘楠梅　王　浩）

参考文献

［1］吴曙霞.伊拉克战争战伤救治研究进展［J］.人民军医,2012,55（1）:10-11.

［2］高金卯,张骊.战伤失血性休克液体复苏研究进展［J］.武警医学,2020,31（8）:727-729.

［3］中国人民解放军急救医学专业委员会,中国医师协会急诊医师分会,北京急诊医学学会,等.创伤失血性休克中国急诊专家共识（2023）［J］.中国急救医学,2023,43（11）:841-854.

［4］张明清,李春盛.失血性休克的液体复苏［J］.实用休克杂志（中英文）,2021,5（4）:232-235.

［5］陈信忠,钟旺才.限制性液体复苏对失血性休克患者多系统器官功能及氧供氧耗的影响［J］.中国医学创新,2024,21（6）:116-120.

［6］张成.失血性休克液体复苏治疗研究进展［J］.创伤与急危重病医学,2023,11（5）:301-302,307.

［7］刘洁,李珺,张晶玉.失血性休克后肾脏保护的研究进展［J］.精准医学杂

志,2024,39(1):84-87.

[8]赵磊,唐海峰,杨昌伟,等.高渗盐水输注联合限制性液体复苏在急性创伤失血性休克中的应用[J].实用休克杂志(中英文),2021,5(3):160-164.

[9]王晋祥,董宇新,赵一博,等.挤压综合征相关急性肾损伤的诊疗进展[J].中国全科医学,2022,25(15):1914-1918.

[10]刘洪霞,唐娜,兰林,等.地震导致挤压伤/挤压综合征的临床诊治进展[J].创伤外科杂志,2021,23(11):871-874.

[11]马艳霞,燕朋波,关淑梅,等.血液净化治疗挤压综合征的研究现状[J].武警后勤学院学报(医学版),2016,25(10):861-864.

[12]曾小娜,尹连红,许丽娜.脓毒症性急性肾损伤发病机制[J].生理科学进展,2020,51(2):122-126.

[13]贺蛟龙,聂芳菲,胡龙,等.脓毒症相关性急性肾损伤的发病机制[J].医学信息,2024,37(5):174-177,187.

[14]李冀军,陈凤锟,姚凤华.战创伤后脓毒症相关急性肾损伤[J].解放军医学杂志,2019,44(7):561-567.

[15]PEERAPORNRATANA S,MANRIQUE-CABALLERO C L,GÓMEZ H,et al. Acute kidney injury from sepsis:current concepts,epidemiology,pathophysiology,prevention and treatment[J]. Kidney International,2019,96(5):1083-1099.

[16]SCHRIER R W,WANG W. Acute renal failure and sepsis[J]. The New England Journal of Medicine,2004,351(2):159-169.

[17]TAKASU O,GAUT J P,WATANABE E,et al. Mechanisms of cardiac and renal dysfunction in patients dying of sepsis[J]. American Journal of Respiratory and Critical Care Medicine,2013,187(5):509-517.

[18]FANI F,REGOLISTI G,DELSANTE M,et al. Recent advances in the pathogenetic mechanisms of sepsis-associated acute kidney injury[J]. Journal of Nephrology,2018,31(3):351-359.

[19]BALKRISHNA A,SINHA S,KUMAR A,et al. Sepsis-mediated renal dys-

function：Pathophysiology, biomarkers and role of phytoconstituents in its management[J]. Biomedecine & Pharmacotherapie,2023,165：115183.

[20]SUN N D,ZHENG S Q,ROSIN D L,et al. Development of a photoacoustic microscopy technique to assess peritubular capillary function and oxygen metabolism in the mouse kidney[J]. Kidney International,2021,100（3）：613-620.

[21]ZHANG H Y,ZHANG W B,JIAO F Z,et al. The nephroprotective effect of MS-275 on lipopolysaccharide（LPS）-induced acute kidney injury by inhibiting reactive oxygen species（ROS）-oxidative stress and endoplasmic reticulum stress[J]. Medical Science Monitor,2018,24：2620-2630.

[22]YAO H,SUN Y P,SONG S S,et al. Protective effects of dioscin against lipopolysaccharide-induced acute lung injury through inhibition of oxidative stress and inflammation[J]. Frontiers in Pharmacology,2017,8：120.

[23]STAR B S,BOAHEN C K,VAN DER SLIKKE E C,et al. Plasma proteomic characterization of the development of acute kidney injury in early sepsis patients[J]. Scientific Reports,2022,12（1）：19705.

[24]HJORTRUP P B,HAASE N,BUNDGAARD H,et al. Restricting volumes of resuscitation fluid in adults with septic shock after initial management：the CLASSIC randomised,parallel-group,multicentre feasibility trial[J]. Intensive Care Medicine,2016,42（11）：1695-1705.

[25]Renal Replacement Therapy Study Investigators,BELLOMO R,CASS A,et al. An observational study fluid balance and patient outcomes in the Randomized Evaluation of Normal vs. Augmented Level of Replacement Therapy trial[J]. Critical Care Medicine,2012,40（6）：1753-1760.

[26]SEMLER M W,WANDERER J P,EHRENFELD J M,et al. Balanced crystalloids versus saline in the intensive care unit. the SALT randomized trial[J]. American Journal of Respiratory and Critical Care Medicine,2017,195（10）：1362-1372.

[27]YUNOS N M,BELLOMO R,GLASSFORD N,et al. Chloride-liberal vs.

chloride-restrictive intravenous fluid administration and acute kidney injury:an extended analysis[J]. Intensive Care Medicine,2015,41(2):257-264.

[28]YOUNG P,BAILEY M,BEASLEY R,et al. Effect of a buffered crystalloid solution vs saline on acute kidney injury among patients in the intensive care unit:The SPLIT randomized clinical trial[J]. JAMA,2015,314(16):1701-1710.

[29]FINFER S,BELLOMO R,BOYCE N,et al. A comparison of albumin and saline for fluid resuscitation in the intensive care unit[J]. The New England Journal of Medicine,2004,350(22):2247-2256.

[30]PERNER A,HAASE N,GUTTORMSEN A B,et al. Hydroxyethyl starch 130/0. 42 versus Ringer's acetate in severe sepsis[J]. The New England Journal of Medicine,2012,367(2):124-134.

[31]PISANO A,LANDONI G,BELLOMO R. The risk of infusing gelatin? Die-hard misconceptions and forgotten (or ignored) truths[J]. Minerva Anestesiologica,2016,82(10):1107-1114.

[32]CHAWLA L S,BUSSE L,BRASHA-MITCHELL E,et al. Intravenous angiotensin II for the treatment of high-output shock (ATHOS trial):a pilot study[J]. Critical Care,2014,18(5):1-9.

[33]DE BACKER D,ALDECOA C,NJIMI H,et al. Dopamine versus norepinephrine in the treatment of septic shock:a meta-analysis[J]. Critical Care Medicine Baltimore,2012,40(3):725-730.

[34]LANKADEVA Y R,KOSAKA J,EVANS R G,et al. Intrarenal and urinary oxygenation during norepinephrine resuscitation in ovine septic acutekidney injury[J]. Kidney International,2016,90(1):100-108.

[35]Renal Replacement Therapy Study Investigators,BELLOMO R,CASS A,et al. Intensity of continuous renal-replacement therapy in critically ill patients[J]. The New England Journal of Medicine,2009,361(17):1627-1638.

[36] Va/NIH Acute Renal Failure Trial Network,PALEVSKY P M,ZHANG J H, et al. Intensity of renal support in critically ill patients with acute kidney injury[J]. The New England Journal of Medicine,2008,359(1):7−20.

[37] ZHANG P,YANG Y,LV R,et al. Effect of the intensity of continuous renal replacement therapy in patients with sepsis and acute kidney injury:a single−center randomized clinical trial[J]. Nephrology,Dialysis,Transplantation,2012,27(3):967−973.

[38] JOANNES−BOYAU O,HONORÉ P M,PEREZ P,et al. High−volume versus standard−volume haemofiltration for septic shock patients with acute kidney injury (IVOIRE study):a multicentre randomized controlled trial[J]. Intensive Care Medicine,2013,39(9):1535−1546.

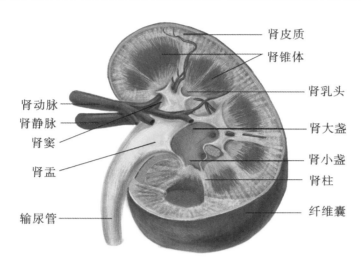

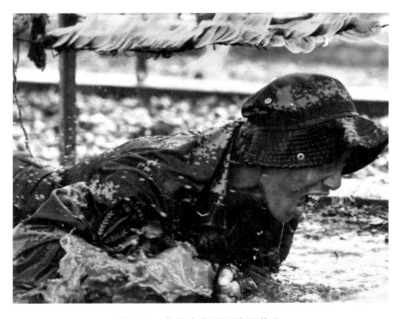

肾皮质

肾锥体

肾乳头

肾动脉

肾静脉

肾窦

肾盂

输尿管

肾大盏

肾小盏

肾柱

纤维囊

彩图1　肾脏剖面

彩图2　官兵在高温环境下作业

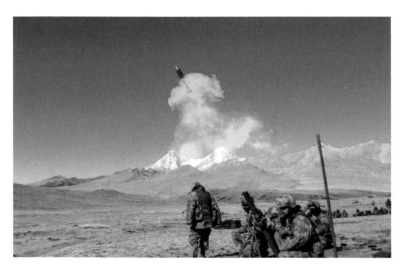

彩图 3　官兵在高原环境下作业

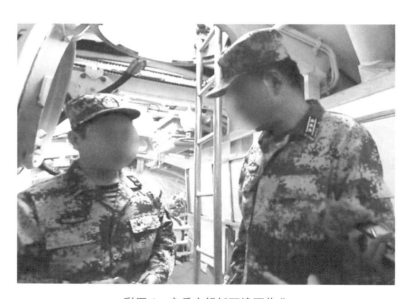

彩图 4　官兵在舰艇环境下作业

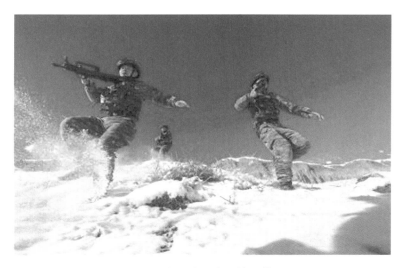

彩图 5　官兵在严寒环境下作业

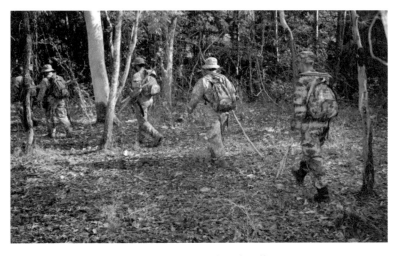

彩图 6　官兵在丛林环境下作业

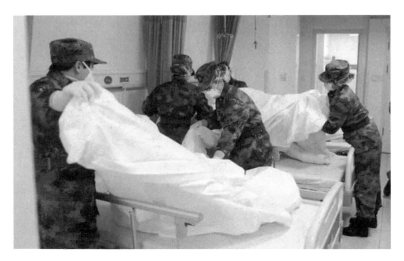

彩图 7　官兵在自然疫源地环境下作业

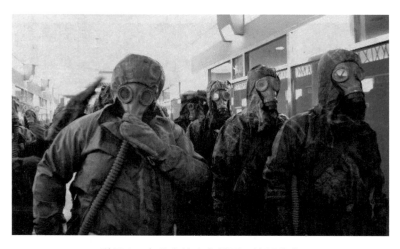

彩图 8　官兵在核生化暴露环境下作业

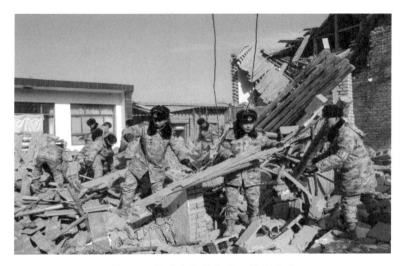

彩图 9　官兵在自然灾害环境下作业

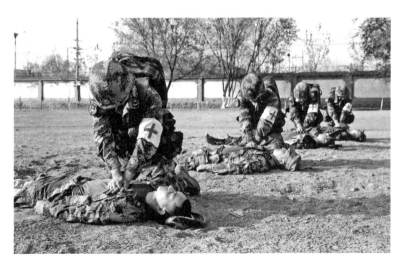

彩图 10　军事训练中开展战场救护训练

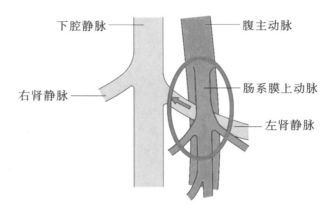

彩图 11　胡桃夹综合征示意

下腔静脉　　　　　　　腹主动脉

右肾静脉　　　　　　　肠系膜上动脉

左肾静脉

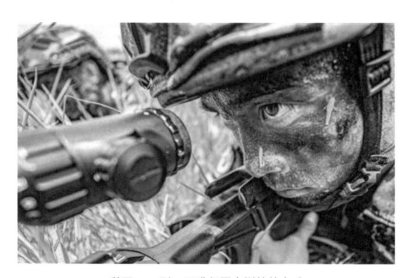

彩图 12　烈日下进行军事训练的官兵

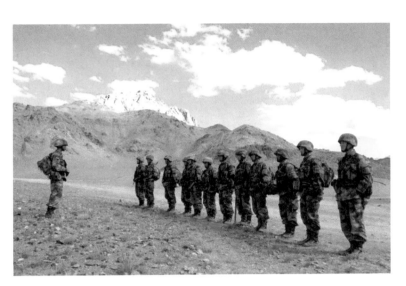

彩图 13　官兵在高原环境下作业

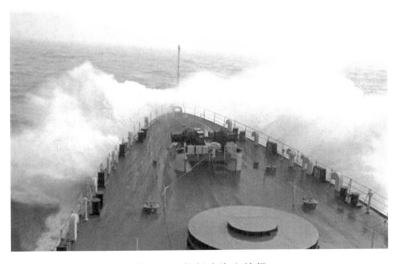

彩图 14　舰艇在海上航行

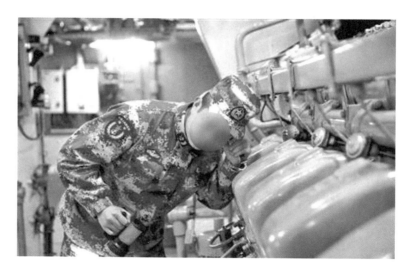

彩图 15　官兵在舰艇环境下作业

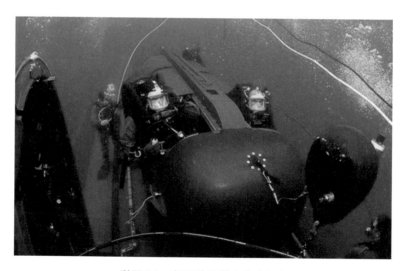

彩图 16　官兵进行潜水作业(1)

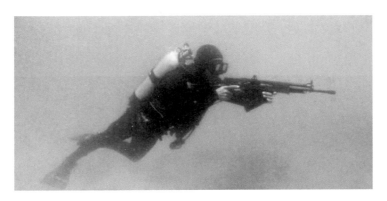

彩图 17　官兵进行潜水作业(2)

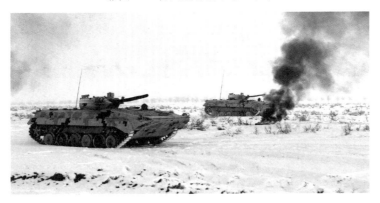

彩图 18　官兵在严寒环境下作业

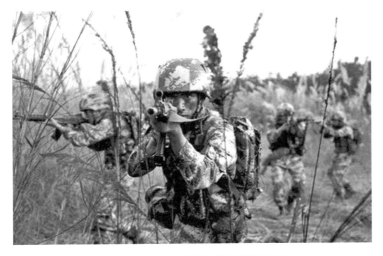

彩图 19　官兵在丛林环境下作业(1)

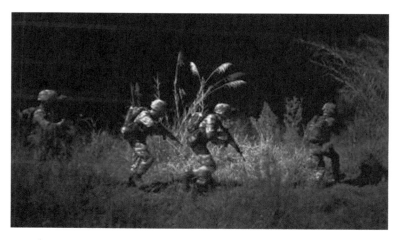

彩图 20　官兵在丛林环境下作业(2)

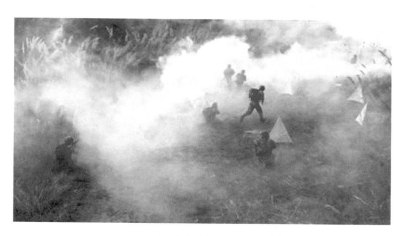

彩图 21　官兵在丛林环境下作业(3)

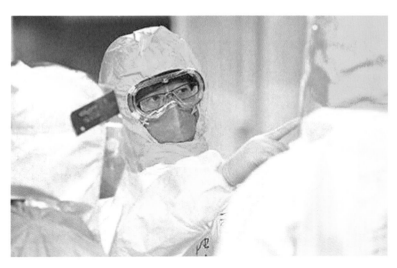

彩图 22　官兵在自然疫源地环境下作业

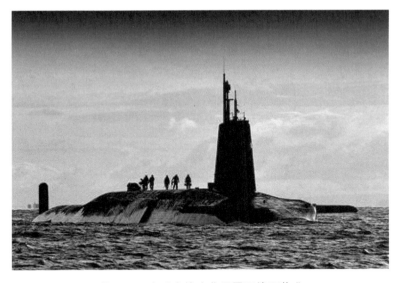

彩图 23　官兵在核生化暴露环境下作业

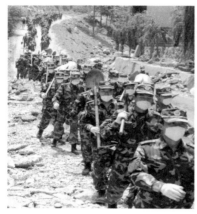
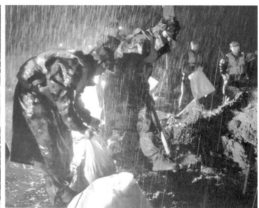

彩图 24　官兵进行抗震救灾作业　　　　彩图 25　官兵进行抗洪救灾作业

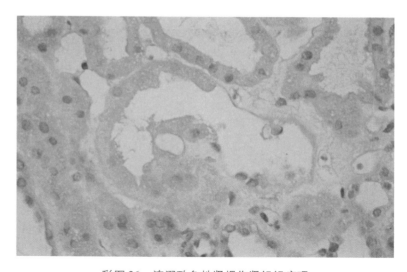

彩图 26　淹溺致急性肾损伤肾组织病理